제2판

치아조각

배봉진·송경희·김원기

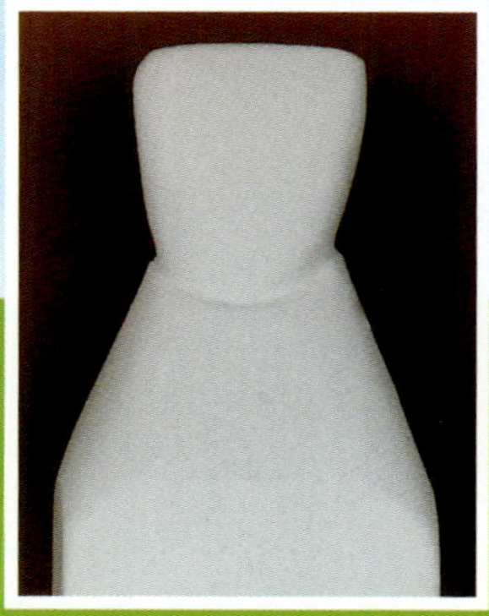
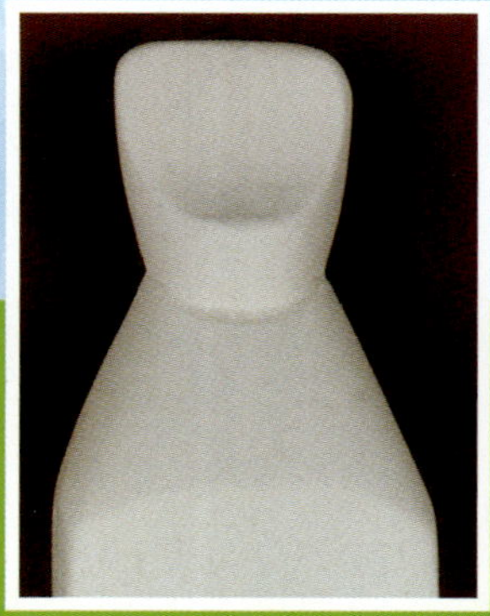
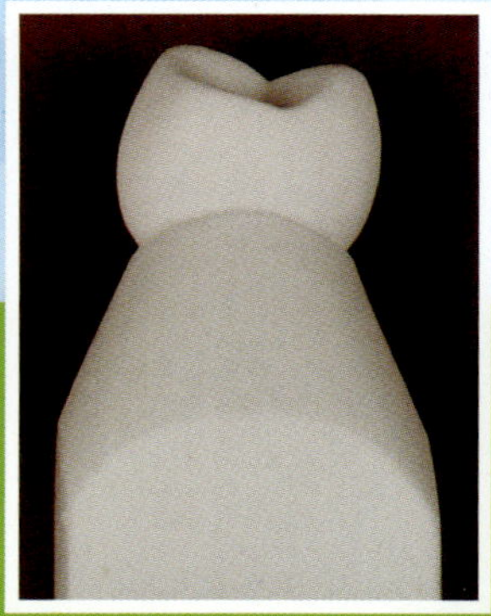

청구문화사

머리말

개정판을 내면서...

모든 학문의 최종 목적은 실제적인 임상활용에서 보다 정확하고 우수한 성과를 거두는 것이다. 치아형태학 역시 이러한 차원에서 이론 못지않게 실기의 중요성이 강조되고 있다.

자연치의 일부분 또는 많은 부분이 손상된 경우, 한 개의 치아 또는 여러 개의 치아가 상실된 경우 그리고 모든 치아가 상실된 경우 등에 따라 치아가 갖고 있는 기능을 회복하기 위하여 인위적으로 인공적인 재료와 기구를 사용하게 된다.

따라서 자연치의 기능을 회복하기 위해서는 여러 가지의 준비가 필요하지만 그 중에서 가장 기초가 되는 것이 치아의 형태를 정확하게 이해하고 조각할 수 있는 능력을 보유하는 것이다. 특히 이제 본격적으로 임상에서 활용되기 시작한 3D프린팅 기술을 제대로 적용하려면 부위별로 미세한 차이를 지니고 있는 치아의 형태에 대한 전문적인 지식이 필요하게 되었다.

이 책에서는 학생들에게 이해를 돕기 위해 조각하기 전의 준비 단계에서부터 조각에 필요한 도구, 치아를 측정하는 방법, 도해하는 과정, 조각도를 잡는 방법, 조각하는 과정을 각 단계별로 좀 더 쉽게 그리고 현실감 있게 설명하기 위하여 많은 사진을 수록하였다.

학생들은 교재 내용에 따라 그 과정을 우선 이해하고 반복 연습을 계속한다면 반드시 숙달될 것이라 생각한다.

각 치아별로 형태가 다른 치아들의 조각과 사진은 저자들이 직접 조각하고 촬영하였는데 정확한 포인트를 잡아야 하는 과정이 어려웠다. 정확한 포인트를 잡는 테크닉은 3D프린팅 기술의 완벽한 적용을 위해서 무엇보다도 중요한 부분을 차지할 것이다.

늘 최선을 다하리라 다짐하지만 원고정리를 마치고 나니 미진한 부분이 없진 않음을 절감한다. 이러한 점들은 앞으로 지속적으로 수정, 보완해 나갈 것을 다짐드리며 부디 이 작은 책자가 치아조각을 실습하는 학생들에게 작은 도움이라도 되길 바라며 많은 선배제현들의 각별하신 성원과 지도편달을 부탁드린다.

끝으로 이 책을 만드는데 도움과 격려를 해주신 모든 분들께 감사드리며 특히 복잡하고 어려운 그림 작업을 하시느라 수고하신 청구문화사 이상태 사장님과 직원들께 깊이 감사를 드린다.

2017년 3월
저자 일동

Contents

총 론 편

1. 조각하기 전의 준비단계

인간이 태어나서 6~7개월이 되면 치아가 나기 시작하여 20~30개월까지 맹출하는 20개의 치아를 유치라고 하고 유치의 후방에 그리고 탈락된 부위에 6~21년까지 맹출하는 32개의 치아를 영구치라 한다.

유치는 잘 관리하면 영구치와 교환될 때까지 사용할 수 있고 영구치도 관리를 잘하여 보존만 할 수 있다면 인간이 생존하는 동안은 교모가 되나 사용은 가능하다.

그러나 치아 우식증, 치주질환, 외상 또는 여러 요인들로 인하여 치아의 일부분 또는 많은 부분이 손상된 경우, 한 개의 치아나 여러 개의 치아가 상실된 경우 그리고 모든 치아가 상실된 경우에 자연치아가 갖고 있는 저작, 발음, 심미적인 면과 치주조직의 보호 기능을 회복하기 위하여 인위적으로 인공적인 재료와 기구를 사용하여 인공치를 만들어 주어야 한다.

따라서 자연 치아의 기능을 회복하기 위하여는 사전에 여러 가지의 준비가 필요하며 그 중에서 가장 기초가 되는 것이 치아의 형태를 정확하게 이해하고 구별할 수 있는 능력을 보유해야 하며 다음과 같은 사항을 습득하여야 한다.

1) 치아의 개념과 기능
2) 개개 치아의 이해
3) 치아를 측정하는 방법
4) 도해하는 과정
5) 조각도를 잡는 방법
6) 조각하는 과정

장래에 국민 구강보건의 일익을 담당하게 될 학습자 여러분들은 이러한 과정을 우선 이해하고 습득한 후에 도해와 조각 연습을 하게 된다.

이 과정에서 처음은 시간이 많이 걸리고 어려울지라도 각 단계를 빠뜨리지 말고 단계별로 지속적인 노력을 통하여 처음은 모방하고 다음은 같게, 나아가서는 해부학적인 형태를 고려한 자연치아를 한 분야의 예술로 승화시킬 수 있도록 손과 마음이 같이 호흡할 수 있을때까지 한국인 특유의 은근과 끈기를 갖고 노력하는 자세가 절실히 필요하다.

2. 치아를 도해하고 조각하는데 필요한 도구

1) Graph paper
2) 연필과 지우개
3) 자
4) Boley gauge
5) Carving knife
6) Study model
7) Rubber bowl
8) Spatular
9) Alcohol lamp
10) Torch lamp
11) Mold (15×15×100mm)
12) Tissue paper
13) 실습복
14) Wax

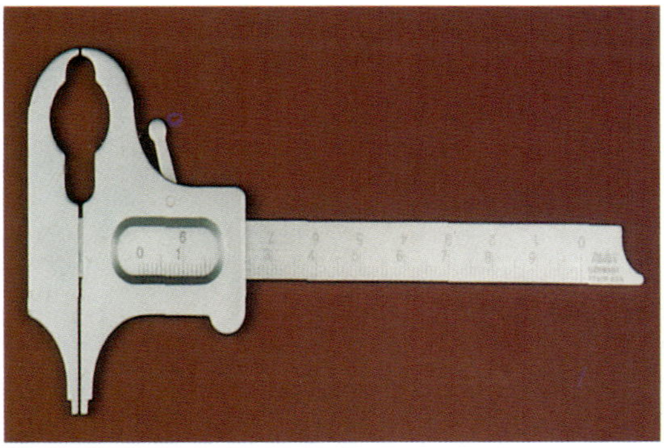

Boley gauge

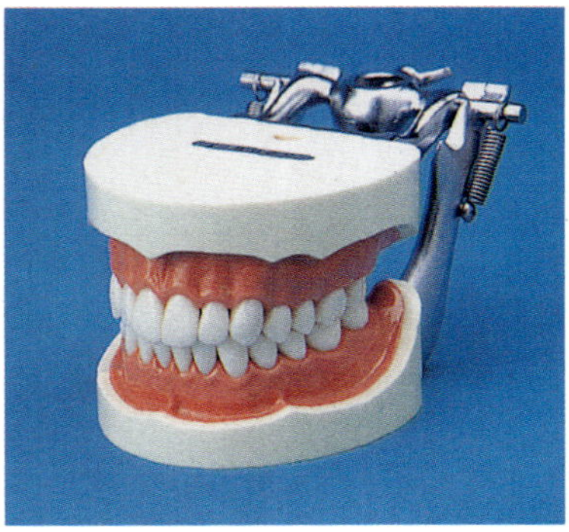

Study model

그림 1-1 도해하고 조각하는데 필요한 도구

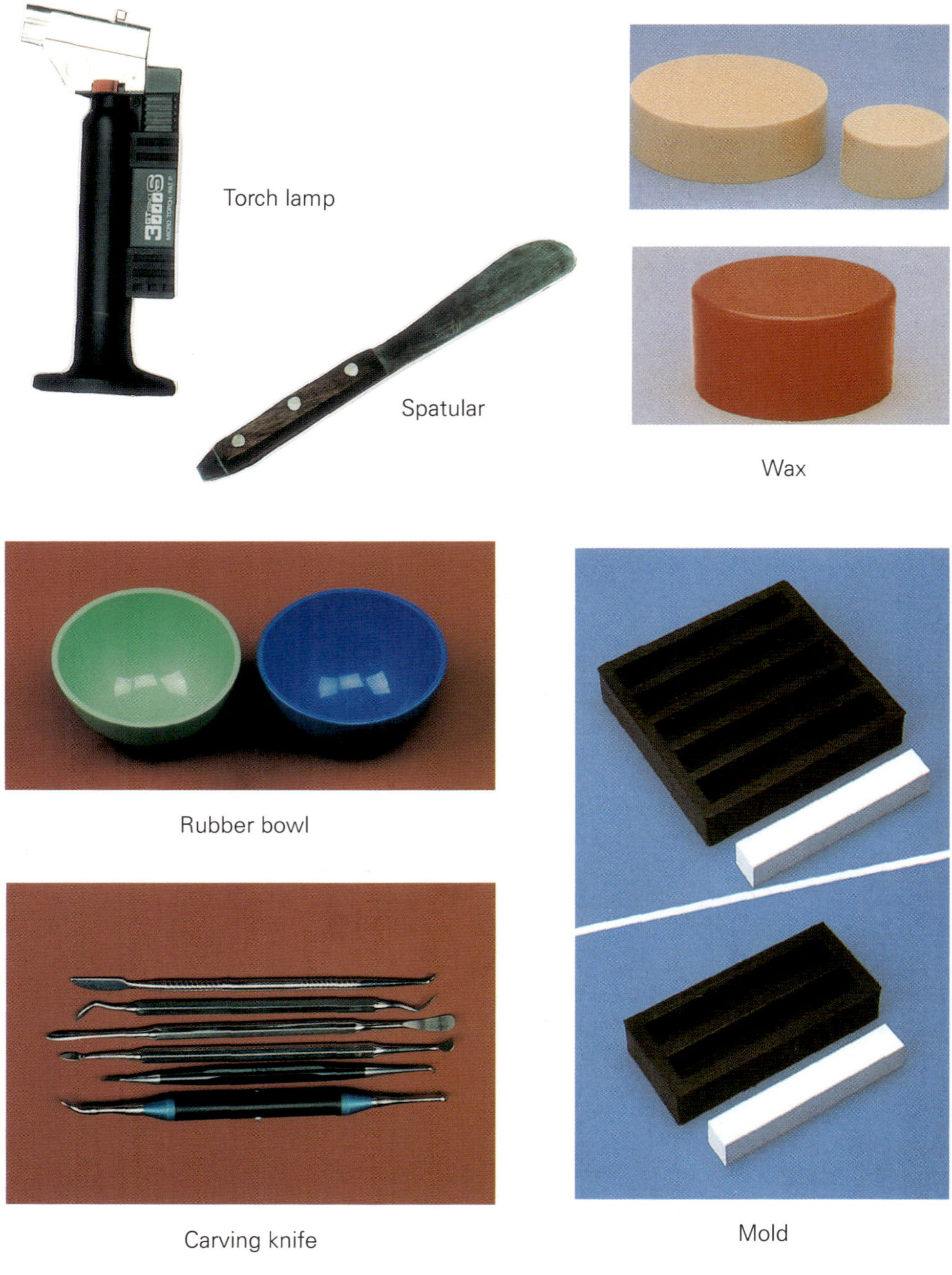

▌그림 1-2 도해하고 조각하는데 필요한 도구

3. 치아를 측정하는 방법

1) 전치(Anterior teeth)

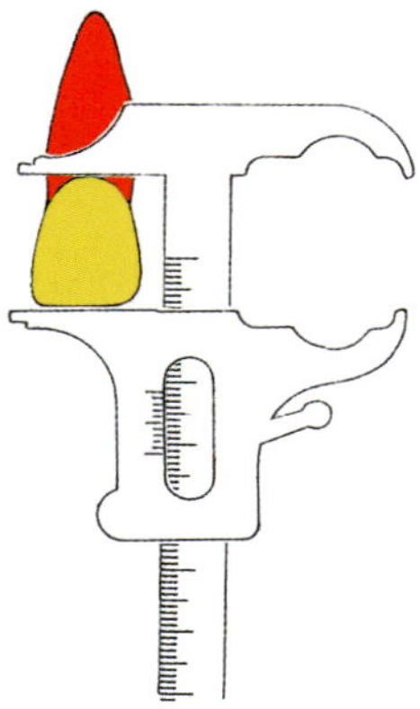

치경선 만곡의 정점에서 절단

그림 2-1 **치관의 길이(Length of crown)**

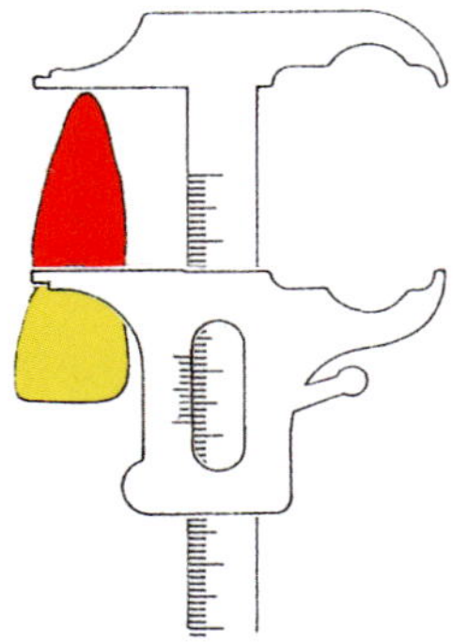

치경선 만곡의 정점에서 치근첨단

그림 2-2 **치근의 길이(Length of root)**

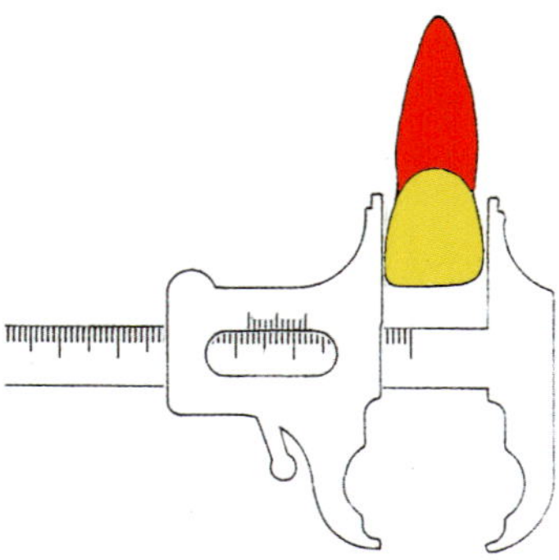

근심연과 원심연의 최대풍융부

그림 2-3 **치관의 근원심폭(Mesio-distal diameter of crown)**

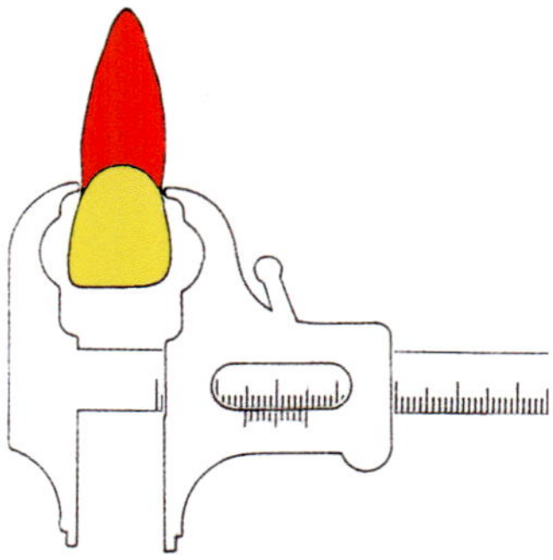

그림 2-4 치경부의 근원심폭(Mesio-distal diameter of crown at the cervix)

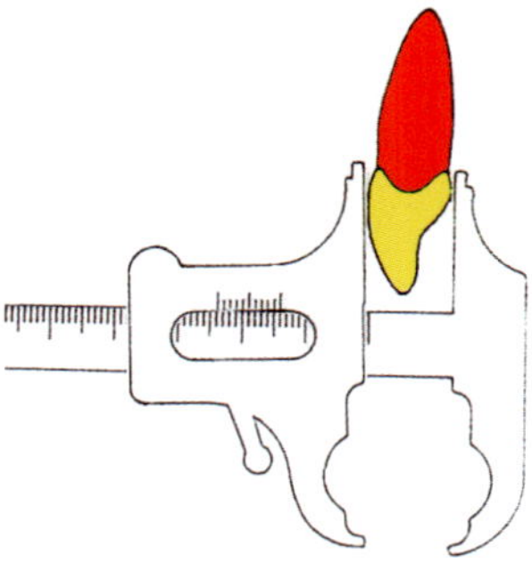

그림 2-5 치관의 순설폭(Labio-lingual diameter of crown)

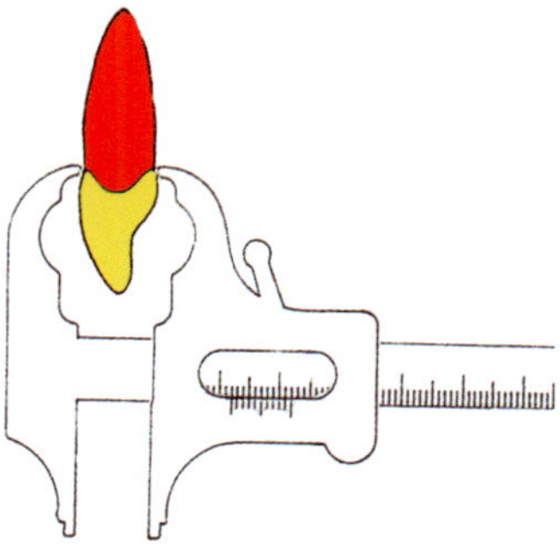

그림 2-6 치경부의 순설폭(Labio-lingual diameter of crown at the cervix)

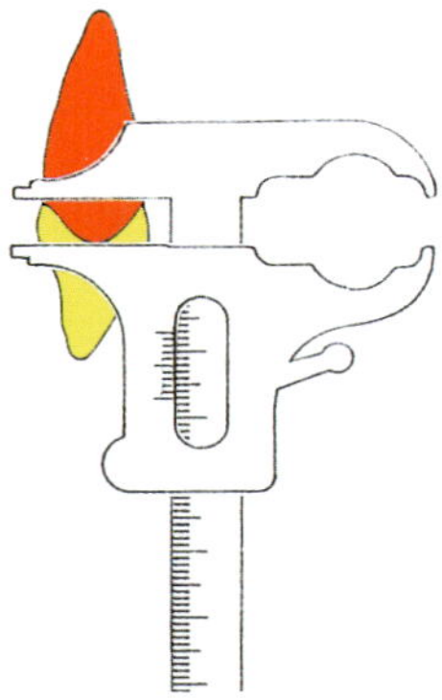

순설면의 치경선 정점에서 근심면의 치경선만곡 정점

그림 2-7 근심면에서 치경선 만곡의 높이
(Curvature of cemento-enamel junction on mesial)

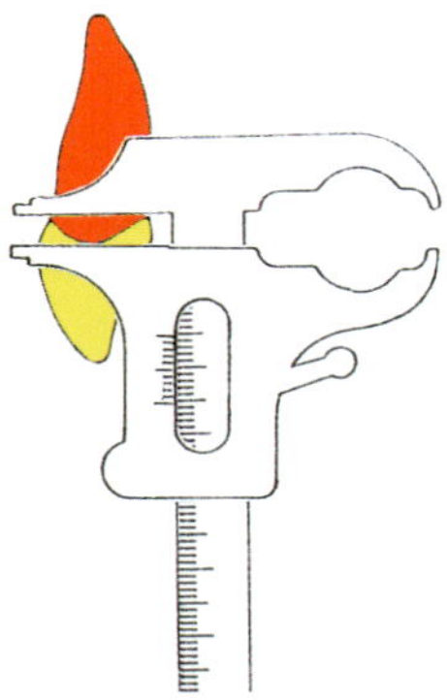

순설면의 치경선 정점에서 원심면의 치경선만곡 정점

그림 2-8 원심면에서 치경선 만곡의 높이
(Curvature of cemento-enamel junction on distal)

2) 구치(Posterior teeth)

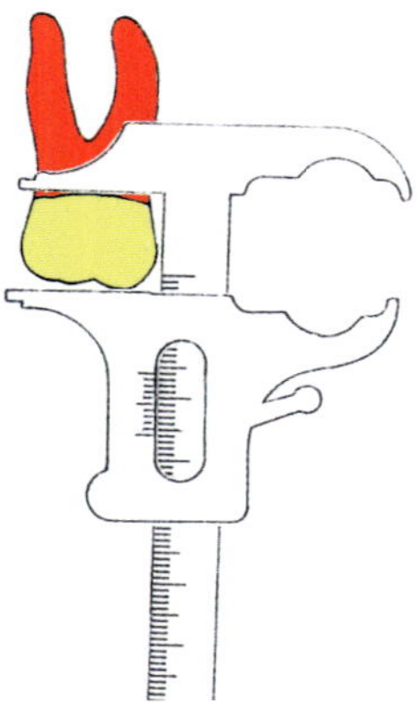

치경선 만곡의 정점에서 교두정

그림 3-1 치관의 길이(Length of crown)

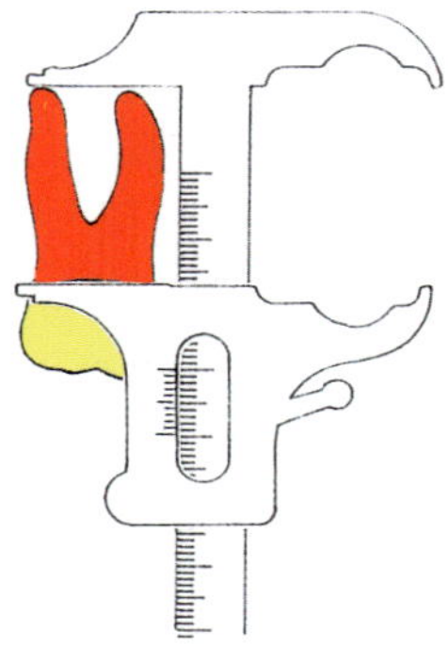

치경선 만곡의 정점에서 치근첨단

그림 3-2 치근의 길이(Length of root)

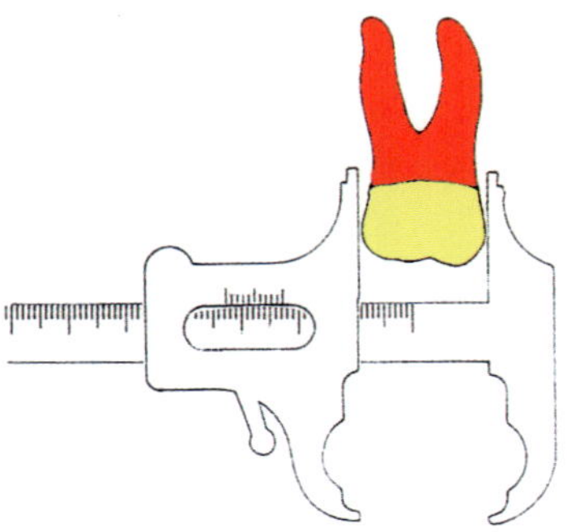

근심연과 원심연의 최대풍융부

그림 3-3 치관의 근원심폭(Mesio-distal diameter of crown)

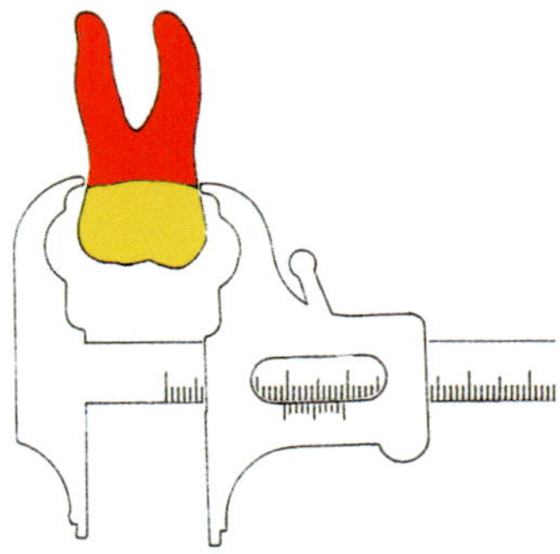

근심면과 원심면에서 치관과 치근의 경계부

▮ 그림 3-4 **치경부의 근원심폭(Mesio-distal diameter of crown at the cervix)**

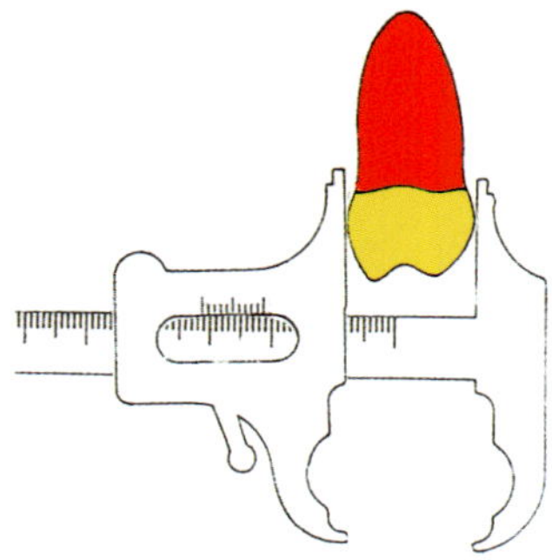

협면과 설면의 최대풍융부

▮ 그림 3-5 **치관의 협설폭(Bucco-lingual diameter of crown)**

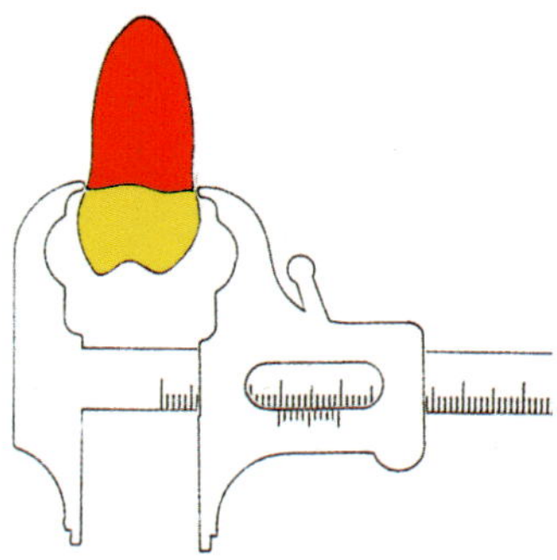

협면과 설면에서 치관과 치근의 경계부

▮ 그림 3-6 **치경부의 협설폭(Bucco-lingual diameter of crown at the cervix)**

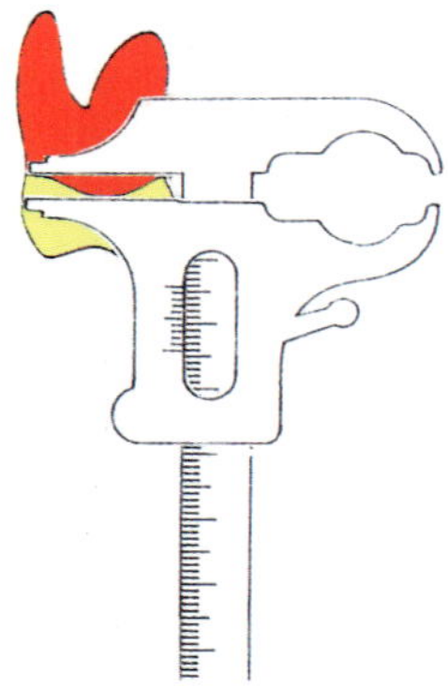

협설면의 치경선 정점에서 근심면의 치경선만곡 정점

그림 3-7 근심면에서 치경선 만곡의 높이
(Curvature of cemento-enamel junction on mesial)

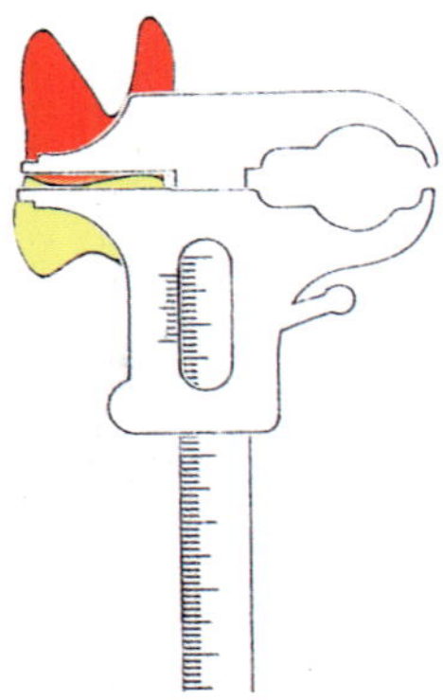

협설면의 치경선 정점에서 원심면의 치경선만곡 정점

그림 3-8 원심면에서 치경선 만곡의 높이
(Curvature of cemento-enamel junction on distal)

3) 정확하게 측정하는 방법

아무리 정밀한 Boley gauge를 갖고 사용한다 할지라도 사용자가 잘못 측정하면 해부학적인 형태의 치아를 조각하기가 상당히 어렵다.

따라서 치아와 Boley gauge와의 정확한 관계를 고려하여 측정하여야 한다.

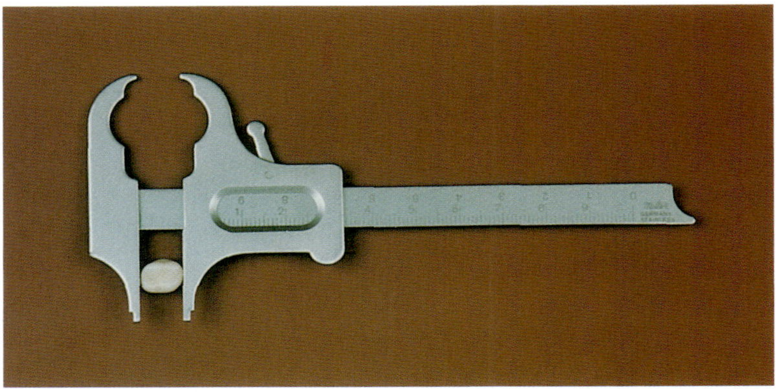

그림 4-1 정확하게 측정한 경우
Boley gauge의 내측 측정면과 근원심 최대풍융부를 연결한 선이 직교한다.

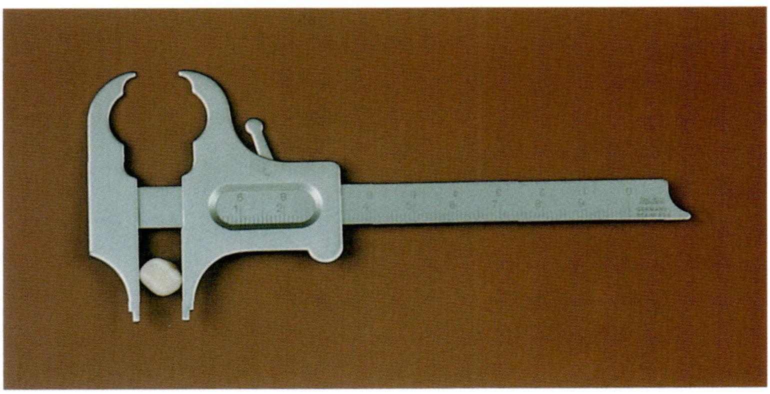

그림 4-2 잘못 측정된 경우
Boley gauge의 내측 측정면과 근원심 최대풍융부를 연결한 선이 직교하지 않는다.

4. 도해하는 과정

1) 석고봉을 다듬어 각 면을 매끈하게 한다.
2) 각면에 치면을 표시 한다(그리고자 하는 치아가 좌측인지 우측인지 방향을 확인 한 후 각 면에 치면을 표시).
3) 치관의 길이를 확인한 후 4개의 면에 그린다.
4) 치관의 길이에서 치근 방향으로 7mm 하방에 선을 그린다(4개의 면).
5) 치관의 근원심폭을 순면과 절단 그리고 설면에 그린다.
   구치에서는 근원심폭을 협면과 교합면 그리고 설면에 그린다.
6) 치관의 순설폭을 근심면과 절단 그리고 원심면에 그린다.
   구치에서는 협설폭을 근심면과 교합면 그리고 원심면에 그린다.
7) 각 면 순면, 설면, 근심면, 원심면과 절단의 외형을 그린다.
   구치에서는 협면, 설면, 근심면, 원심면과 교합면의 외형을 그린다.
8) 치경부 부근에서 7mm 하방에 그려진 선까지 대각선이 되도록 그린다.

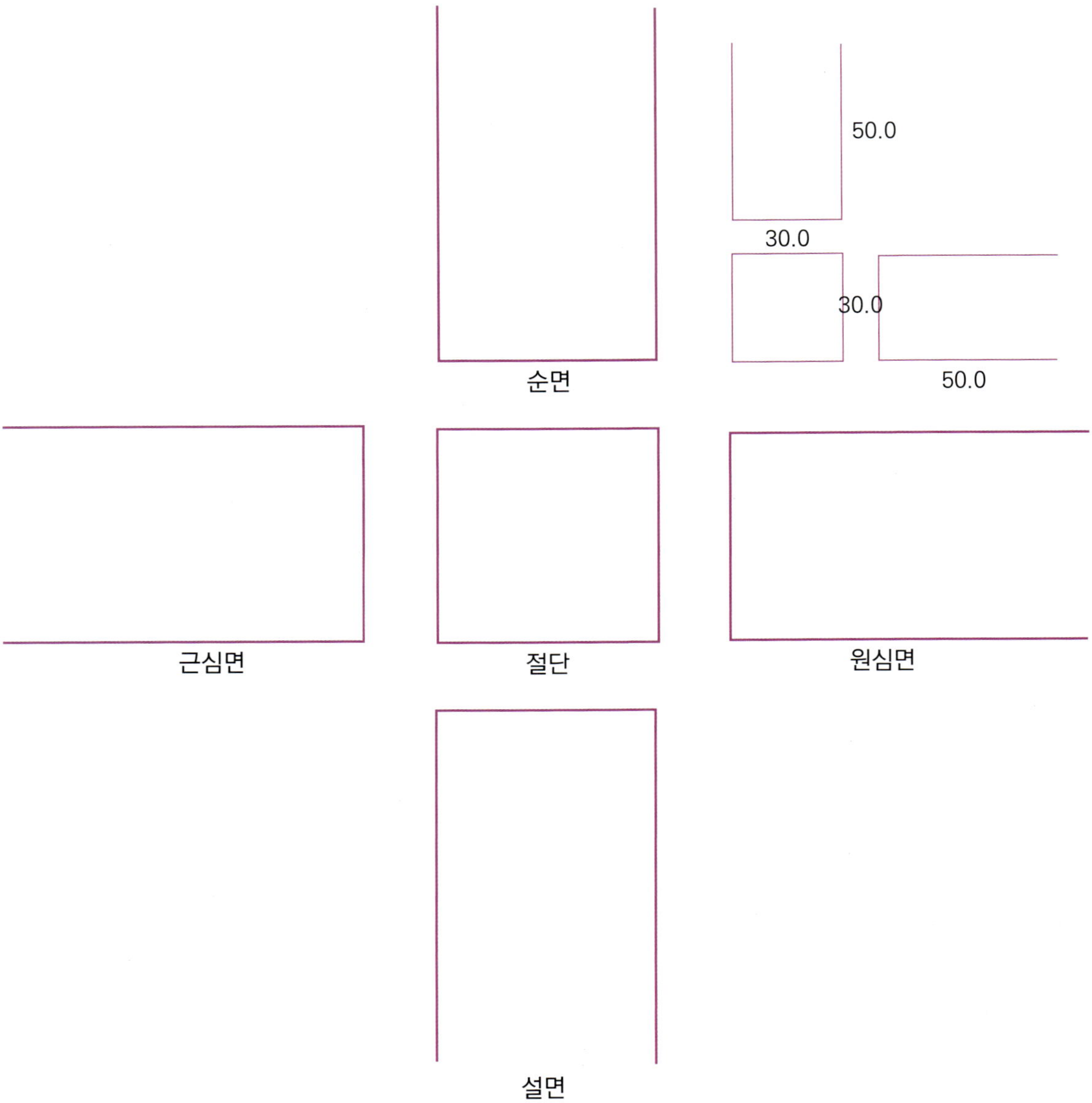

그림 5-1 각 면을 매끈하게 하고 치면을 표시한다

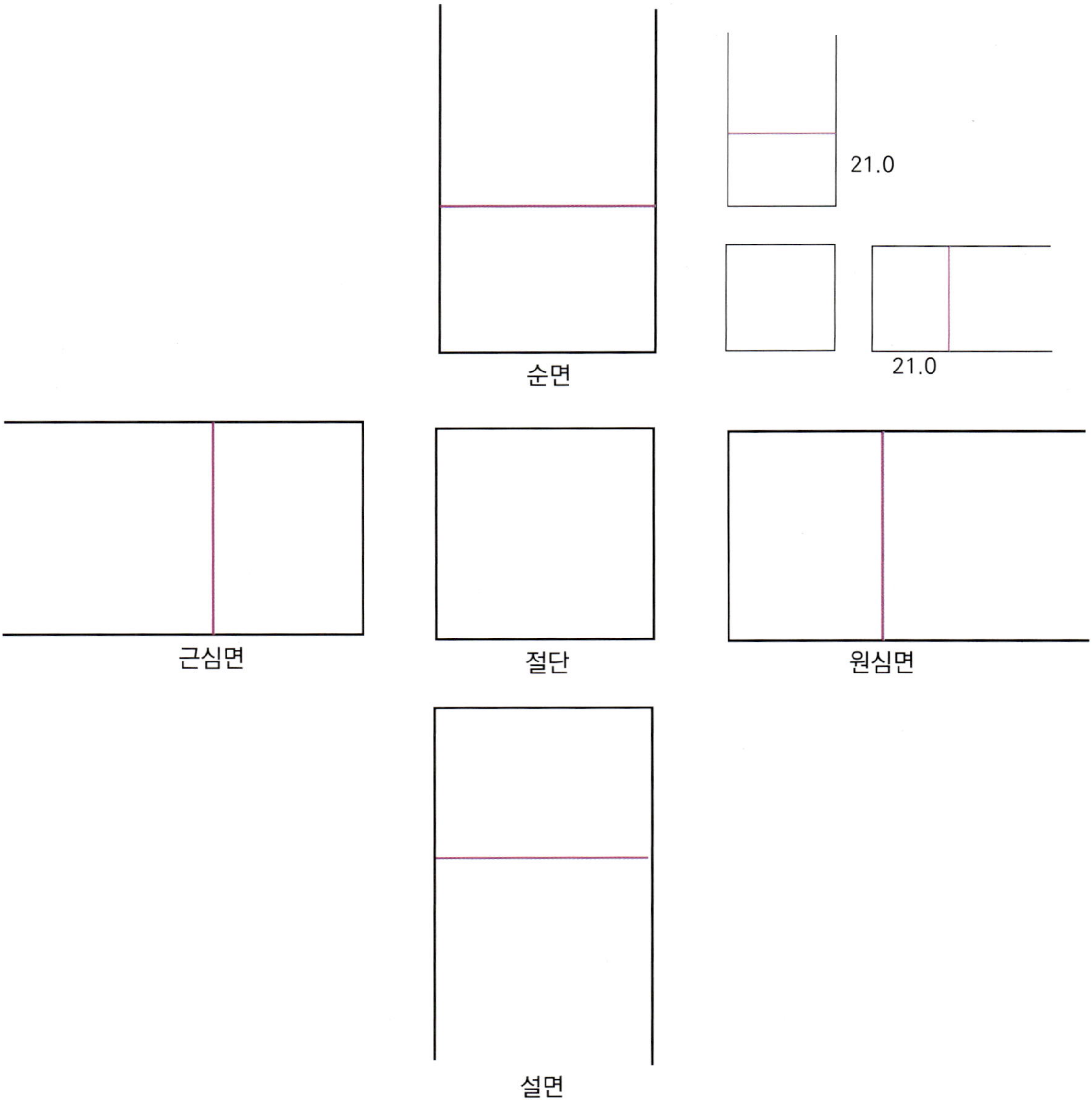

그림 5-2 4개의 면에 치관의 길이를 그린다

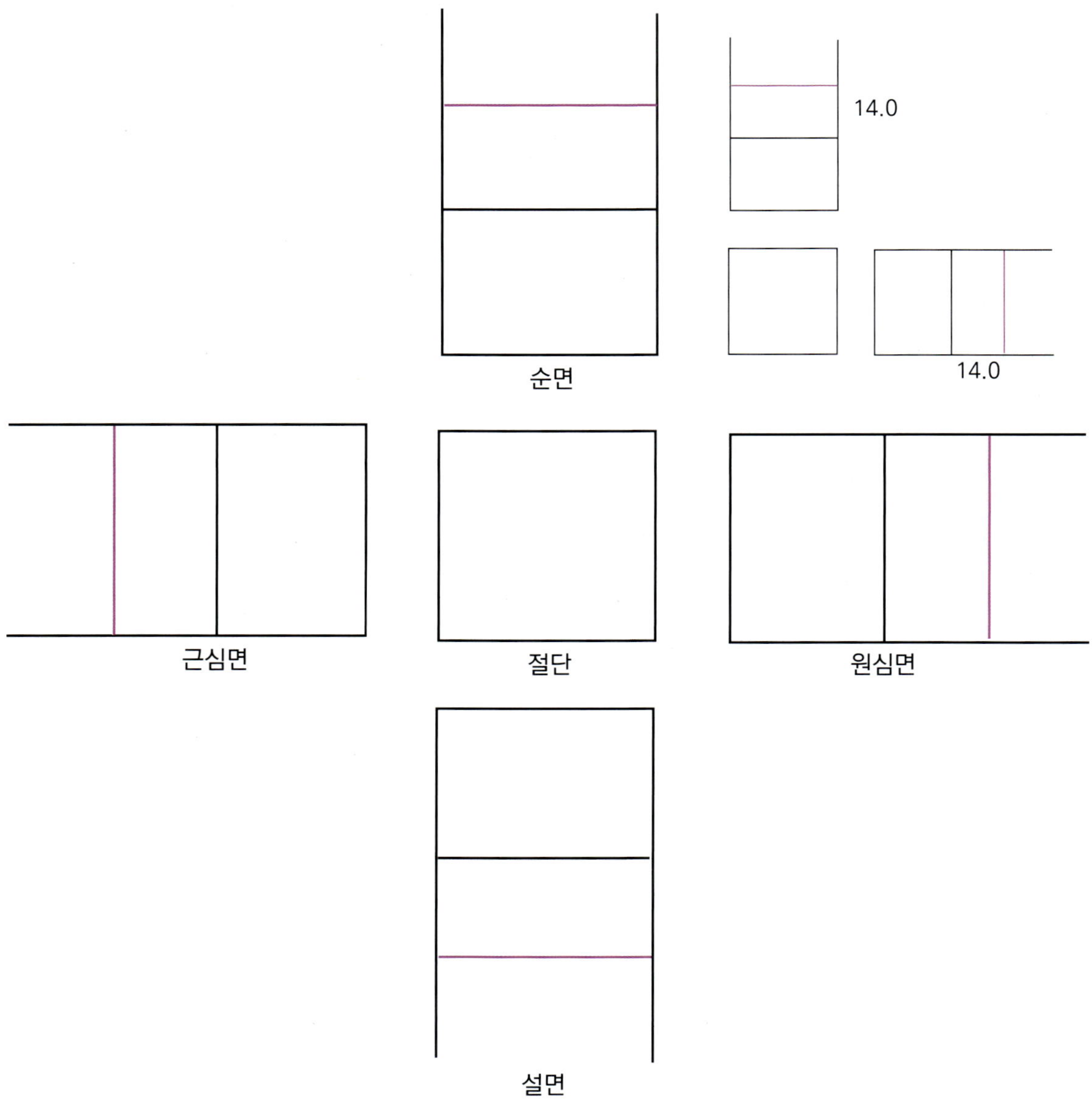

그림 5-3 치관의 7mm 하방에 선을 그린다

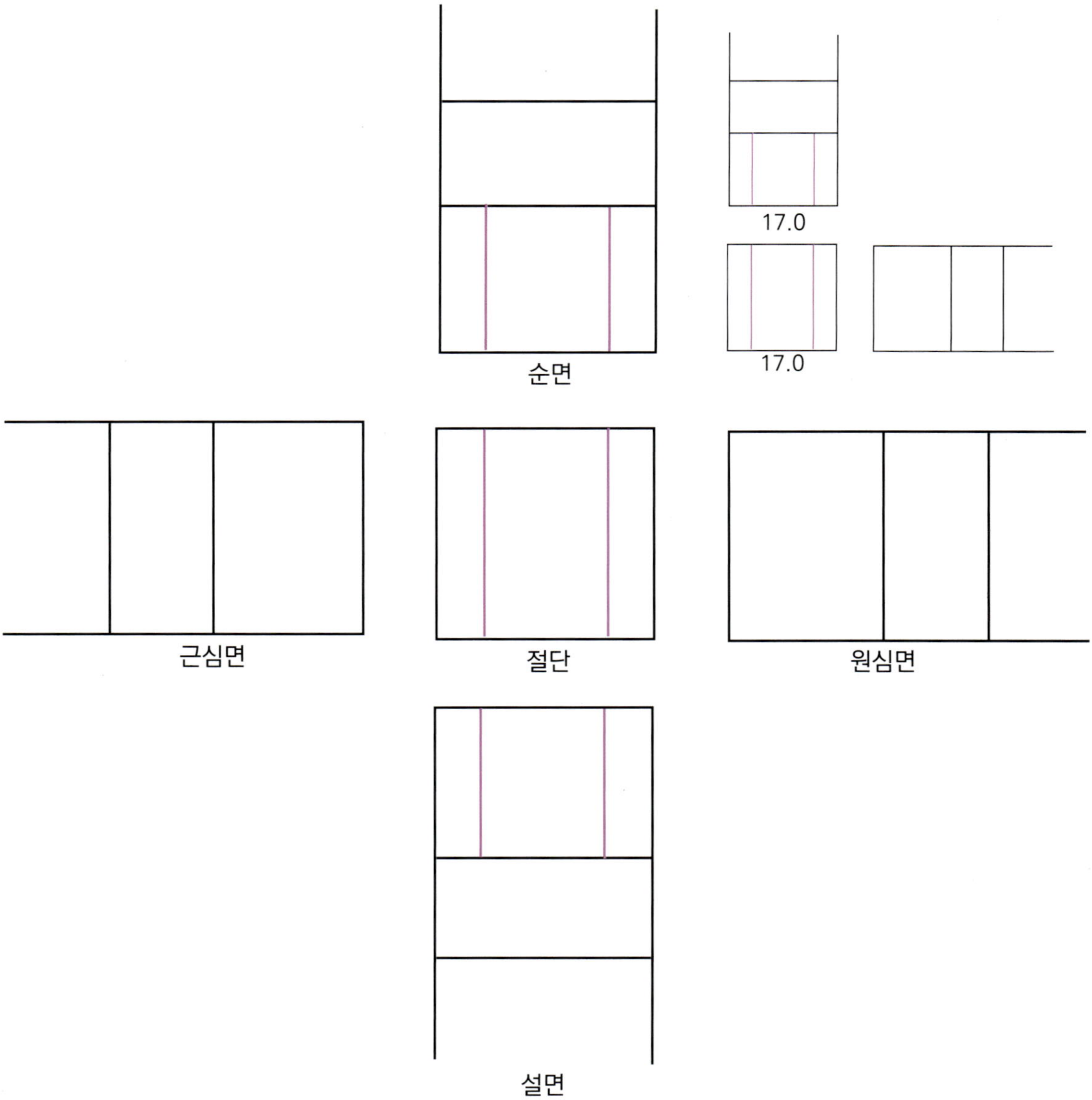

▌그림 5-4 치관의 근원심폭을 3면(순면, 절단, 설면)에 그린다

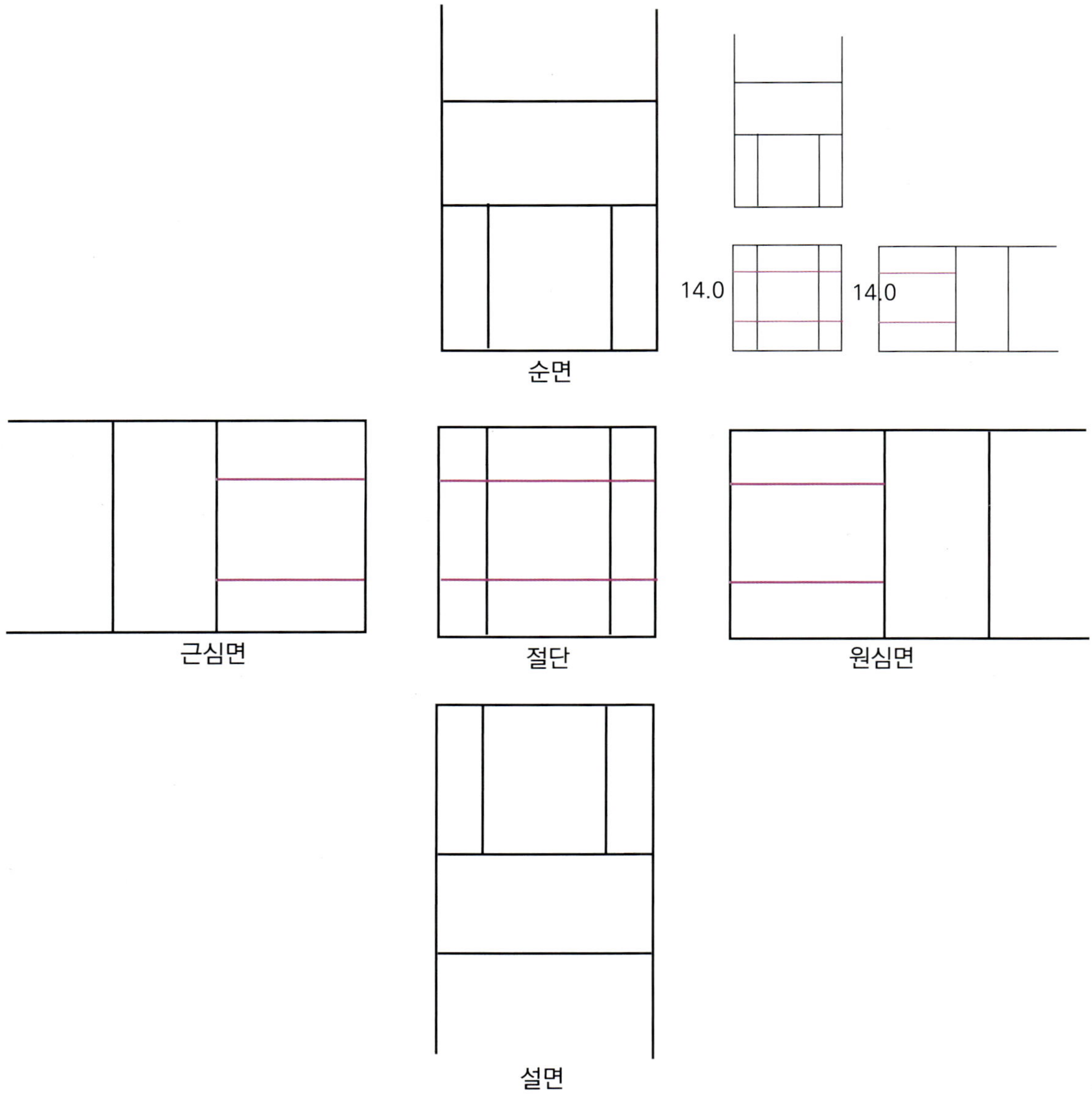

그림 5-5 치관의 순설폭을 3면(근심면, 절단, 원심면)에 그린다

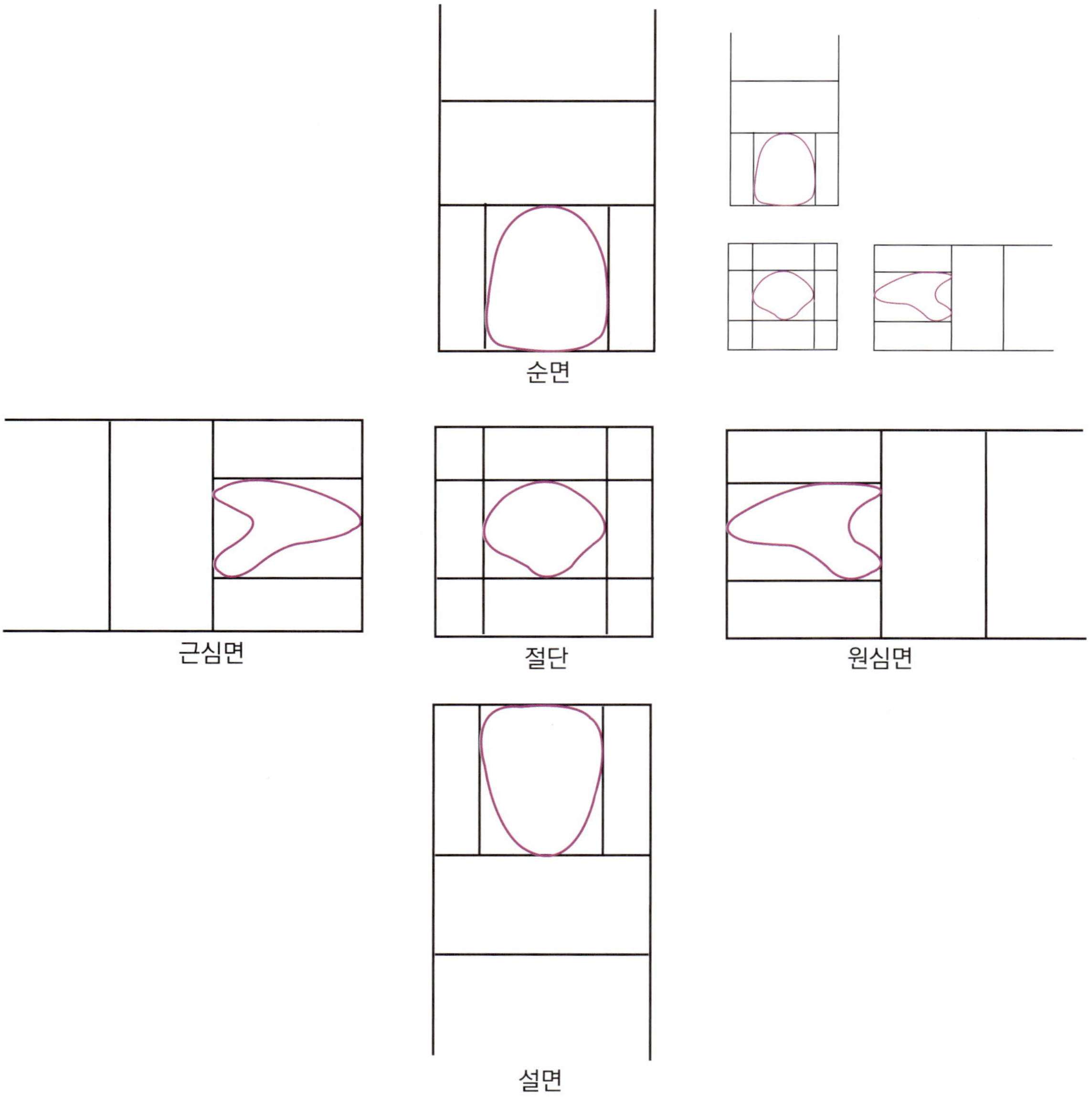

그림 5-6 각 면(순면, 설면, 근심면, 원심면, 절단)의 외형을 그린다

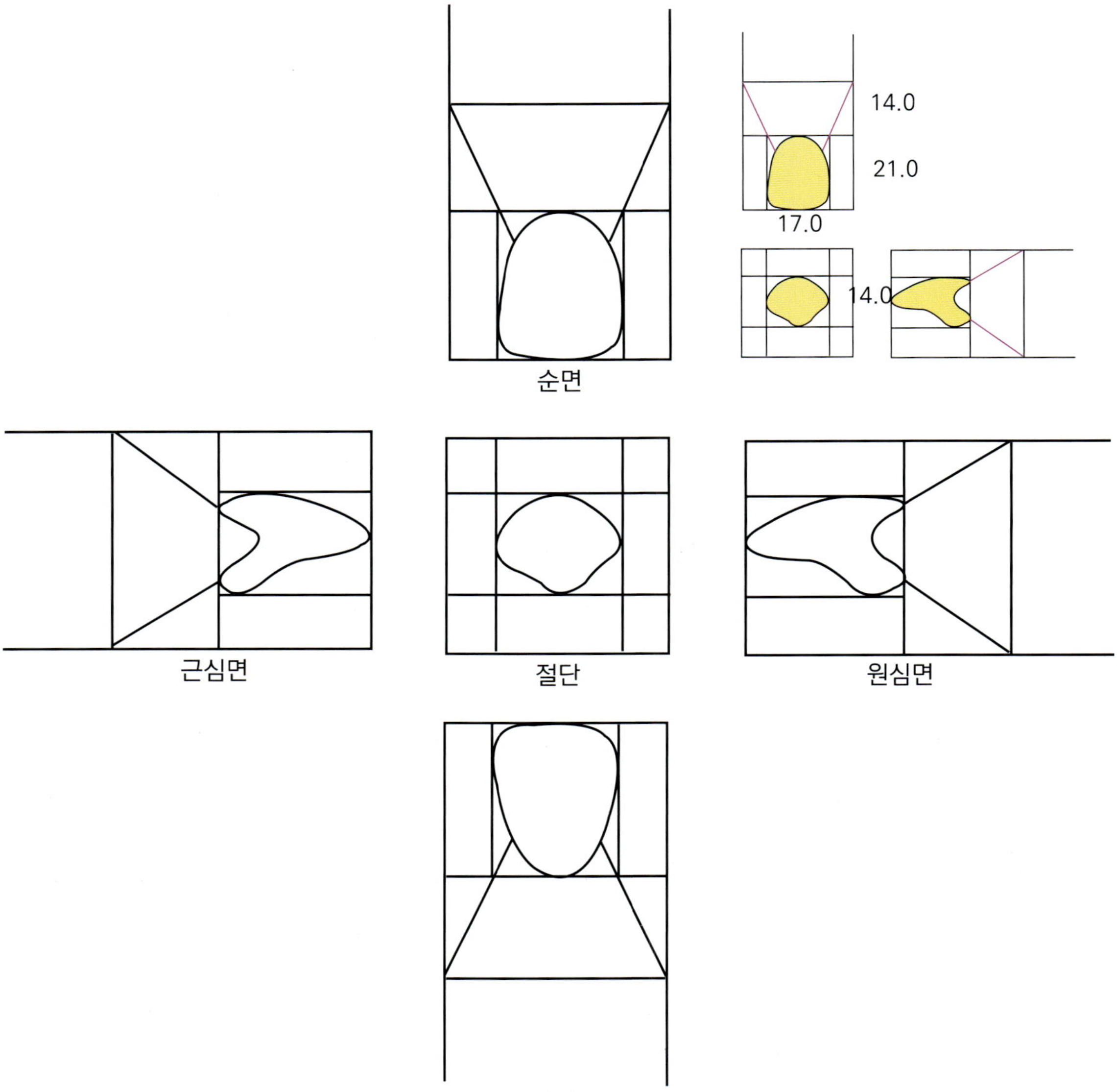

그림 5-7 **치경부에서 7mm 하방에 그려진 선까지 대각선이 되도록 그린다**

5. 조각도를 잡는 방법

1) Shakehand grip

이 방법은 연필을 깎을 때에 칼을 잡는 것처럼 조각도를 움켜쥐는 방법이다.

Shakehand grip은 석고나 wax를 삭제하는데 있어 많은 양을 삭제하고자 할 때 주로 사용되며 조각도를 밖으로 밀거나 또는 안쪽으로 당기면서 사용한다.

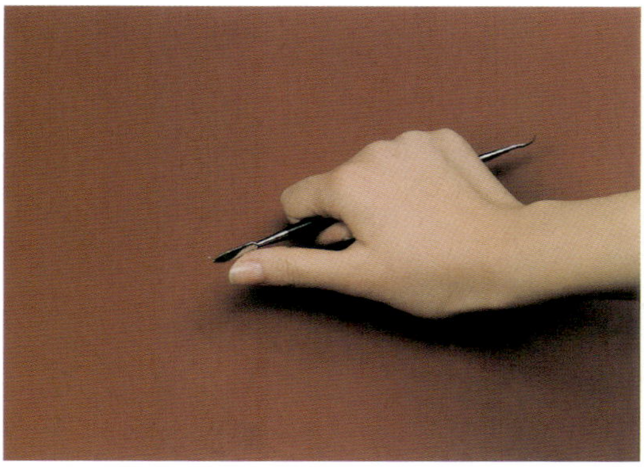

Shakehand grip

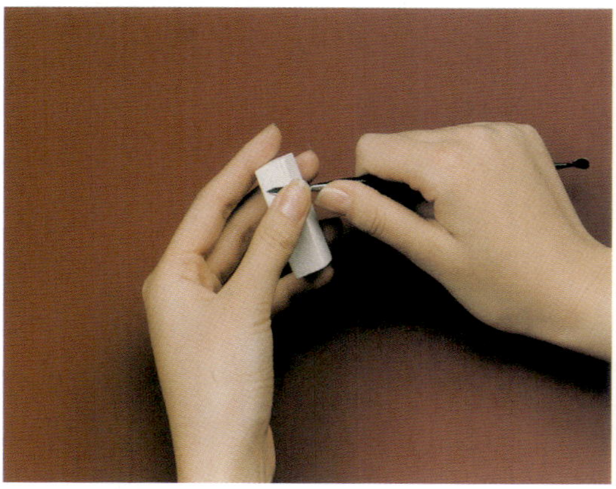

▌그림 6-1 오른손으로 조각도를 움켜잡고 왼손 엄지손가락을 칼등에 대고 앞으로 밀어 삭제한다.

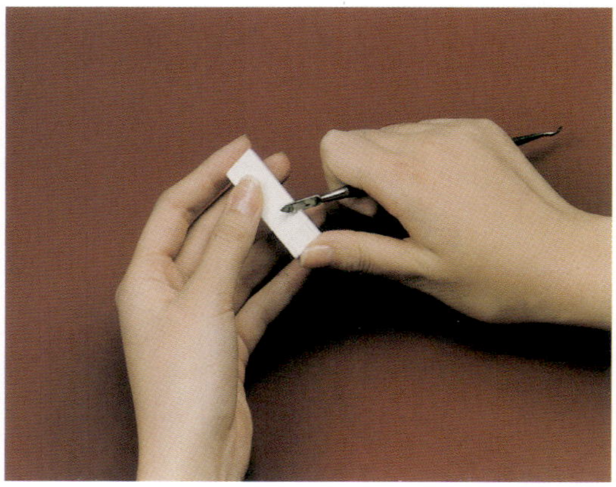

▌그림 6-2 오른손으로 조각도를 움켜잡고 오른손 엄지손가락을 석고(wax)봉의 아래면에 갖다대고 당겨 삭제한다.

2) Penholder grip

이 방법은 펜으로 종이에 글을 쓸 때처럼 조각도를 잡는 방법이다.

Penholder grip은 Shakehand grip과는 달리 많은 양을 삭제하기보다는 작은 양이나 치아를 다듬는 경우에 주로 사용하며 조각도를 왼쪽이나 오른쪽으로 밀면서 사용한다.

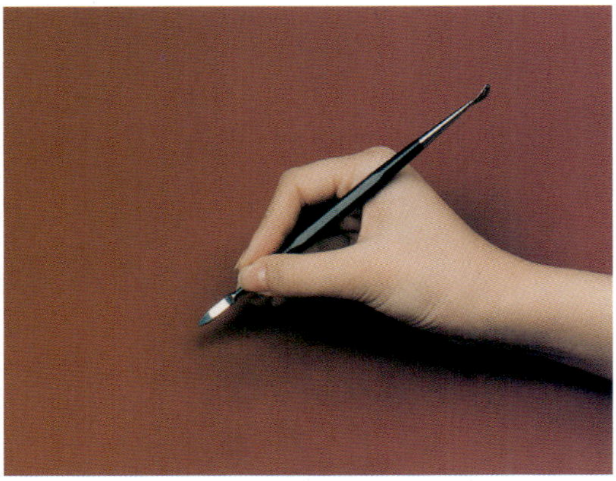

Penholder grip

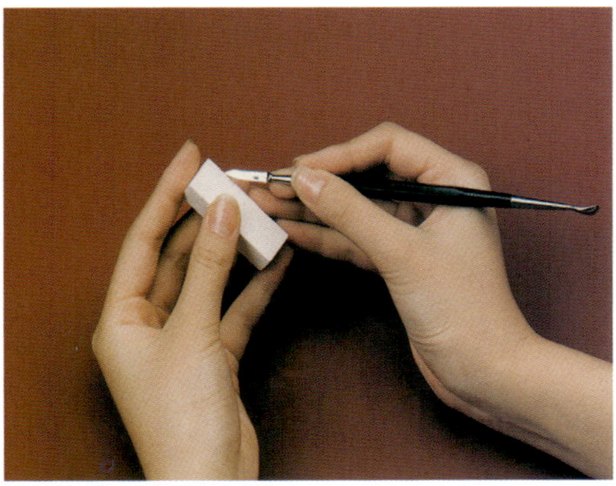

그림 7-1 오른손으로 조각도를 펜 잡을 때처럼 잡고 약손가락을 석고(wax)봉의 측면에 갖다대고 조각도를 움직여서 삭제한다.

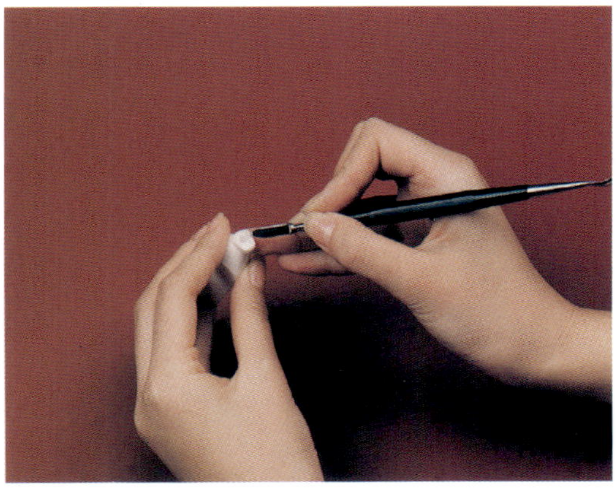

그림 7-2 구치의 교합면에 융기된 부위와 함몰된 부위를 형성한다.

6. 조각하는 과정

1) 방법 1

(1) 근심면에 그려져 있는 외형
(2) 근심면의 치경연을 중심으로 V자로 삭제하여 치경연을 형성한다.
(3) 삭제한 후 순면의 형태 그리고 근심면의 치경연 깊이
(4) 원심면에 그려져 있는 외형
(5) 원심면의 치경연을 중심으로 V자로 삭제하여 치경연을 형성한다.
(6) 삭제한 후 설면의 형태 그리고 원심면의 치경연 깊이
(7) 순면의 외형을 중심으로 삭제한다.
(8) 삭제한 후 순면의 형태
(9) 삭제한 후 근심면의 형태
(10) 설면의 외형을 중심으로 삭제한다.
(11) 삭제한 후 설면의 형태
(12) 삭제한 후 원심면의 형태
(13) 순면의 치경연을 중심으로 V자로 삭제하여 치경연을 형성한다.
(14) 삭제한 후 순면의 형태
(15) 삭제한 후 근심면의 형태 그리고 순면의 치경연 깊이
(16) 설면의 치경연을 중심으로 V자로 삭제하여 치경연을 형성한다.
(17) 삭제한 후 설면의 형태
(18) 삭제한 후 원심면의 형태 그리고 설면의 치경연 깊이
(19) 절단에서 순설의 폭을 연장하여 순측연과 설측연을 다시 그린다.
(20) 삭제한 후 근심면의 형태
(21) 절단에서 순설의 폭을 연장하여 순측연과 설측연을 다시 그린다.
(22) 삭제한 후 원심면의 형태
(23) 전체적인 외형이 형성되면 치관의 길이 근원심폭, 순설의 폭을 확인한다.
(24) 각 치면의 남겨둔 부분을 삭제하여 둥글게 한 다음 각 치면을 다듬어 완성한다.

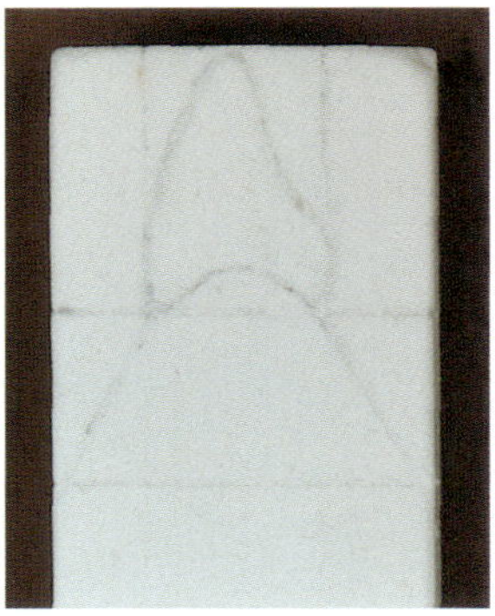

❚ 그림 8-1

근심면에 그려져 있는 외형

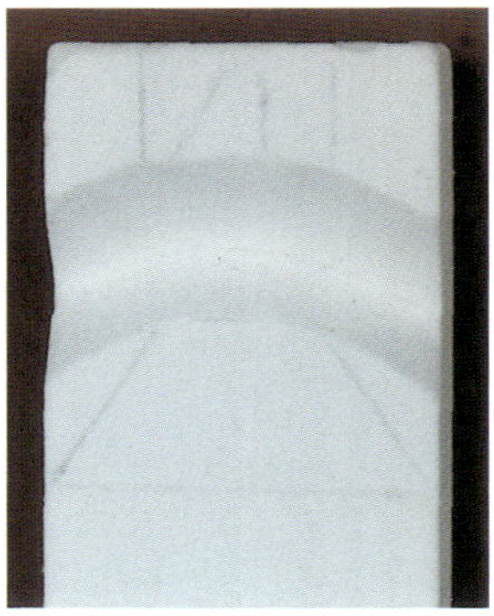

❚ 그림 8-2

근심면의 치경연을 중심으로 V자로 삭제하여 치경연을 형성한다.

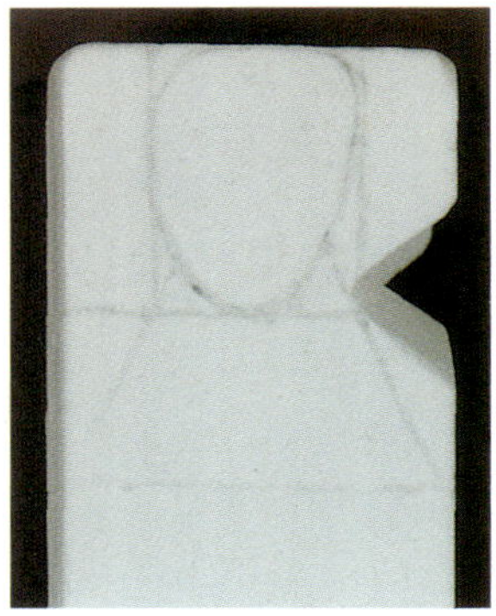

❚ 그림 8-3

삭제한 후 순면의 형태 그리고 근심면의 치경연 깊이

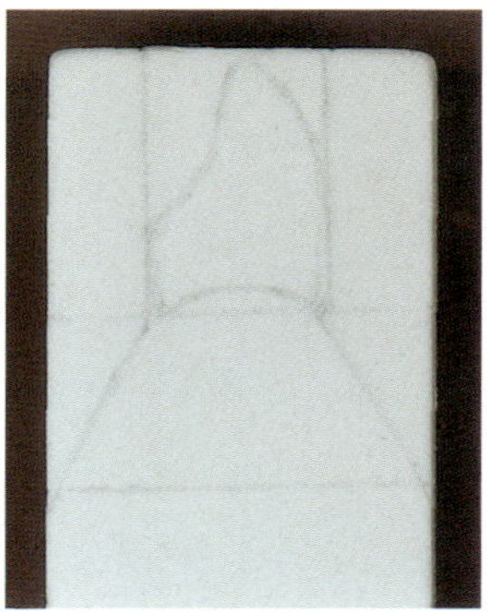

❚ 그림 8-4

원심면에 그려져 있는 외형

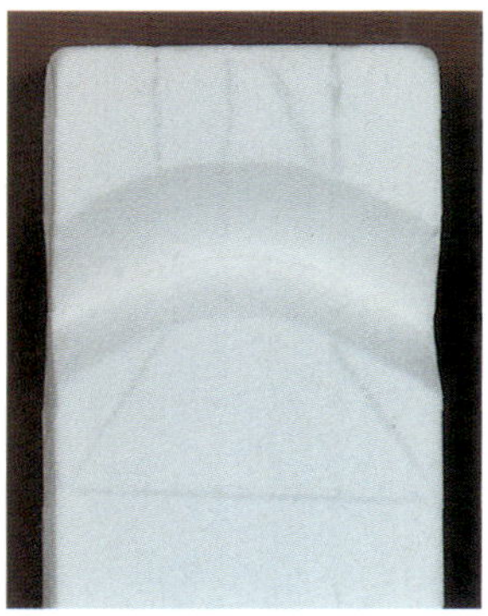

❚ 그림 8-5

원심면의 치경연을 중심으로 V자로 삭제하여 치경연을 형성한다.

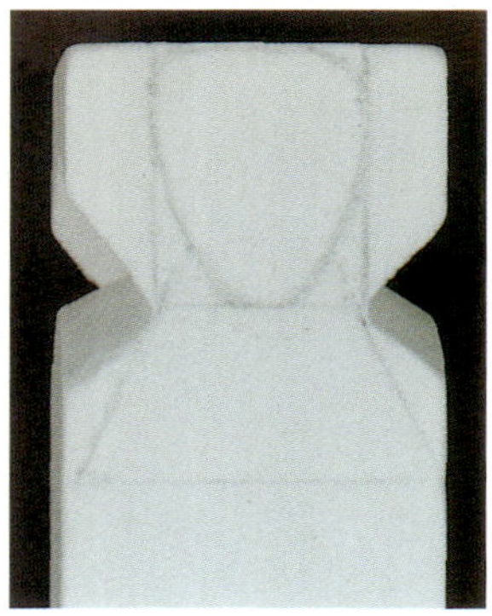

❚ 그림 8-6

삭제한 후 설면의 형태 그리고 원심면의 치경연 깊이

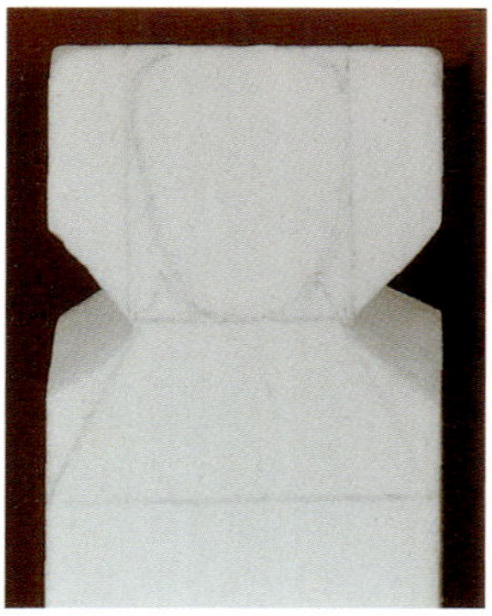

▌그림 8-7
순면의 외형을 중심으로 삭제 한다.

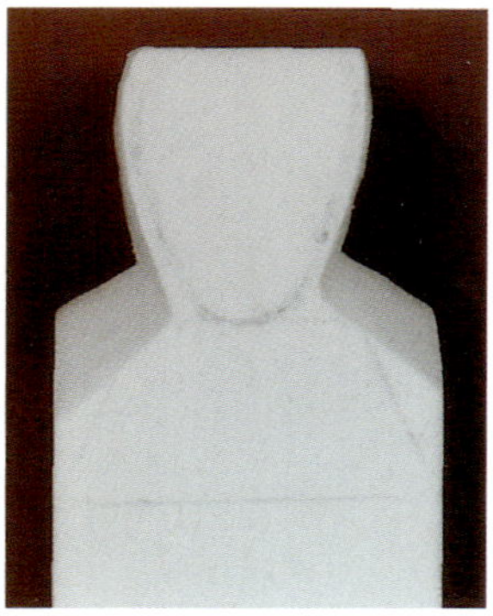

▌그림 8-8
삭제한 후 순면의 형태

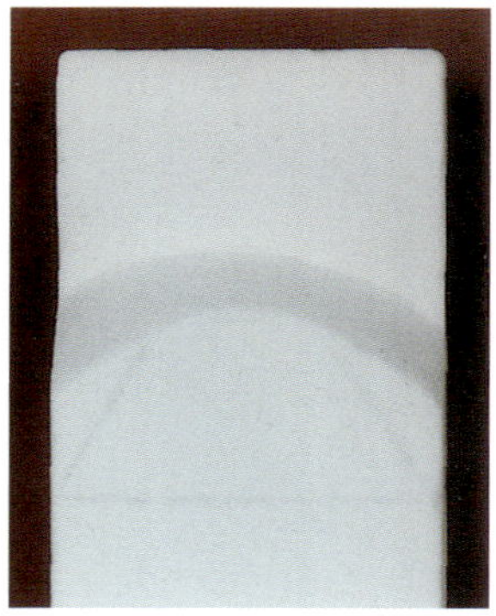

▌그림 8-9
삭제한 후 근심면의 형태

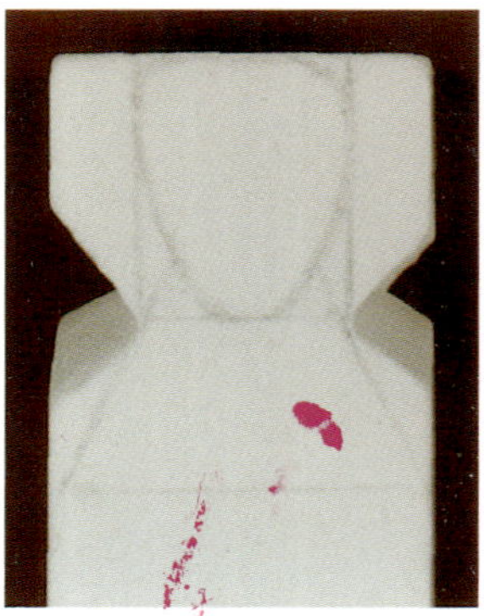

▌그림 8-10
설면의 외형을 중심으로 삭제 한다.

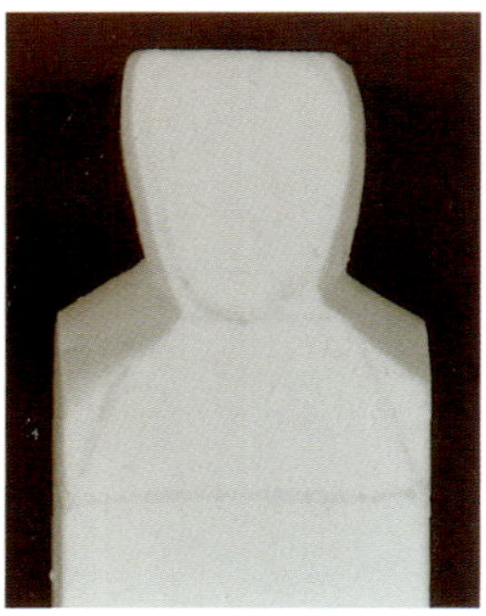

▌그림 8-11
삭제한 후 설면의 형태

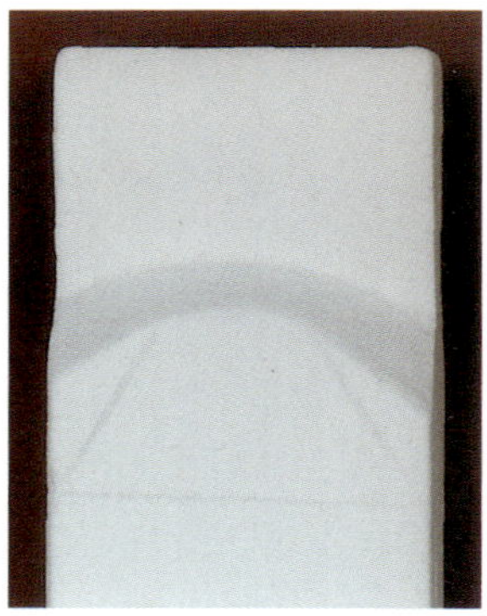

▌그림 8-12
삭제한 후 원심면의 형태

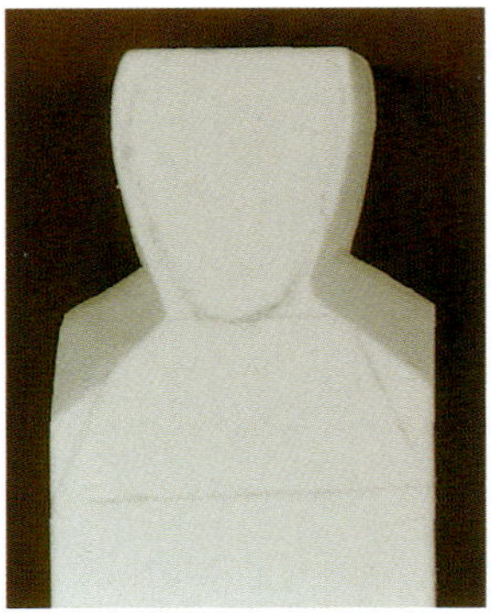

▌그림 8-13
순면의 치경연을 중심으로 V자로 삭제하여 치경연을 형성한다.

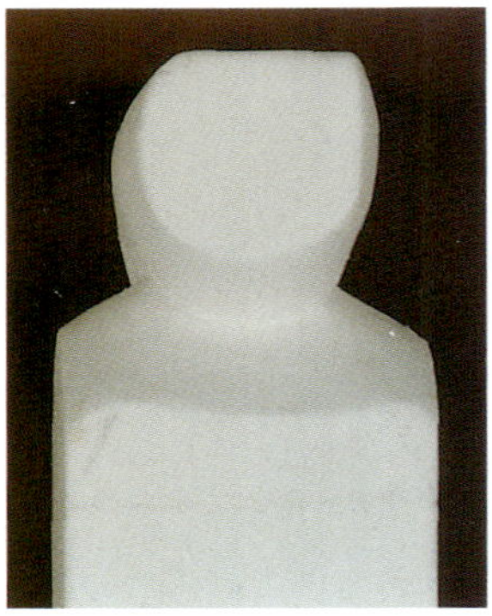

▌그림 8-14
삭제한 후 순면의 형태

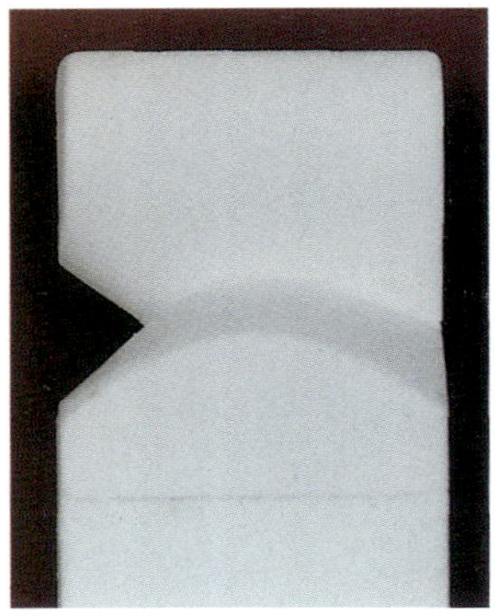

▌그림 8-15
삭제한 후 근심면의 형태 그리고 순면의 치경연 깊이

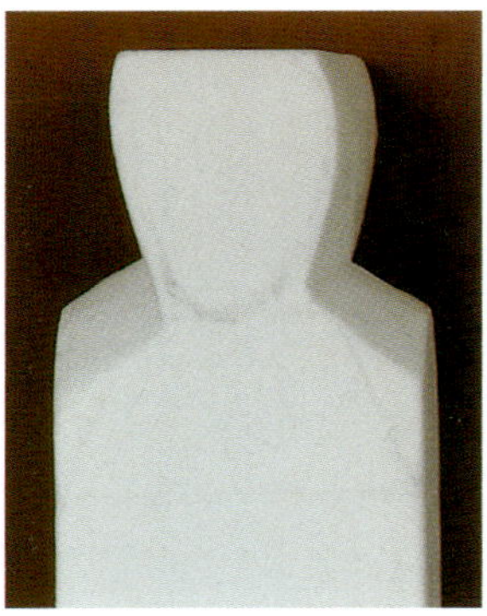

▌그림 8-16
설면의 치경연을 중심으로 V자로 삭제하여 치경연을 형성한다.

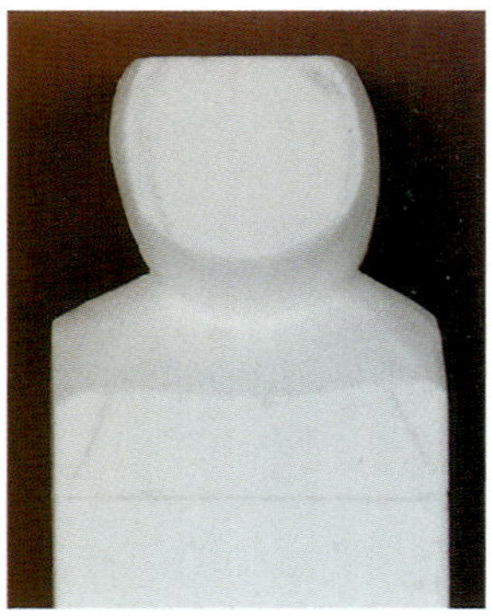

▌그림 8-17
삭제한 후 설면의 형태

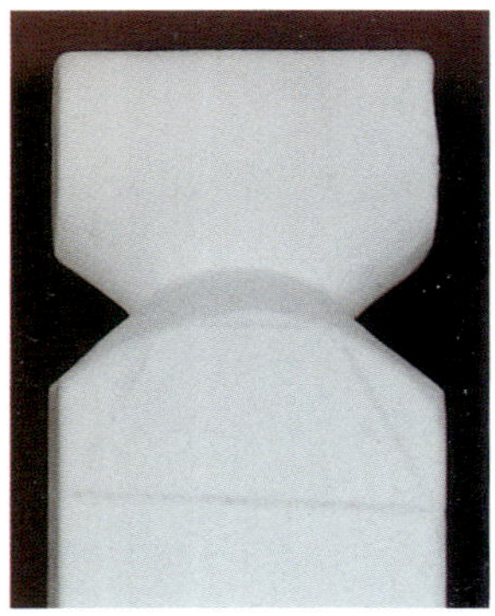

▌그림 8-18
삭제한 후 원심면의 형태 그리고 설면의 치경연 깊이

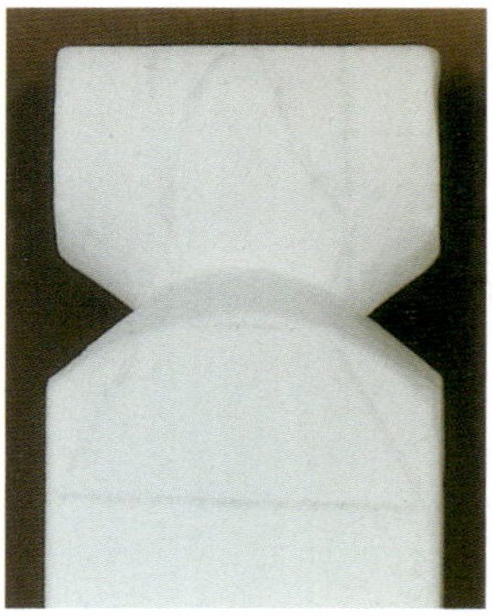

▌그림 8-19
절단에서 순설의 폭을 연장하여 순측연과 설측연을 다시 그린다.

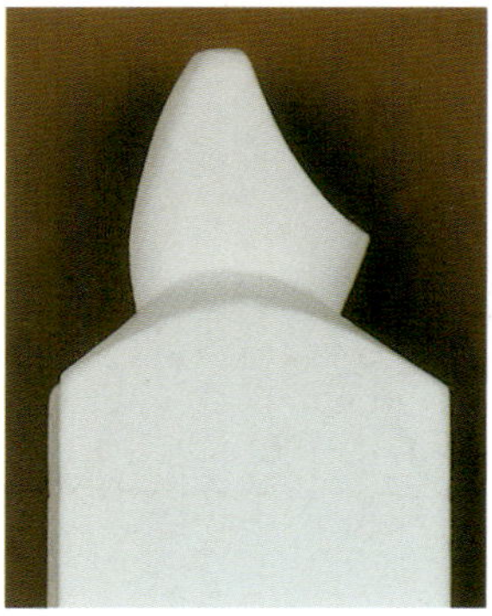

▌그림 8-20
삭제한 후 근심면의 형태

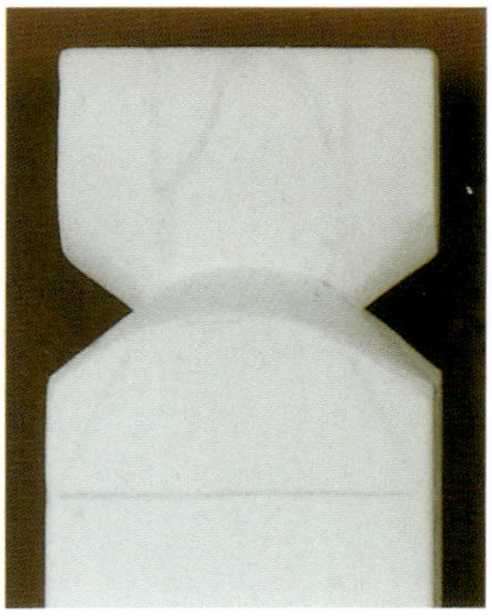

▌그림 8-21
절단에서 순설의 폭을 연장하여 순측연과 설측연을 다시 그린다.

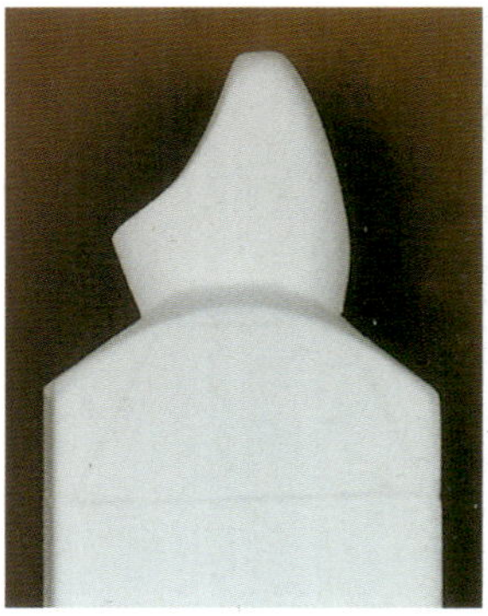

▌그림 8-22
삭제한 후 원심면의 형태

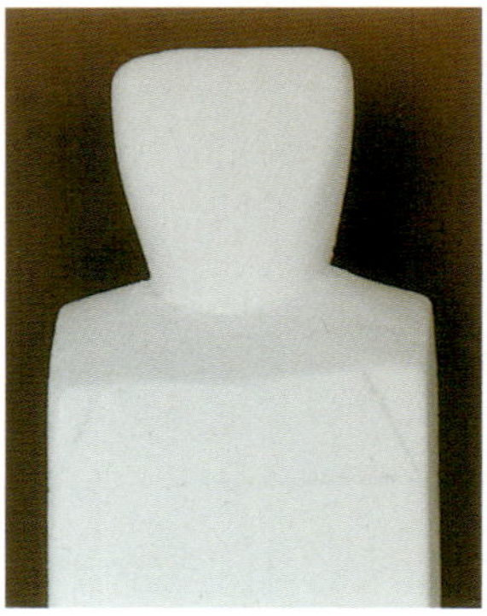

▌그림 8-23
전체적인 외형이 형성되면 치관의 길이 근원심폭, 순설의 폭을 확인한다.

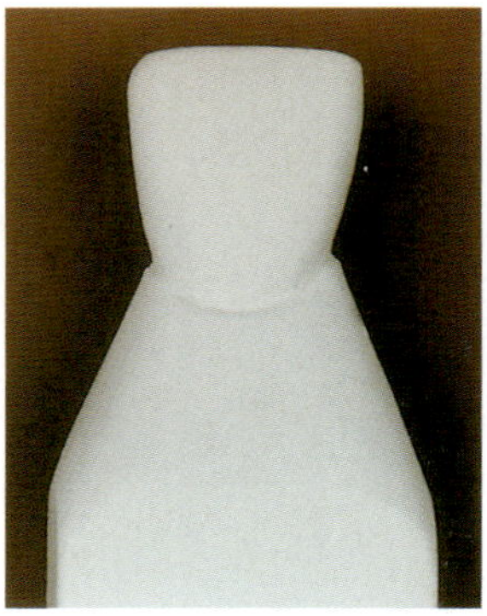

▌그림 8-24
각 치면의 남겨둔 부분을 삭제하여 둥글게 한 다음 각 치면을 다듬어 완성한다.

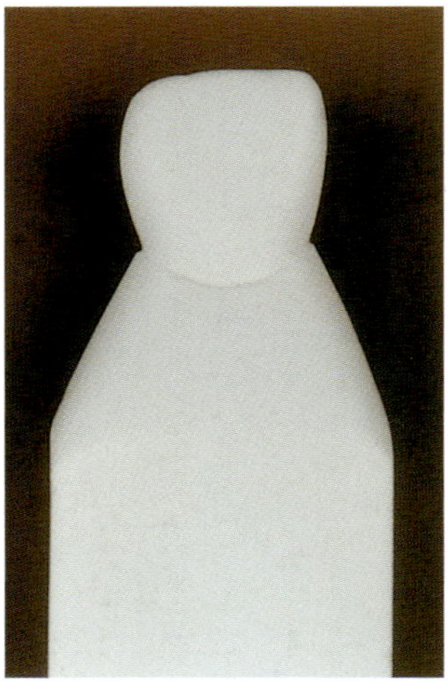

순면

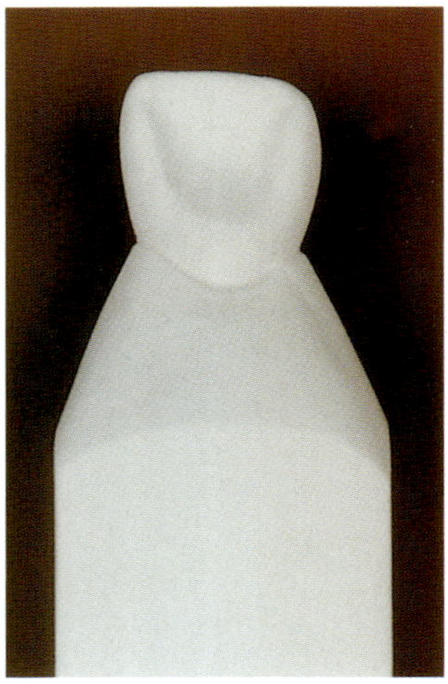

설면

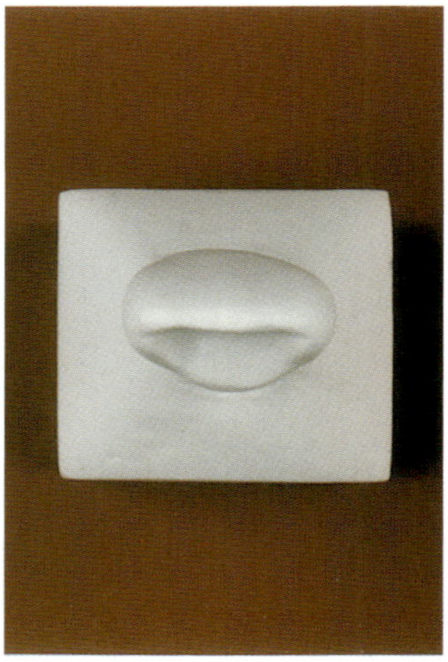

절단

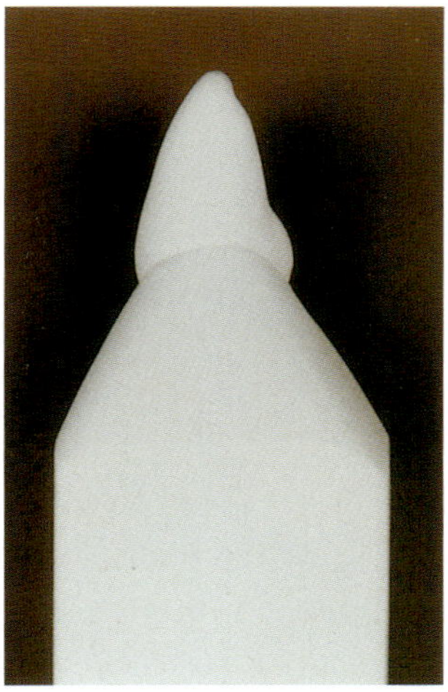

근심면

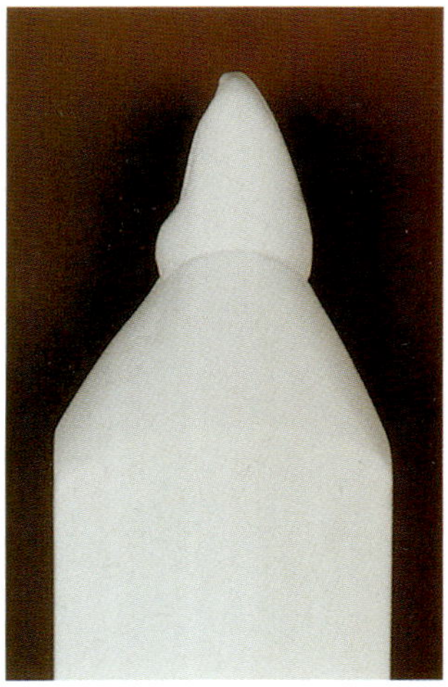

원심면

▌그림 8-25 상악 좌측 중절치(완성)

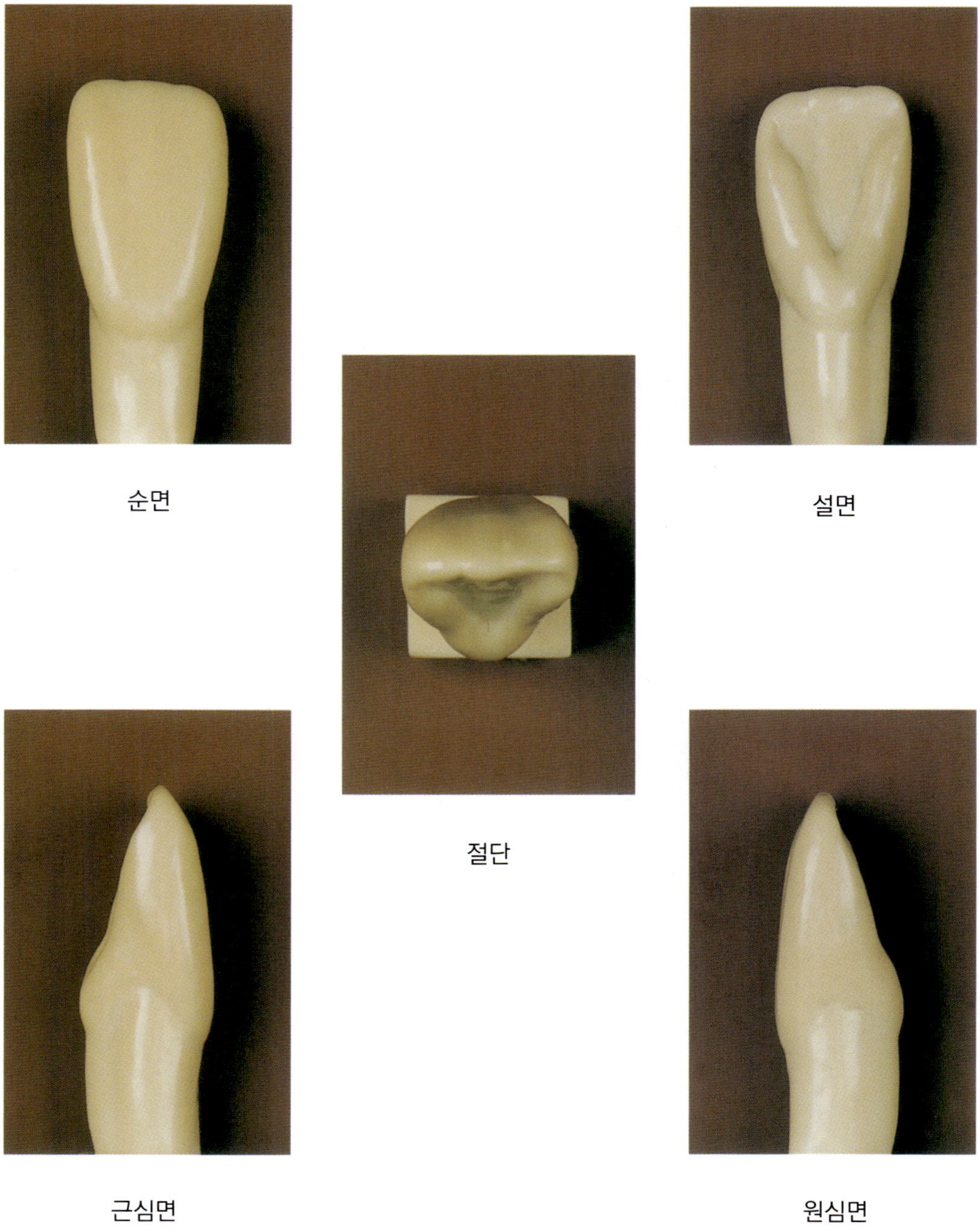

그림 8-26 **상악 우측 중절치(모형)**

2) 방법 2

이 방법은 방법1을 반복 연습하여 어느정도 숙달된 후에 시행한다.

(A) 전치

(1) 근심면에 그려져 있는 외형
(2) 근심면의 치경연을 중심으로 V자로 삭제하여 치경연을 형성한다.
(3) 삭제한 후 순면의 형태
(4) 순면의 치경연을 중심으로 V자로 삭제하여 치경연을 형성한다.
(5) 삭제한 후 원심면의 형태
(6) 원심면의 치경연을 중심으로 V자로 삭제하여 치경연을 형성한다.
(7) 삭제한 후 설면의 형태
(8) 설면의 치경연을 중심으로 V자로 삭제하여 치경연을 형성한다.
(9) 삭제한 후 원심면의 형태
(10) 순면의 외형을 중심으로 삭제한다.
(11) 삭제한 후 순면의 형태
(12) 설면의 외형을 중심으로 삭제한다.
(13) 삭제한 후 설면의 형태
(14) 근심면의 외형을 머리속에 그리며 삭제한 후 근심면의 형태
(15) 원심면의 외형을 머리속에 그리며 삭제한 후 원심면의 형태
(16) 인접면을 삭제한 후 순면의 형태
(17) 전체적인 외형이 형성되면 치관의 길이, 근원심폭, 순설의 폭을 확인한다.
(18) 각 치면의 남겨둔 부분을 삭제하여 둥글게 한 다음 각 치면을 다듬어 완성한다.

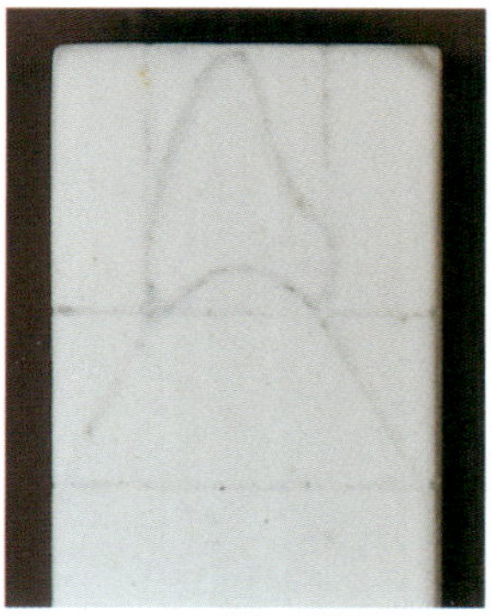

그림 9-1
근심면에 그려져 있는 외형

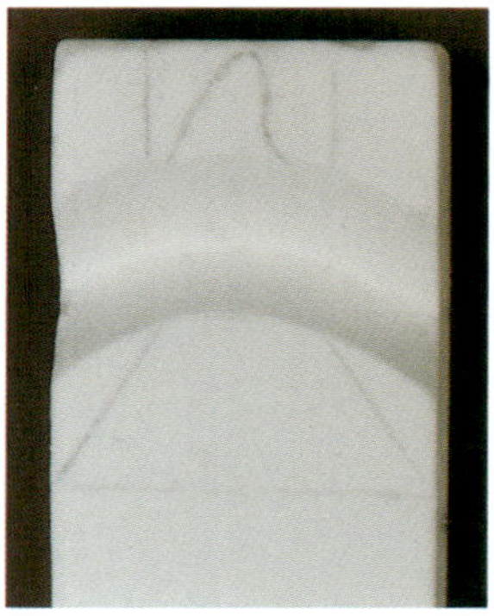

그림 9-2
근심면의 치경연을 중심으로 V자로 삭제하여 치경연을 형성한다.

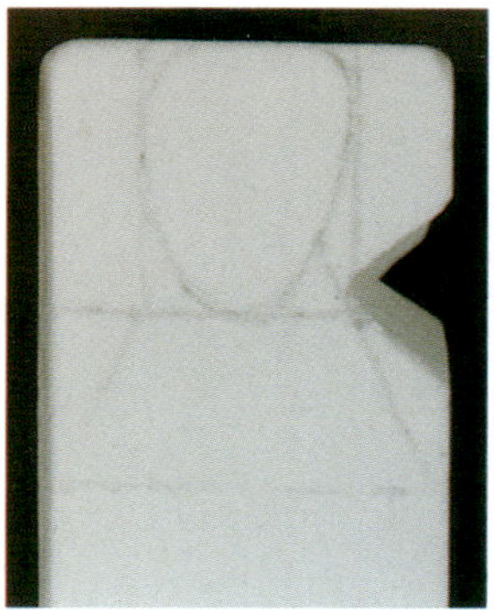

그림 9-3
삭제한 후 순면의 형태

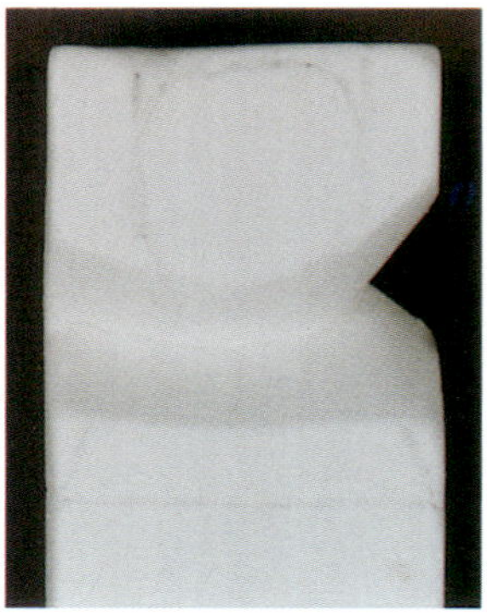

그림 9-4
순면의 치경연을 중심으로 V자로 삭제하여 치경연을 형성한다.

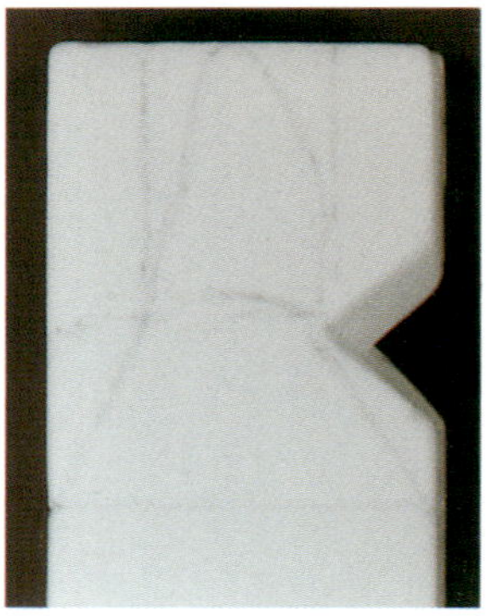

그림 9-5
삭제한 후 원심면의 형태

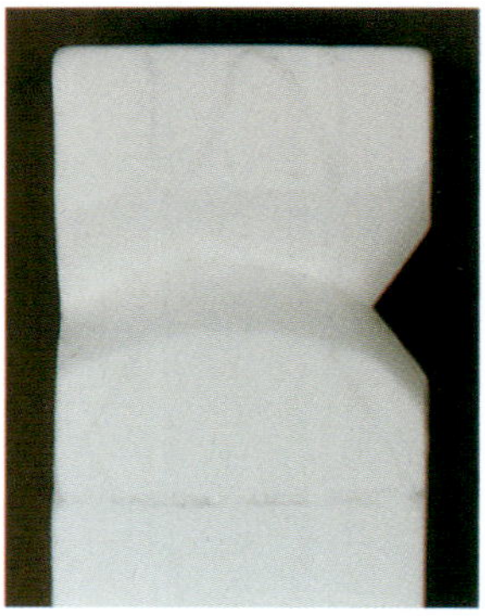

그림 9-6
원심면의 치경연을 중심으로 V자로 삭제하여 치경연을 형성한다.

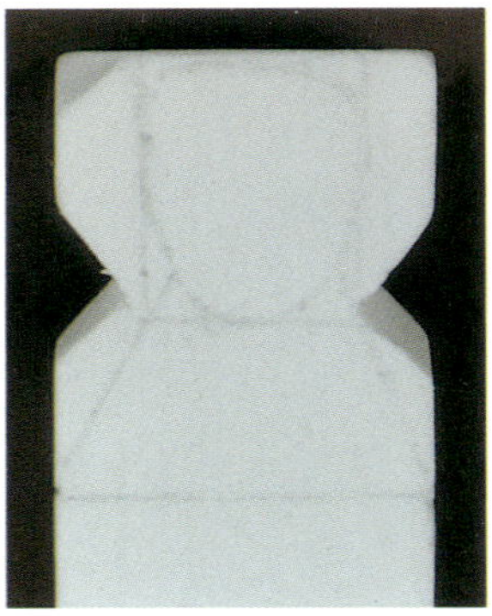

그림 9-7
삭제한 후 설면의 형태

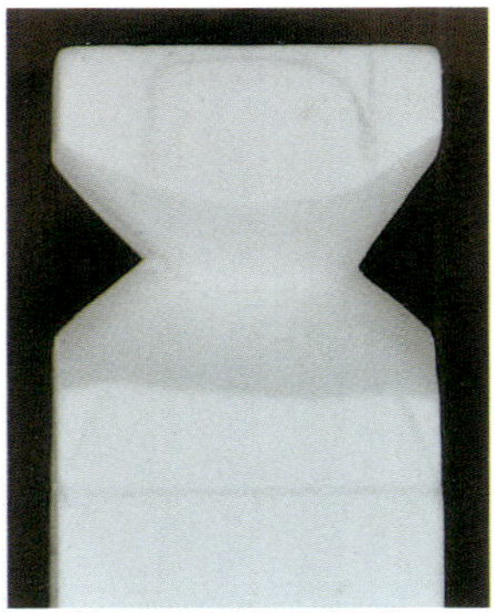

그림 9-8
설면의 치경연을 중심으로 V자로 삭제하여 치경연을 형성한다.

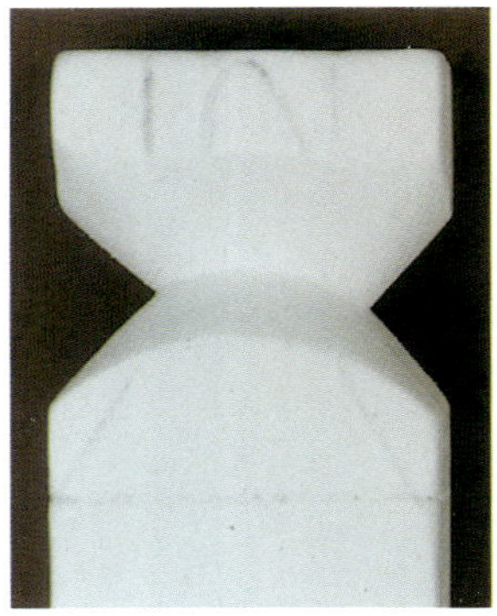

그림 9-9
삭제한 후 원심면의 형태

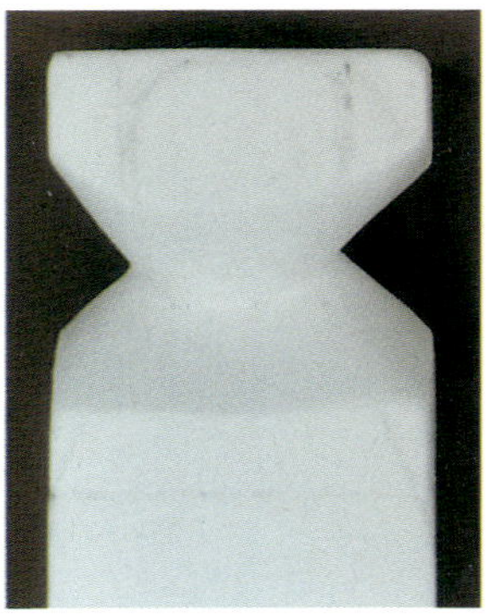

그림 9-10
순면의 외형을 중심으로 삭제한다.

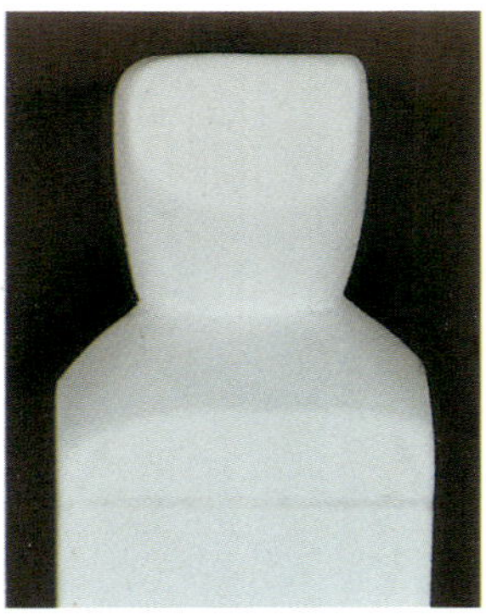

그림 9-11
삭제한 후 순면의 형태

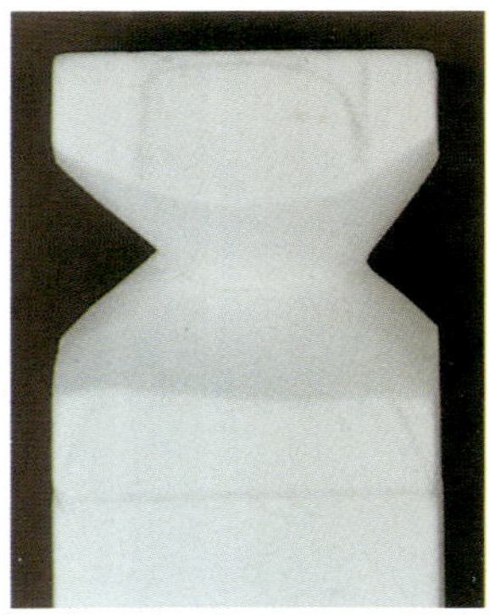

그림 9-12
설면의 외형을 중심으로 삭제한다.

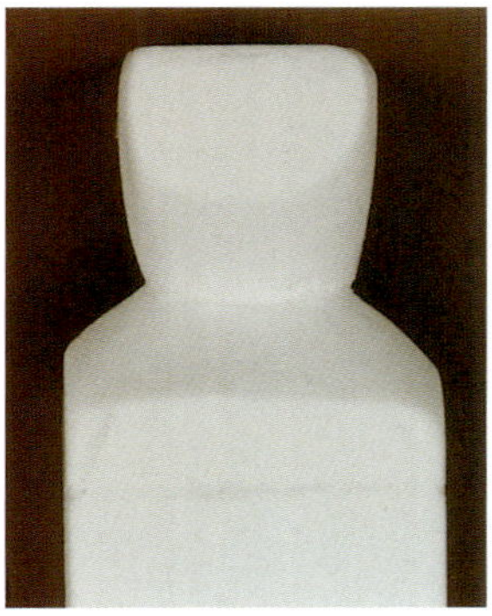

▌그림 9-13
삭제한 후 설면의 형태

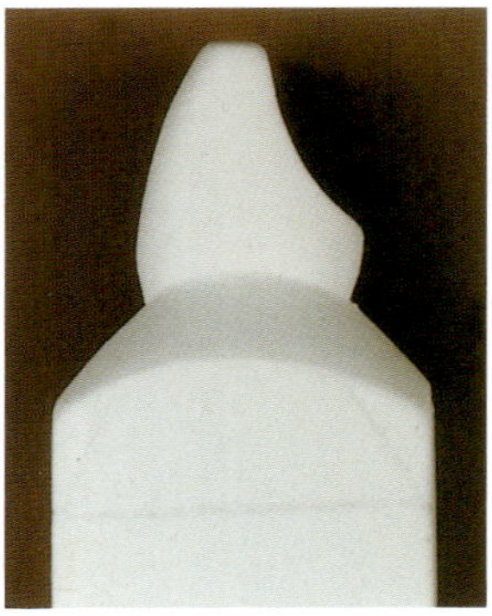

▌그림 9-14
근심면의 외형을 머리속에 그리며 삭제한 후 근심면의 형태

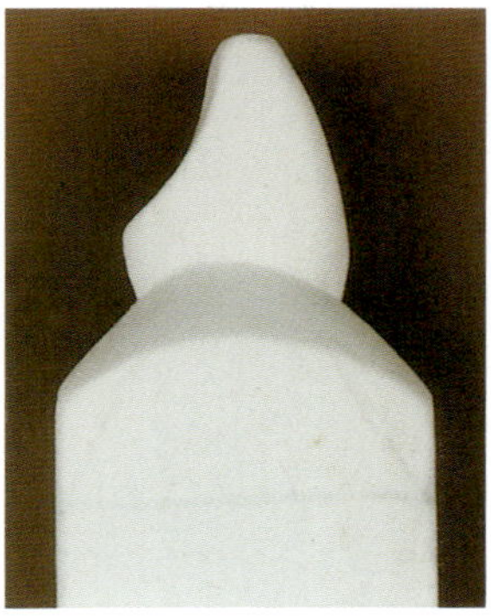

▌그림 9-15
원심면의 외형을 머리속에 그리며 삭제한 후 원심면의 형태

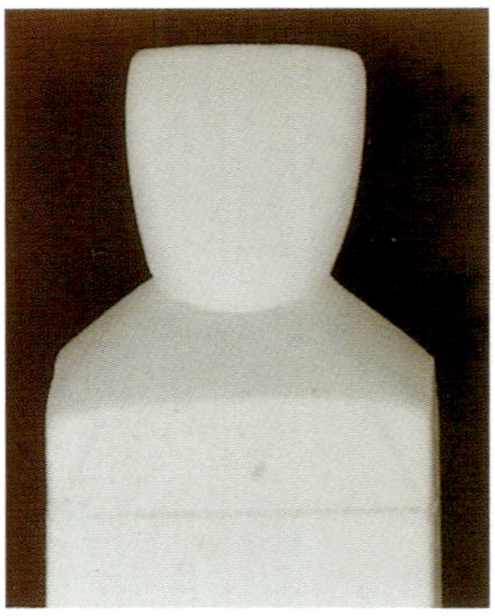

▌그림 9-16
인접면을 삭제한 후 순면의 형태

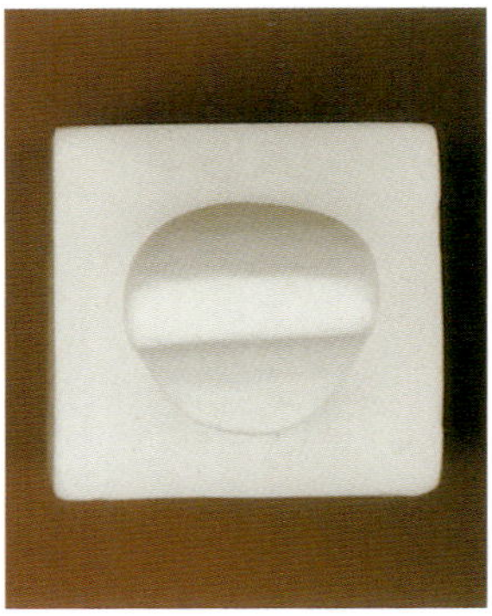

▌그림 9-17
전체적인 외형이 형성되면 치관의 길이, 근원심폭, 순설의 폭을 확인한다.

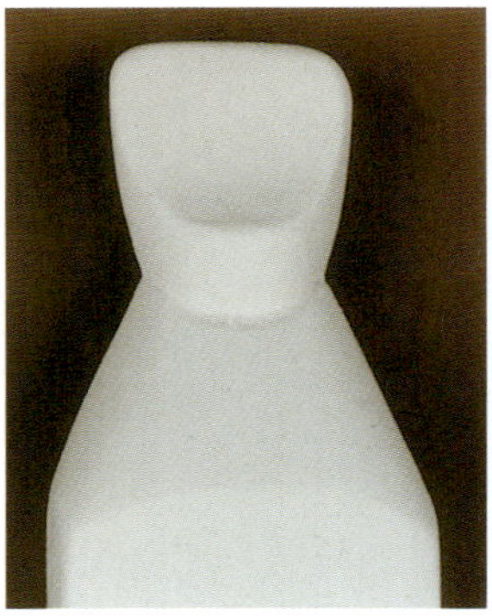

▌그림 9-18
각 치면의 남겨둔 부분을 삭제하여 둥글게 한 다음 각 치면을 다듬어 완성한다.

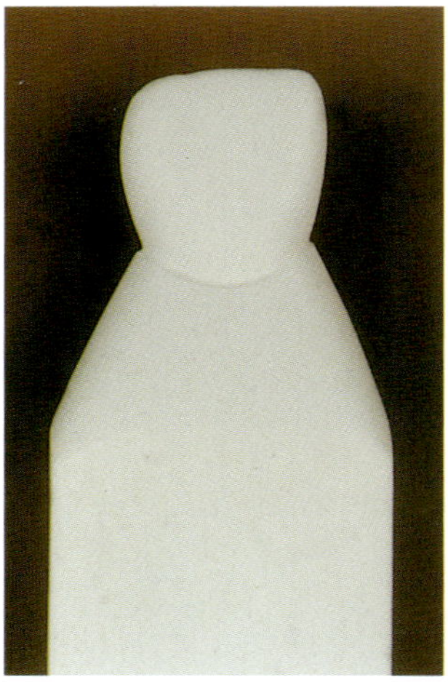

순면

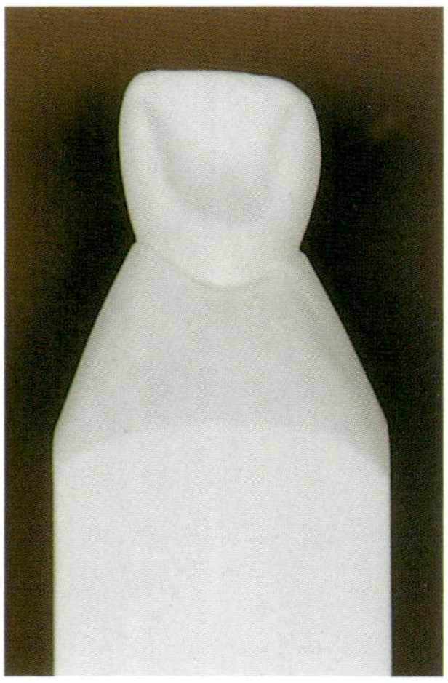

설면

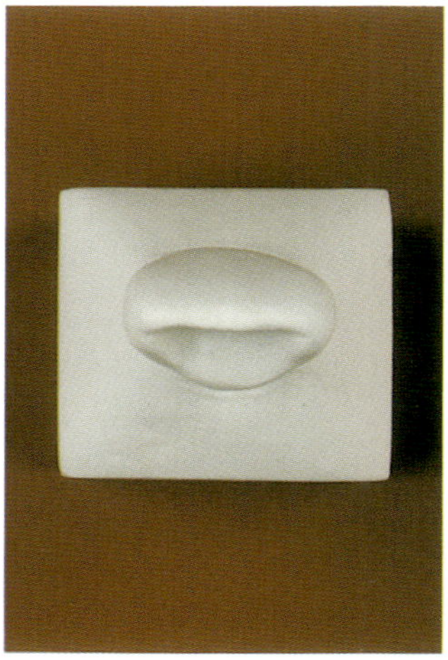

절단

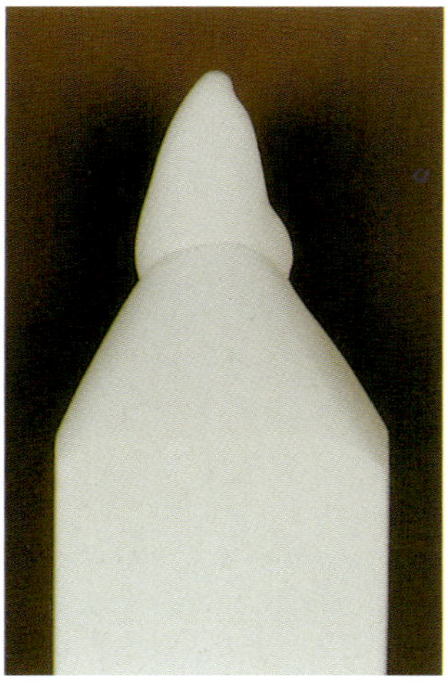

근심면

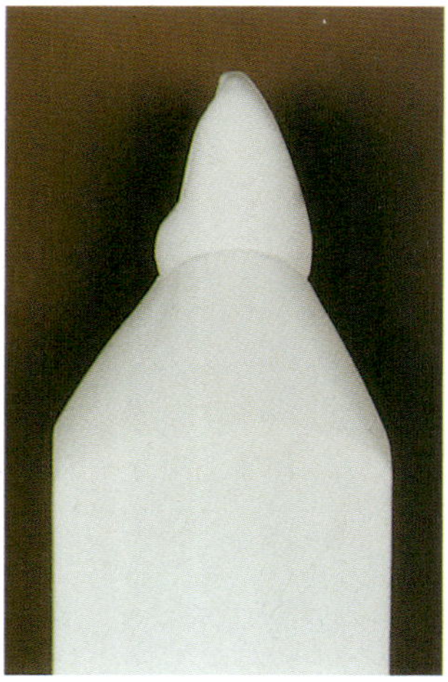

원심면

그림 9-19 상악 좌측 중절치(완성)

(B) 구치

(1) 근심면에 그려져 있는 외형
(2) 근심면의 치경연을 중심으로 V자로 삭제하여 치경연을 형성한다.
(3) 삭제한 후 협면의 형태
(4) 협면의 치경연을 중심으로 V자로 삭제하여 치경연을 형성한다.
(5) 삭제한 후 원심면의 형태
(6) 원심면의 치경연을 중심으로 V자로 삭제하여 치경연을 형성한다.
(7) 삭제한 후 설면의 형태
(8) 설면의 치경연을 중심으로 V자로 삭제하여 치경연을 형성한다.
(9) 삭제한 후 협면의 형태
(10) 삭제한 후 근심면의 형태
(11) 교합측에서 근심측으로 삭제한다.
(12) 삭제한 후 근심면의 형태
(13) 삭제한 후 설면의 형태
(14) 삭제한 후 원심면의 형태
(15) 교합측에서 협측으로 삭제한다.
(16) 삭제한 후 원심면의 형태
(17) 교합측에서 원심측으로 삭제한다.
(18) 삭제한 후 설면의 형태
(19) 교합측에서 설측으로 삭제한다.
(20) 삭제한 후 원심면의 형태
(21) 협설면에서 근원심 교합연과 풍융부를 형성한다.(근심면)
(22) 협설면에서 근원심 교합연과 풍융부를 형성한다.(원심면)
(23) 풍융부를 형성한 후 협면의 형태
(24) 교합면에서의 형태(치관의 길이, 근원심폭, 협설의 폭을 확인)
(25) 교합면에 융선과 발육구를 중심으로 전체적인 윤곽을 형성한다.
(26) 각 치면의 남겨둔 부분을 삭제하여 둥글게 한 다음 각 치면을 다듬어 완성한다.

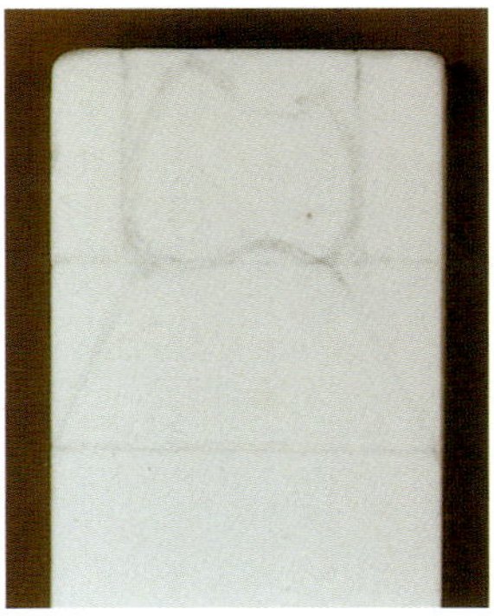

▮그림 10-1
근심면에 그려져 있는 외형

▮그림 10-2
근심면의 치경연을 중심으로 V자로 삭제하여 치경연을 형성한다.

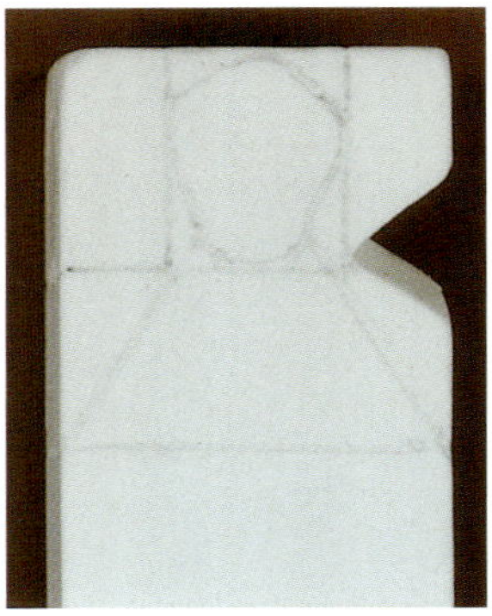

▮그림 10-3
삭제한 후 협면의 형태

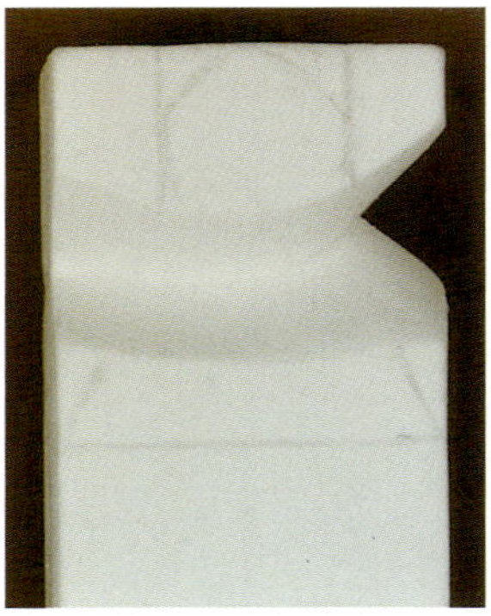

▮그림 10-4
협면의 치경연을 중심으로 V자로 삭제하여 치경연을 형성한다.

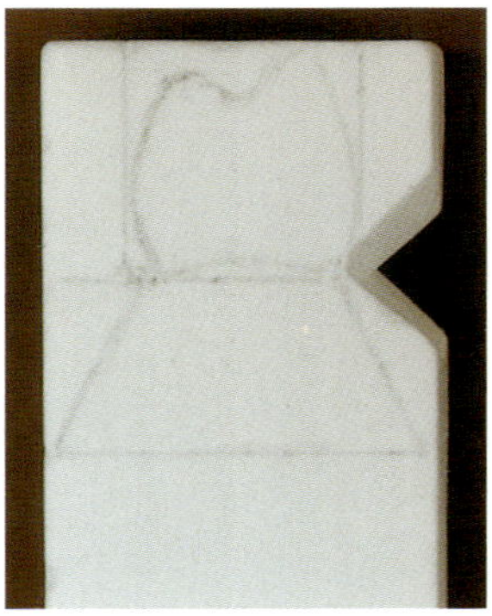

▮그림 10-5
삭제한 후 원심면의 형태

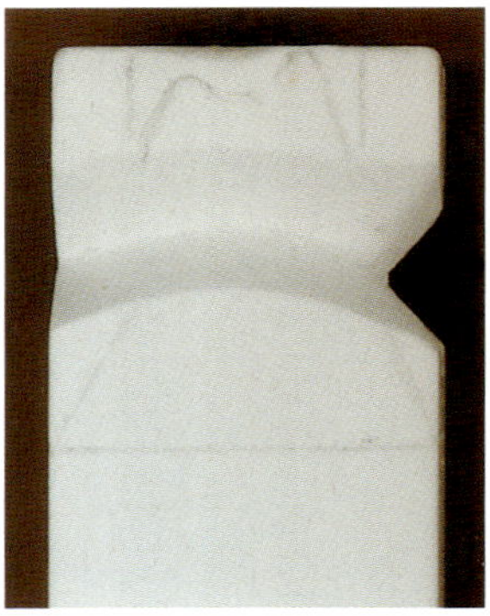

▮그림 10-6
원심면의 치경연을 중심으로 V자로 삭제하여 치경연을 형성한다.

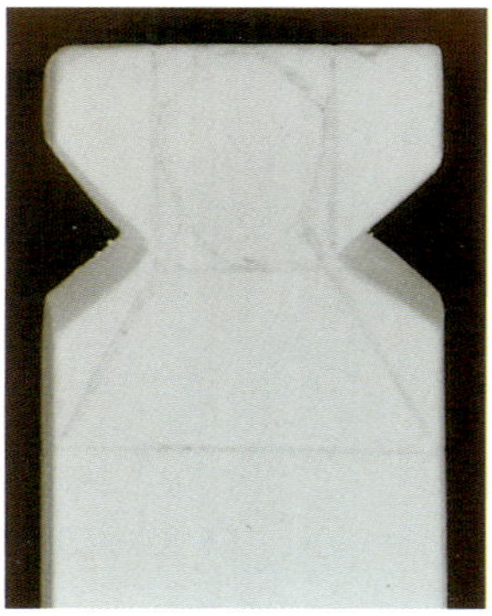

▌그림 10-7
삭제한 후 설면의 형태

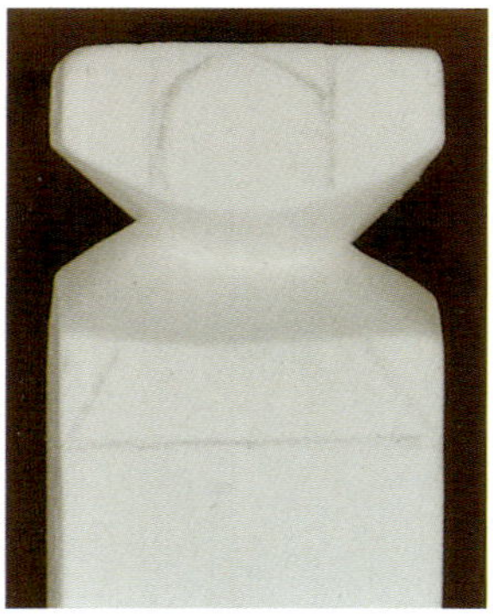

▌그림 10-8
설면의 치경연을 중심으로 V자로 삭제하여 치경연을 형성한다.

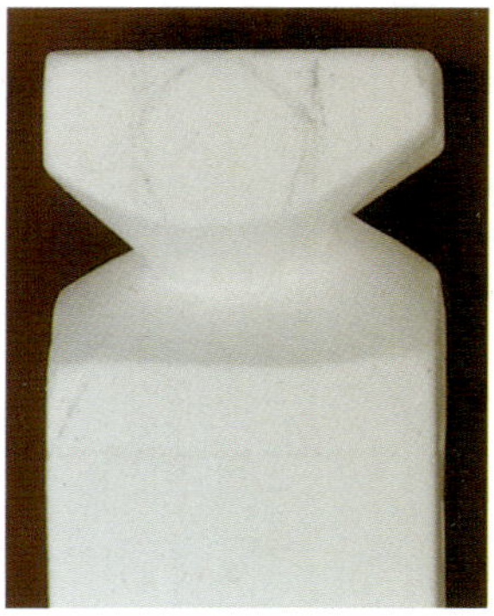

▌그림 10-9
삭제한 후 협면의 형태

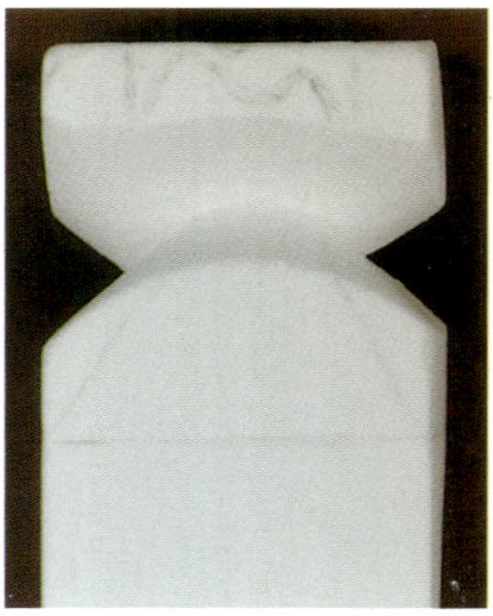

▌그림 10-10
삭제한 후 근심면의 형태

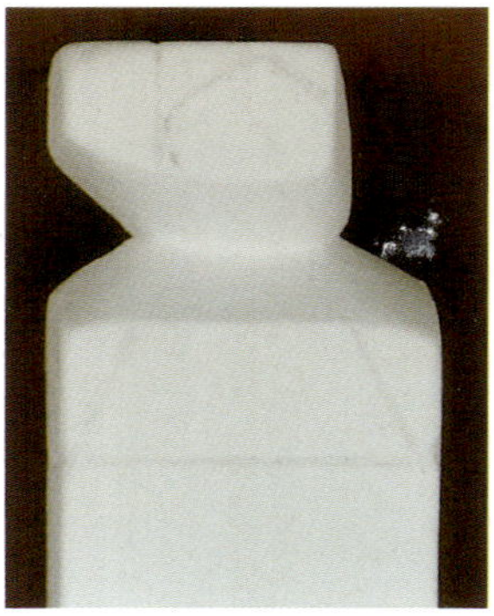

▌그림 10-11
교합측에서 근심측으로 삭제한다.

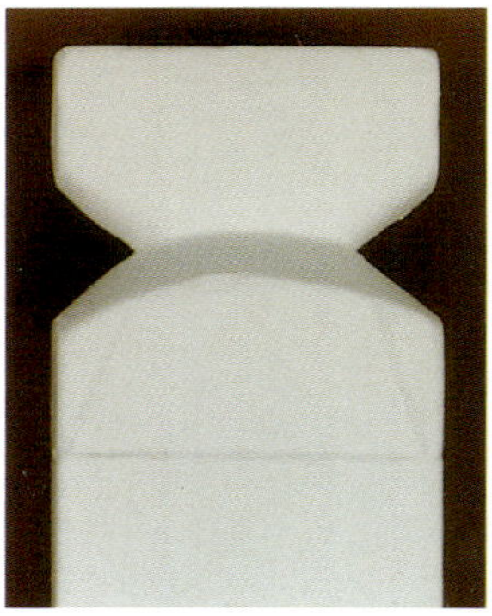

▌그림 10-12
삭제한 후 근심면의 형태

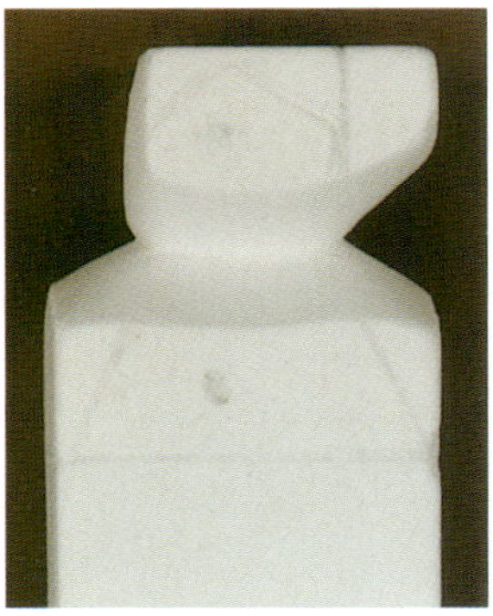

▮ 그림 10-13
삭제한 후 설면의 형태

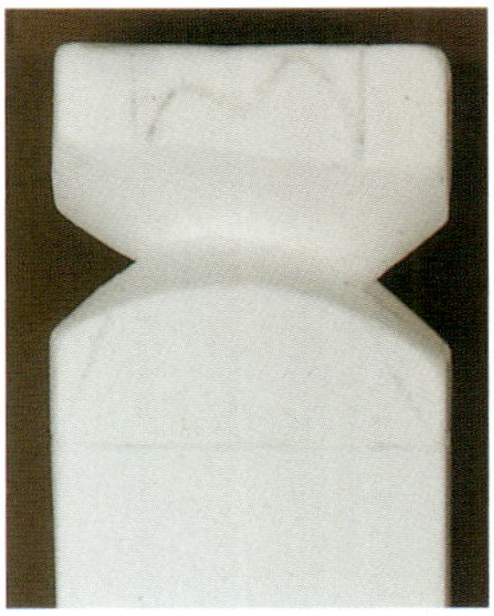

▮ 그림 10-14
삭제한 후 원심면의 형태

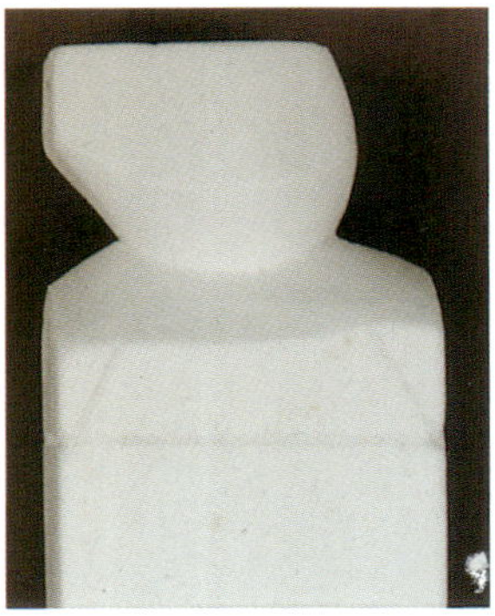

▮ 그림 10-15
교합측에서 협측으로 삭제 한다.

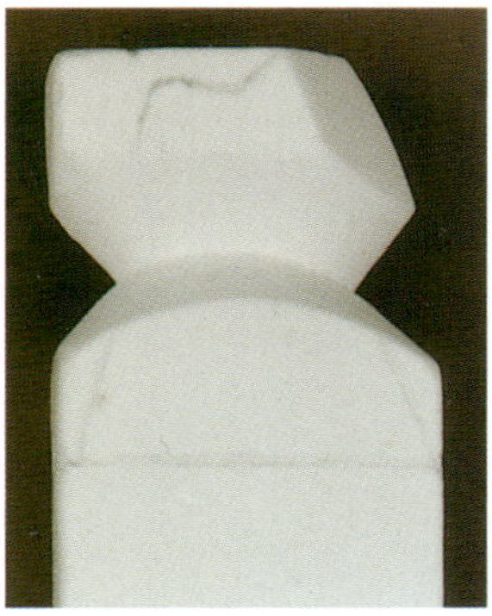

▮ 그림 10-16
삭제한 후 원심면의 형태

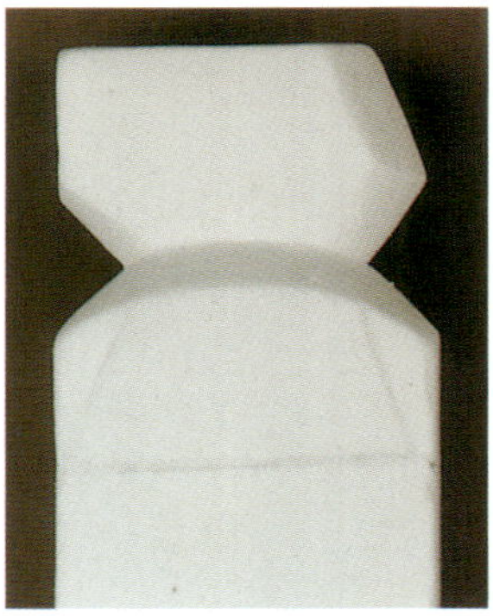

▮ 그림 10-17
교합측에서 원심측으로 삭제 한다.

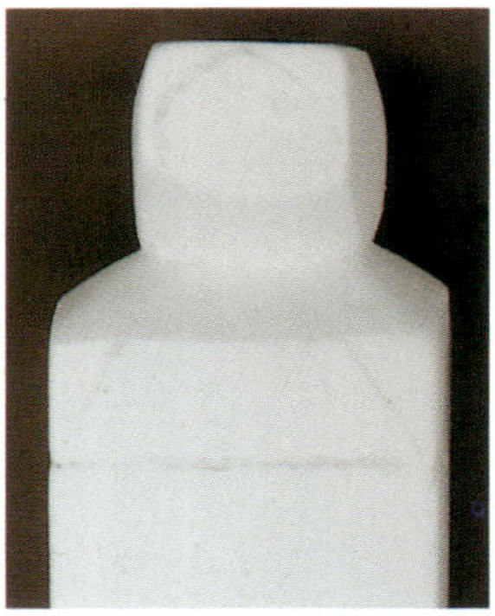

▮ 그림 10-18
삭제한 후 설면의 형태

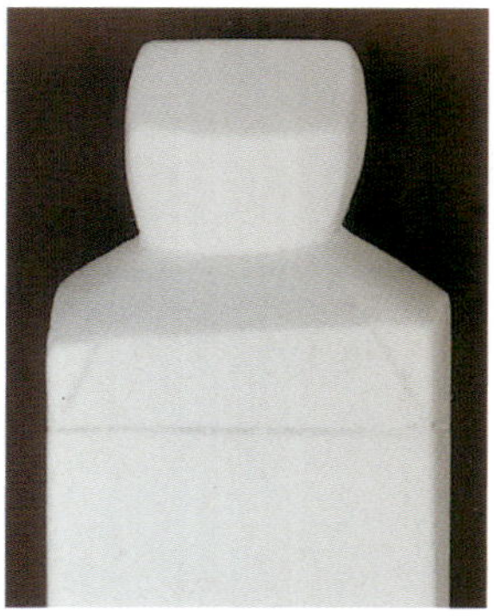

▮ 그림 10-19
교합측에서 설측으로 삭제한 다.

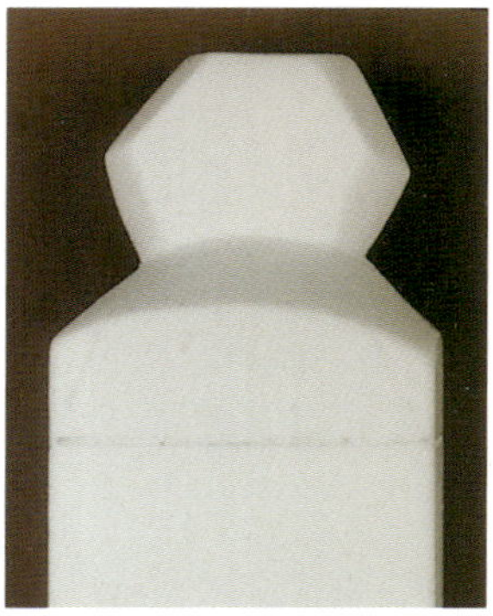

▮ 그림 10-20
삭제한 후 원심면의 형태

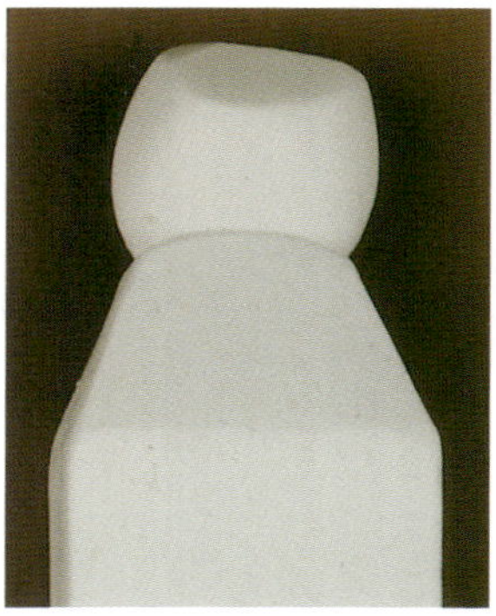

▮ 그림 10-21
협설면에서 근·원심교합연과 풍융부를 형성한다.(근심면)

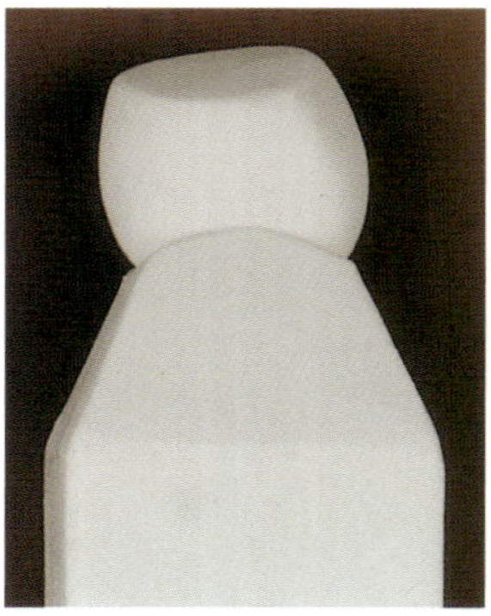

▮ 그림 10-22
협설면에서 근·원심교합연과 풍융부를 형성한다.(원심면)

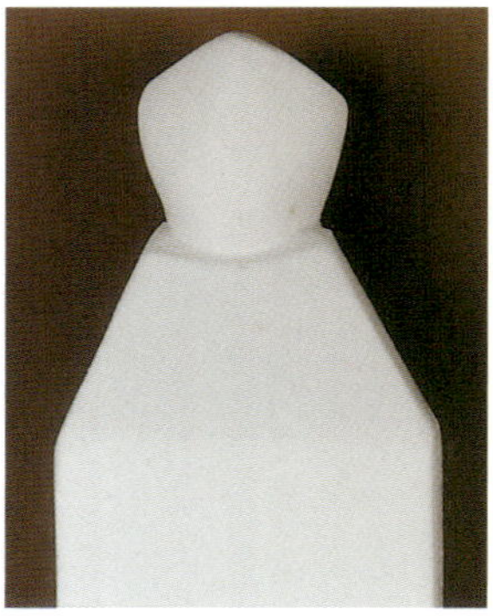

▮ 그림 10-23
풍융부를 형성한 후의 협면의 형태

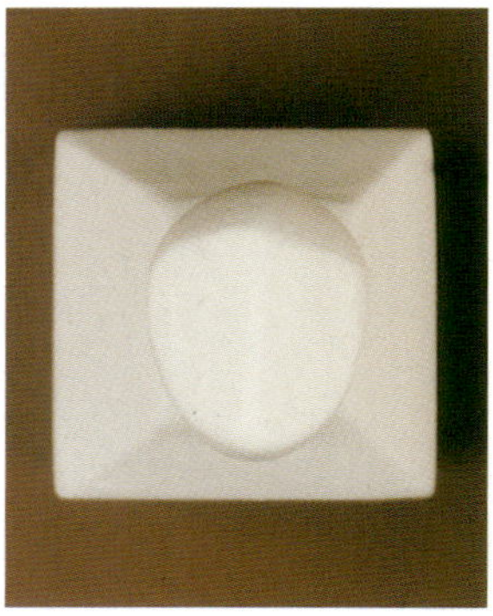

▮ 그림 10-24
교합면에서의 형태(치관의 길이, 근원심폭, 협설의 폭을 확인)

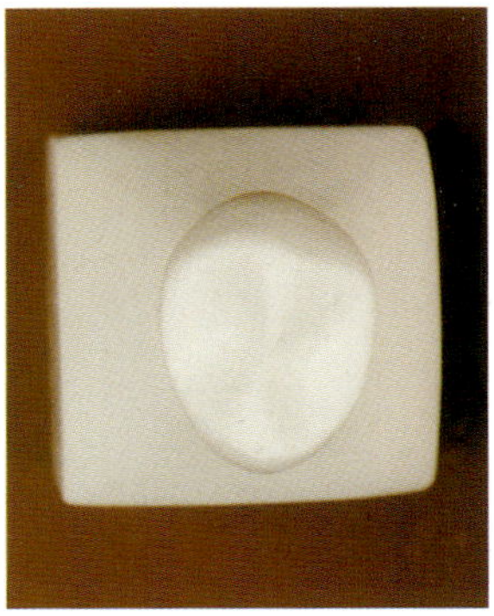

그림 10-25

교합면에 융선과 발육구를 중심으로 전체적인 윤곽을 형성한다.

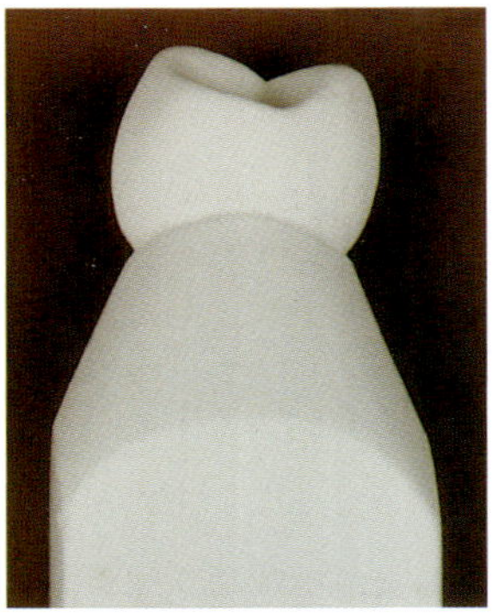

그림 10-26

각 치면의 남겨둔 부분을 삭제하여 둥글게 한 다음 각 치면을 다듬어 완성한다.

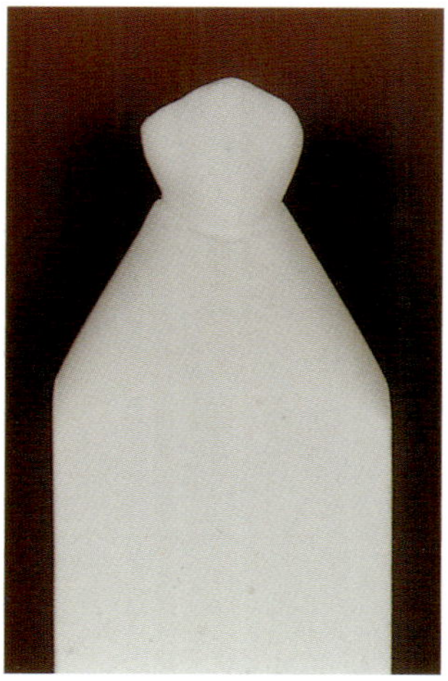

협면

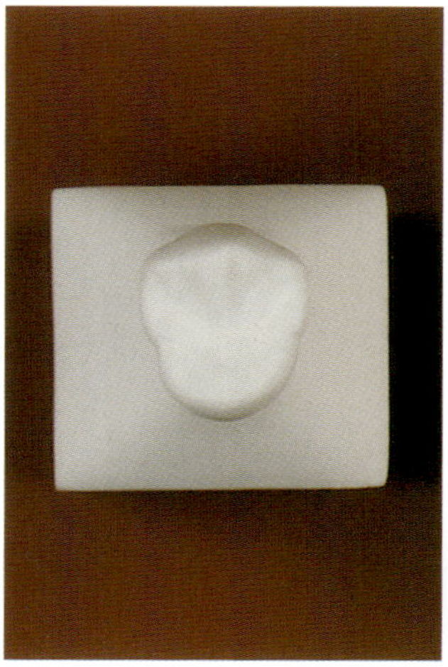

교합면

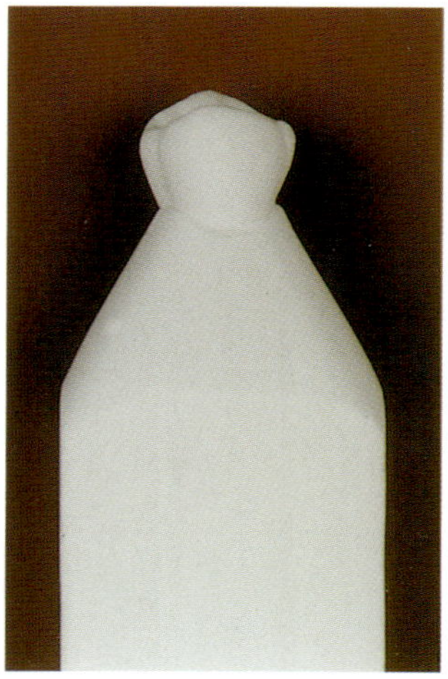

설면

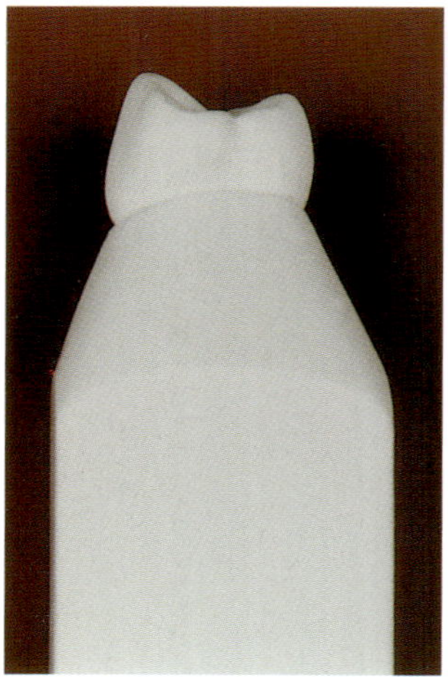

근심면

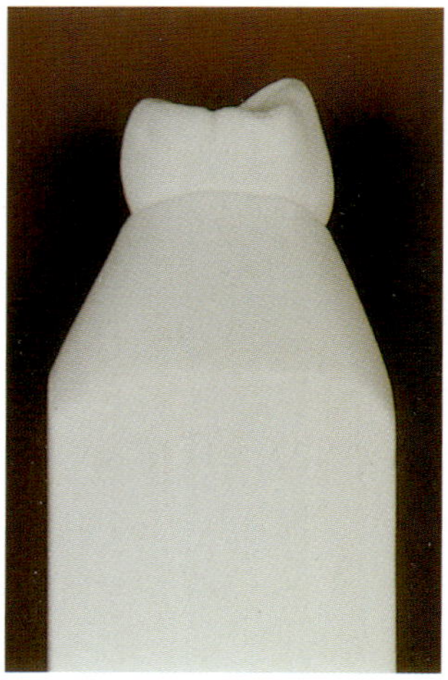

원심면

그림 10-27 상악 좌측 제1소구치(완성)

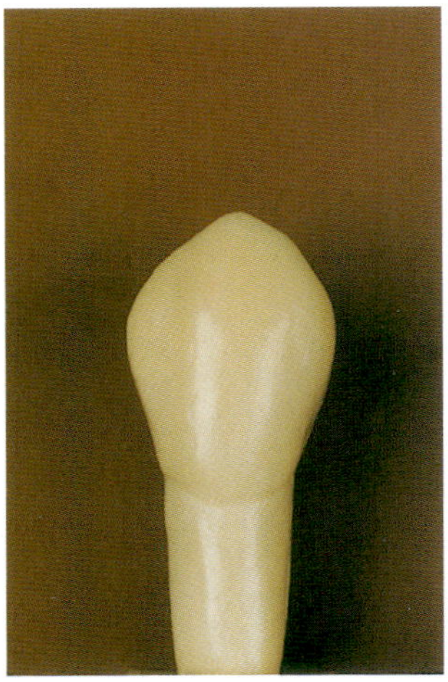

협면

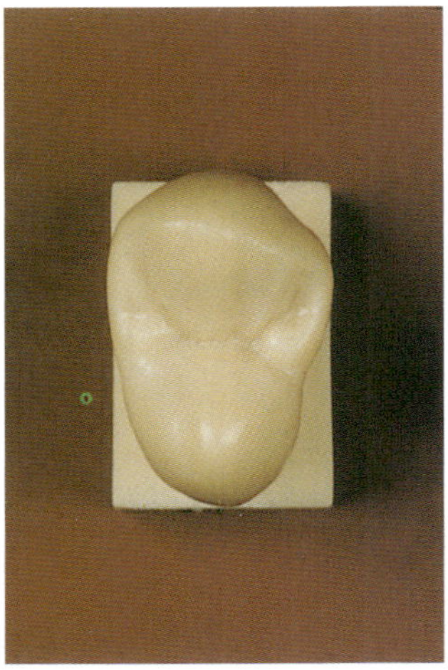

교합면

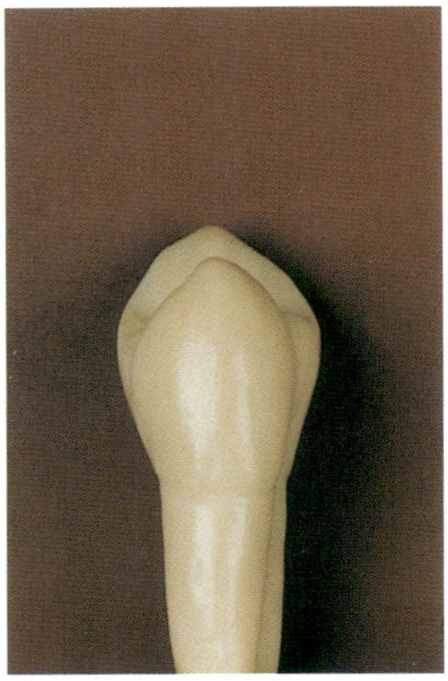

설면

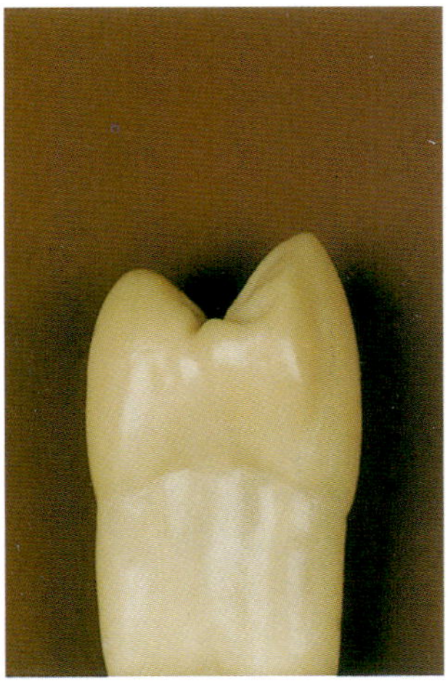

근심면

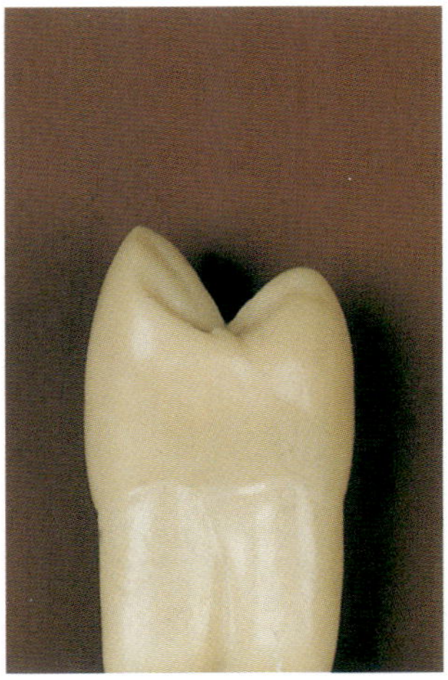

원심면

그림 10-28 상악 우측 제1소구치(모형)

7. 치아의 등분

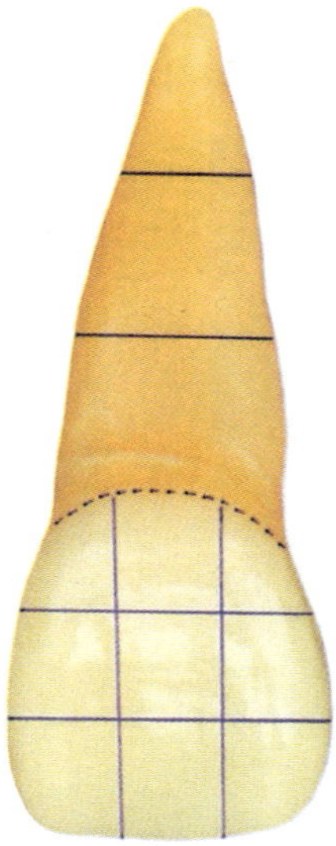

상악 중절치 순면

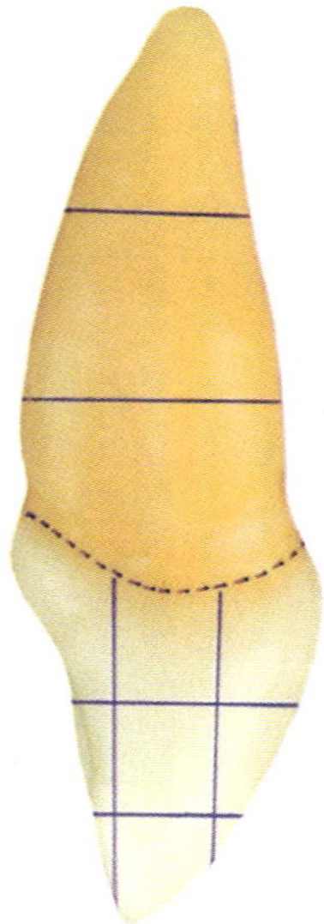

상악 중절치 근심면

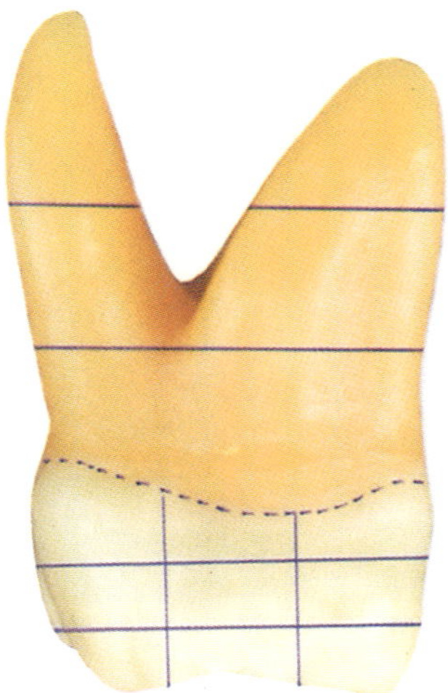

상악 제1대구치 근심면

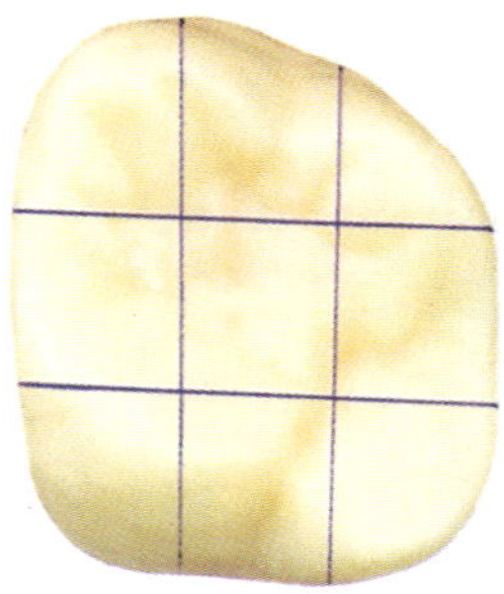

상악 제1대구치 교합면

그림 11 치아의 등분

8. 영구치의 평균치

(단위 : mm)

	치관길이	치근길이	치관의 근원심경	치경부 근원심경	치관의 순설경	치경부 순설경	근심치경 만곡	원심치경 만곡
상 악								
중 절 치	10.5	13.0	8.5	7.0	7.0	6.0	3.5	2.5
측 절 치	9.0	13.0	6.5	5.0	6.0	5.0	3.0	2.0
견 치	10.0	17.0	7.5	5.5	8.0	7.0	2.5	1.5
제1소구치	B 8.5 L 7.5	14.0	7.0	5.0	9.0	8.0	1.0	0.0
제2소구치	B 8.5 L 8.0	14.0	7.0	5.0	9.0	8.0	1.0	0.0
제1대구치	7.5	B 12 L 13 11.5	10.0	8.0	11.0	10.0	1.0	0.0
제2대구치	7.0	B 11 L 12 11	9.0	7.0	11.0	10.0	1.0	0.0
제3대구치	6.5	11.0	8.5	6.5	10.0	9.5	1.0	0.0
하 악								
중 절 치	9.0*	12.5	5.0	3.5	6.0	5.3	3.0	2.0
측 절 치	9.0*	14.0	5.0	4.0	6.5	5.8	3.0	2.0
견 치	11.0	16.0	7.0	5.5	7.5	7.0	2.5	1.0
제1소구치	B 8.5 L 5.5	14.0	7.0	5.0	7.5	6.5	1.0	0.0
제2소구치	B 8.0 L 7.0 6.5	14.5	7.0	5.0	8.0	7.0	1.0	0.0
제1대구치	7.5	14.0	11.0	9.0	10.5	9.0	1.0	0.0
제2대구치	7.0	13.0	10.5	8.0	10.0	9.0	1.0	0.0
제3대구치	7.0	11.0	10.0	7.5	9.5	9.0	1.0	0.0

* 치관길이에서 순측보다 설측이 0.5mm 더 길다.

각론편

I 절치(Incisor)

1. 상악 중절치(Maxillary central incisor)

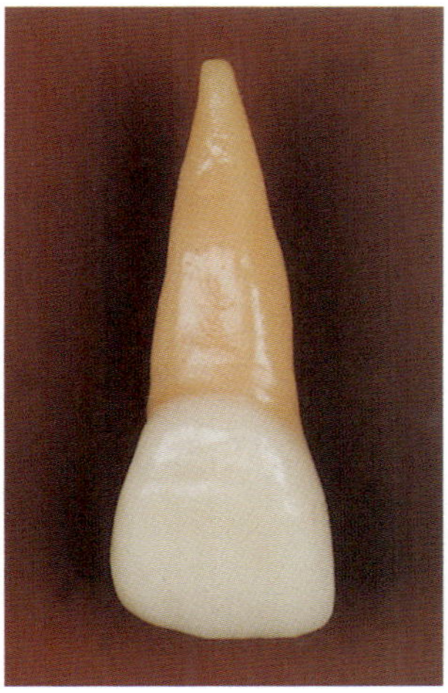

순면

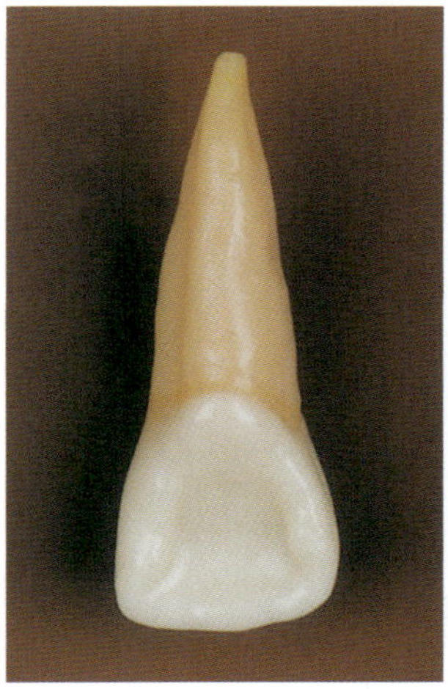

설면

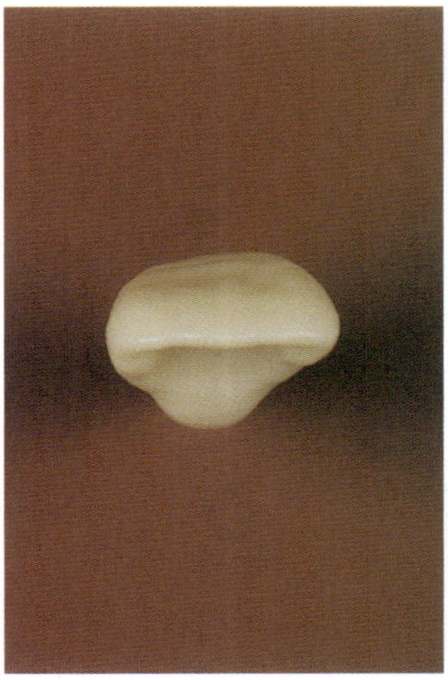

절단

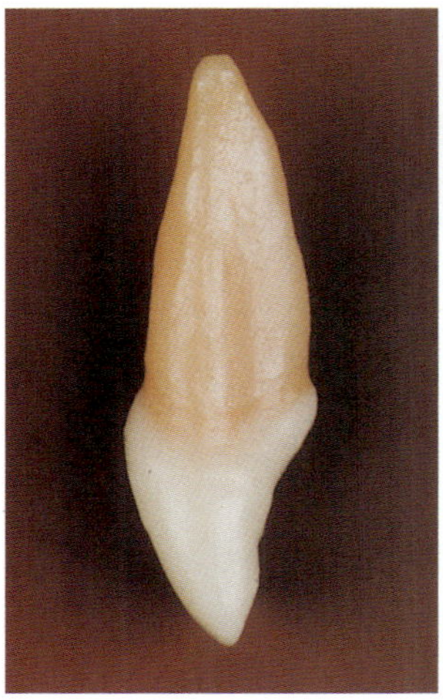

근심면

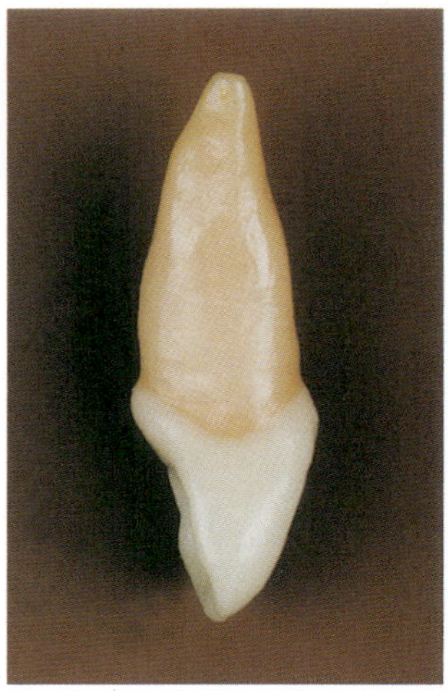

원심면

그림 1-1 상악 우측 중절치

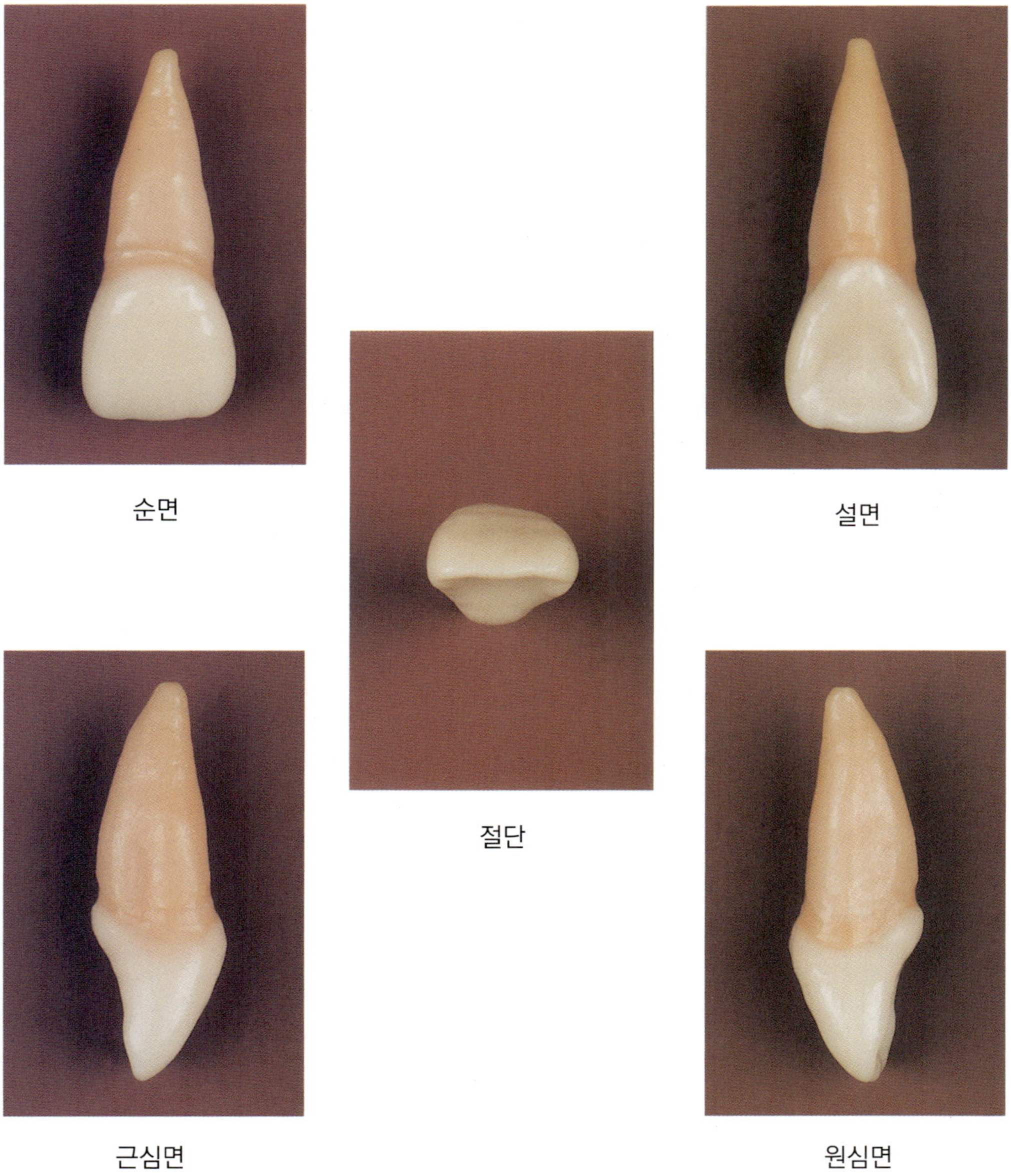

그림 1-2 **상악 좌측 중절치**

1) 이론의 요약

(1) 순면(Labial surface)

순면의 외형은 절단부에서의 근원심폭은 넓으나 치경부로 갈수록 그 폭은 좁아지는 부정장방형이다.

절단연은 거의 수평이나 근심에서 원심으로 가면서 약간 경사져 있으며 절단연과 근원심연 사이에 만들어지는 근심우각은 예각이고 원심우각은 둔각을 나타낸다. 근심연은 길고 직선적이며 원심연은 짧고 곡선적이다.

치경연은 치근을 향해 만곡되어 있으며 그 만곡의 정점은 원심측으로 약간 치우쳐져 있다.

순면은 2개의 순면구에 의해 3개의 순면융선을 나타내며 그 중에서 중앙순면융선의 발육이 양호하다.

(2) 설면(Lingual surface)

설면은 순측에서 설측으로 좁아져 치경부에서는 좁은 V자 형태를 나타낸다. 근심변연융선은 길고 직선적이나 원심변연융선은 짧고 곡선적이다. 2개의 변연융선은 치경 1/3부위에서 만나 설면결절을 형성하며 이 결절의 정점은 약간 원심에 위치한다.

2개의 변연융선과 설면결절에 의해 만들어지는 함몰부를 설면와라 한다.

(3) 접촉면(Contact surface)

근원심면은 치경연을 저변으로 순측연과 설측연이 연결되어 절단을 정점으로 하는 긴 삼각형을 이룬다.

근심면은 넓고 평탄한 반면 원심면은 조금 작지만 풍융한 편이다.

근심면의 접촉점은 절단 1/3부위이며 원심면은 근심면보다 약간 낮은 절단 1/3부위와 중앙 1/3부위의 경계에 위치한다.

치경연은 근심면에서는 치경선 만곡이 3.5mm인데 비하여 원심면에서는 약 2.5mm로 나타나 근심면에서의 만곡이 원심면보다 강하게 나타나는 것을 알 수 있다.

(4) 절단(Incisal edge)

순면의 중앙융선을 중심으로 근심반부가 원심반부보다 넓고 약간 풍융하다. 절단은 순설의 거의 중앙에 위치하며 근심에서 수평으로 가다가 원심측에서는 원심설측으로 약간 경사져 있다.

근원심경이 순설경보다 더 크며 설면결절의 정점은 중앙보다 약간 원심측에 위치한다.

2) 도해

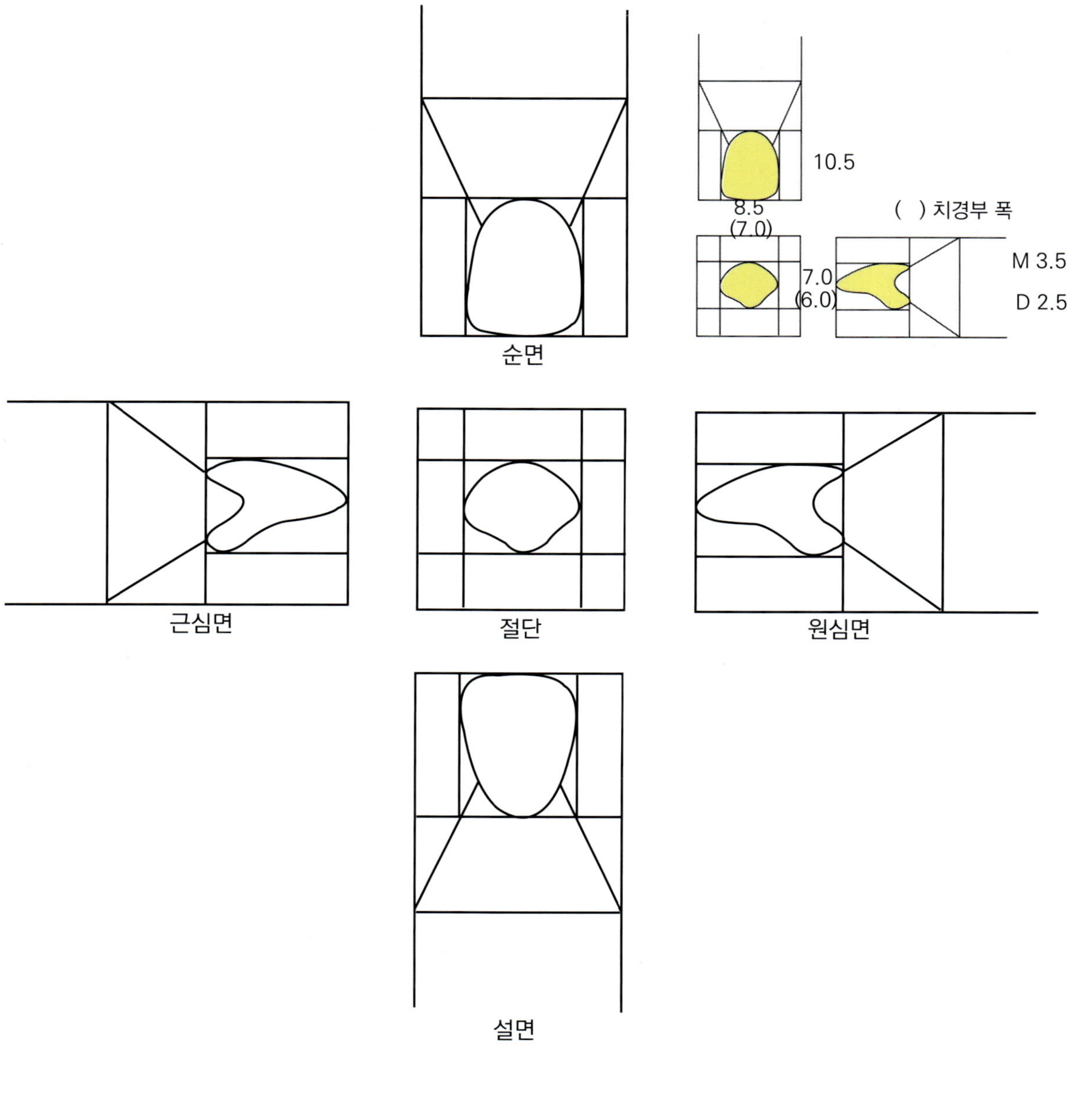

그림 1-3 **상악 좌측 중절치**

3) 조각 과정

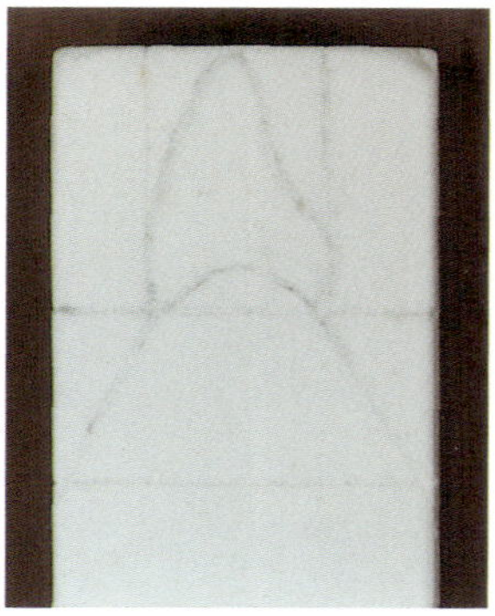

▌그림 1-4
근심면에 그려져 있는 외형

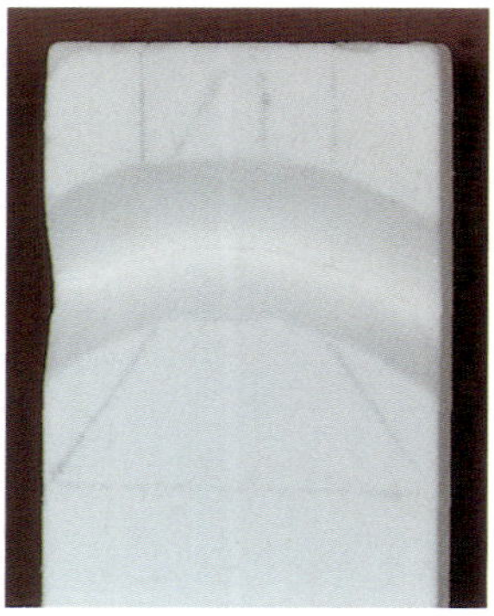

▌그림 1-5
근심면의 치경연을 중심으로 V자로 삭제하여 치경연을 형성한다.

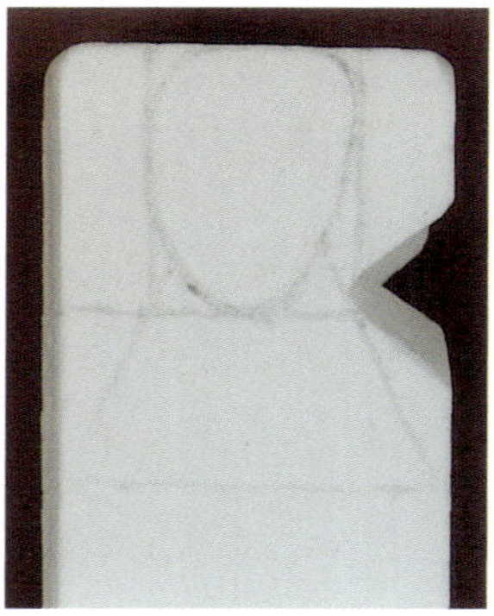

▌그림 1-6
삭제한 후 순면의 형태 그리고 근심면의 치경연 깊이

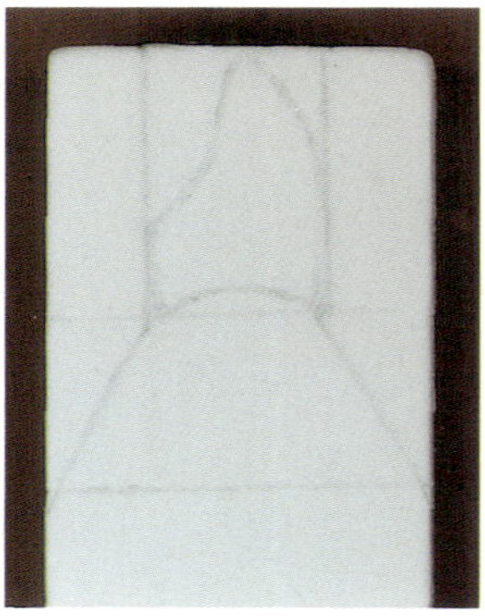

▌그림 1-7
원심면에 그려져 있는 외형

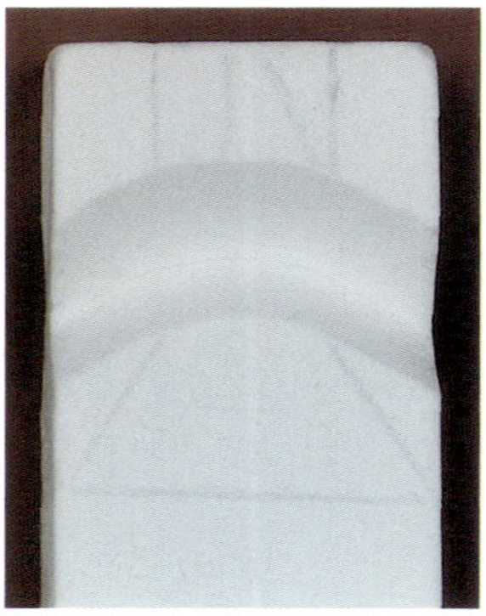

▌그림 1-8
원심면의 치경연을 중심으로 V자로 삭제하여 치경연을 형성한다.

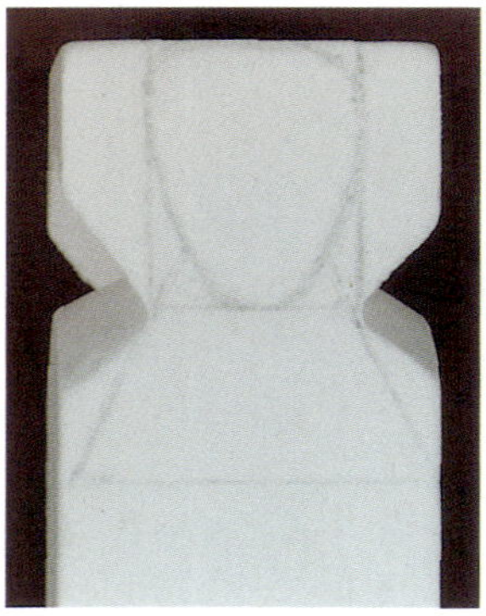

▌그림 1-9
삭제한 후 설면의 형태 그리고 원심면의 치경연 깊이

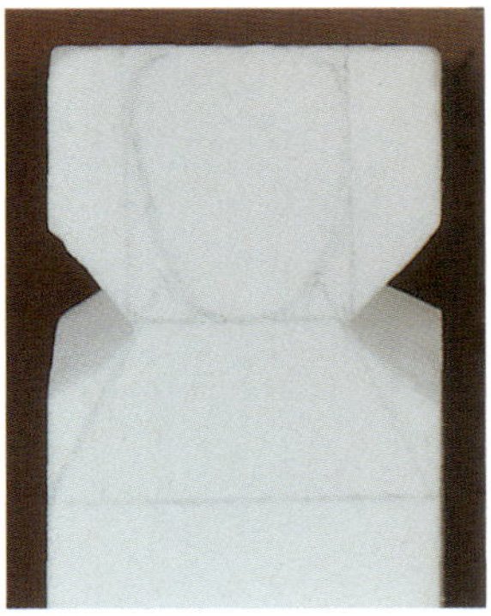

▌그림 1-10
순면의 외형을 중심으로 삭제 한다.

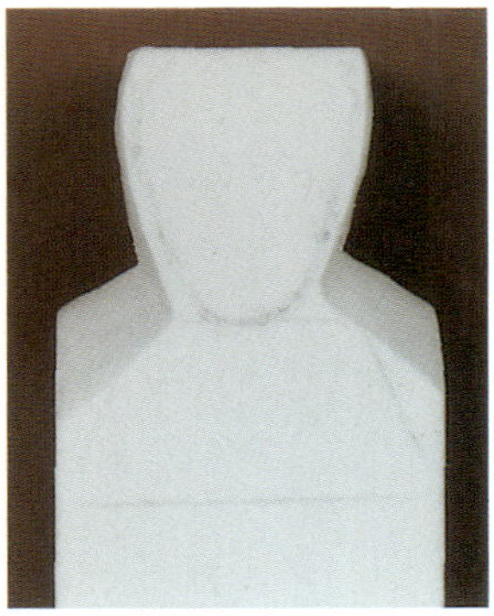

▌그림 1-11
삭제한 후 순면의 형태

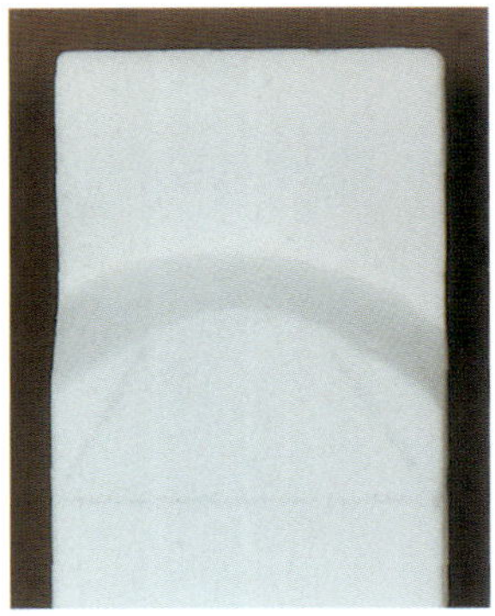

▌그림 1-12
삭제한 후 근심면의 형태

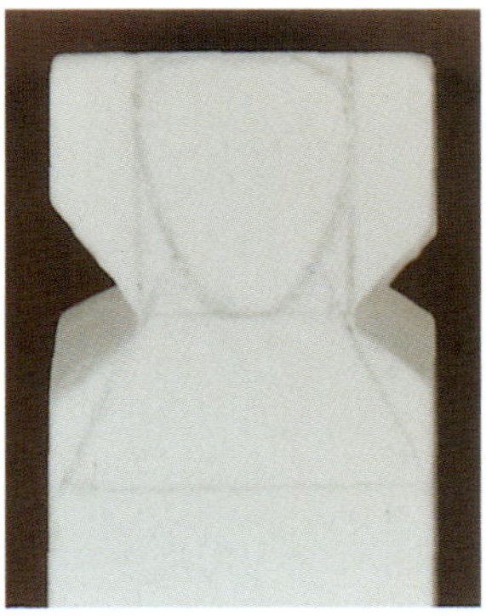

▌그림 1-13
설면의 외형을 중심으로 삭제 한다.

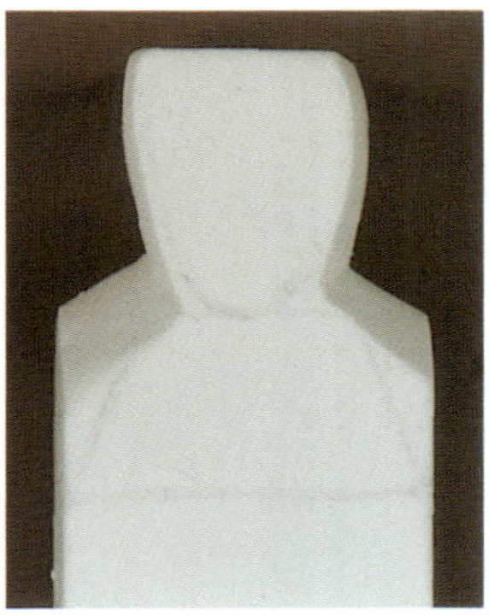

▌그림 1-14
삭제한 후 설면의 형태

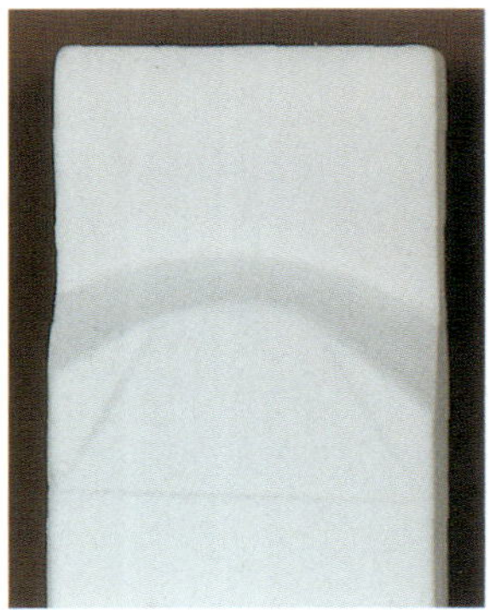

▌그림 1-15
삭제한 후 원심면의 형태

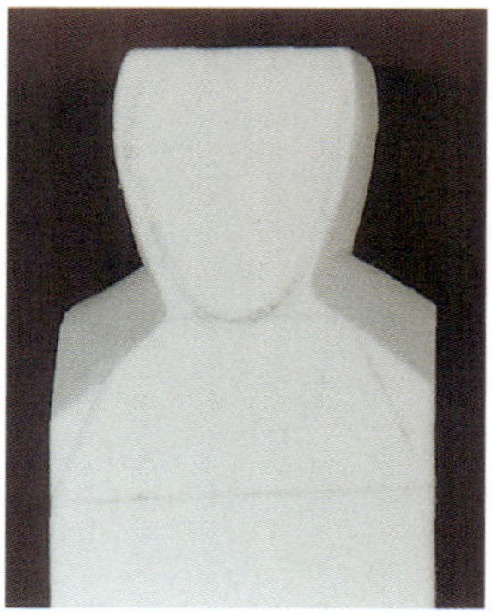

▌그림 1-16
순면의 치경연을 중심으로 V자로 삭제하여 치경연을 형성한다.

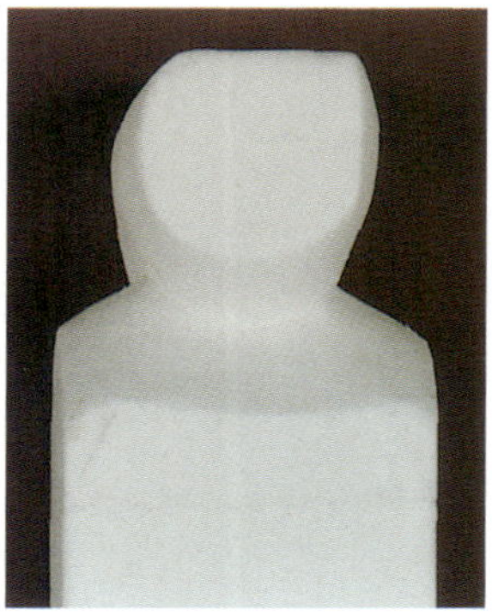

▌그림 1-17
삭제한 후 순면의 형태

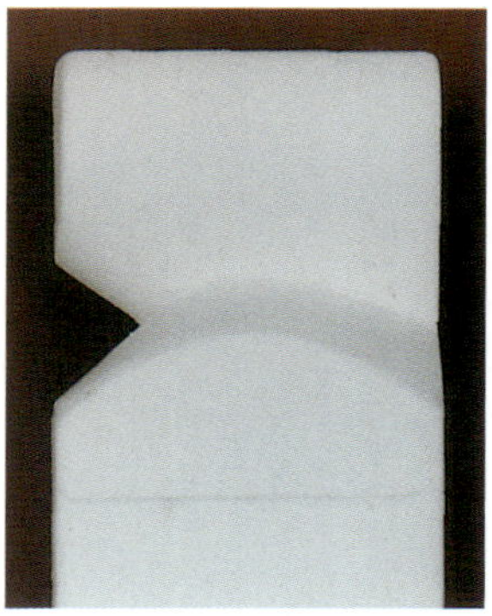

▌그림 1-18
삭제한 후 근심면의 형태 그리고 순면의 치경연 깊이

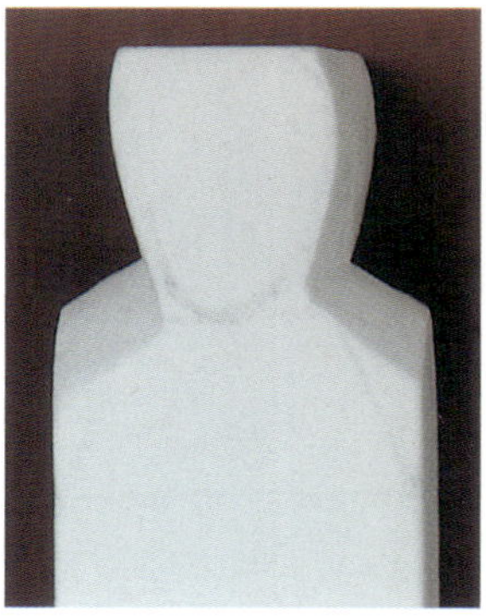

▌그림 1-19
설면의 치경연을 중심으로 V자로 삭제하여 치경연을 형성한다.

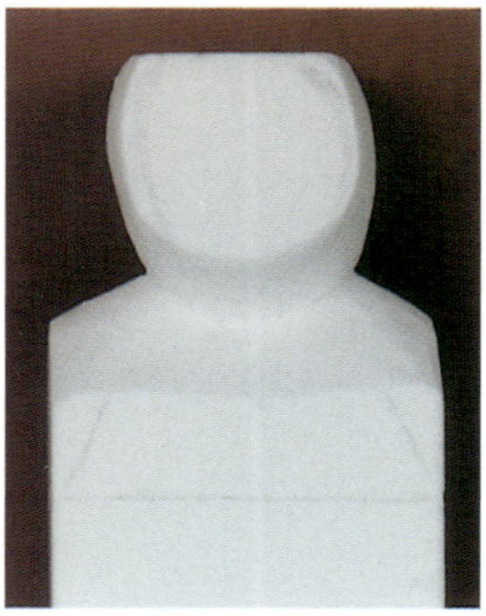

▌그림 1-20
삭제한 후 설면의 형태

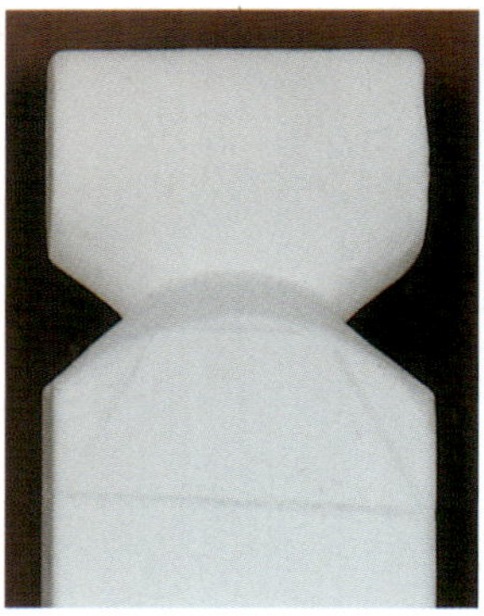

▌그림 1-21
삭제한 후 원심면의 형태 그리고 설면의 치경연 깊이

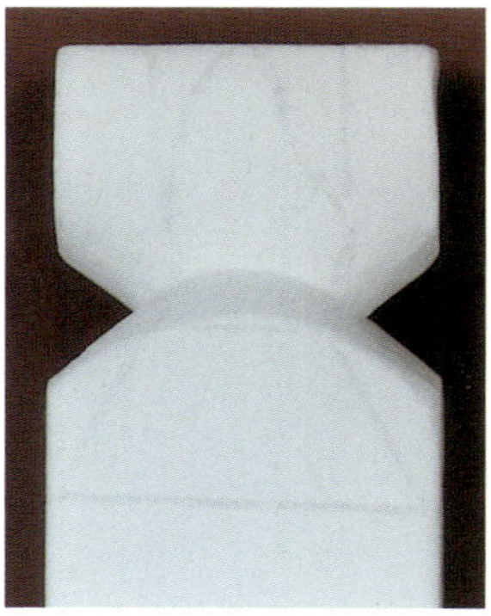

▌그림 1-22
절단에서 순설의 폭을 연장하여 순측연과 설측연을 다시 그린다.

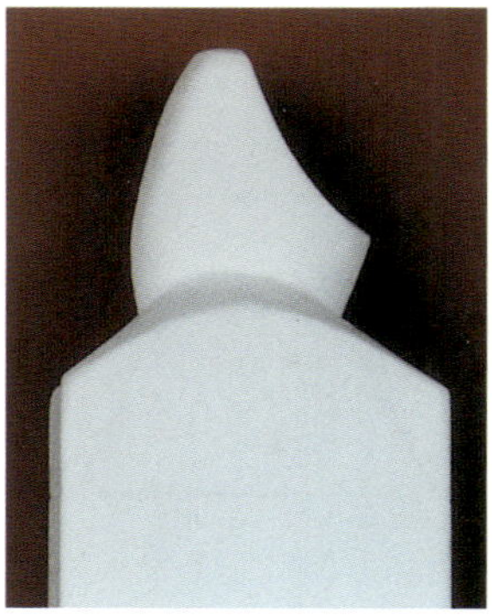

▌그림 1-23
삭제한 후 근심면의 형태

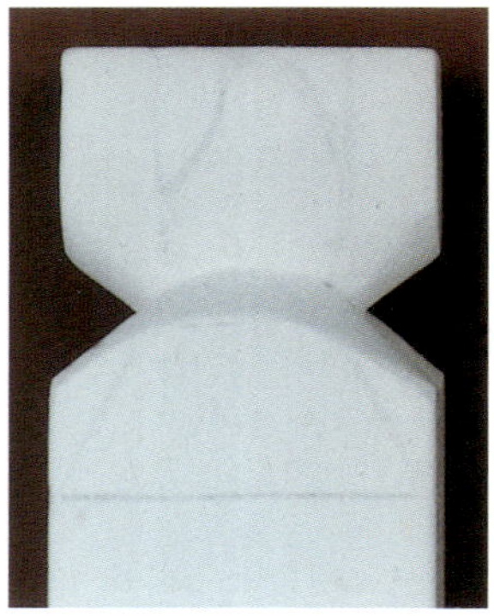

▌그림 1-24
절단에서 순설의 폭을 연장하여 순측연과 설측연을 다시 그린다.

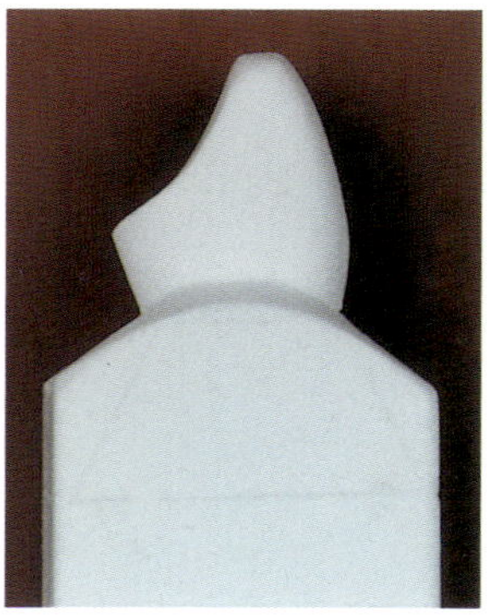

▌그림 1-25
삭제한 후 원심면의 형태

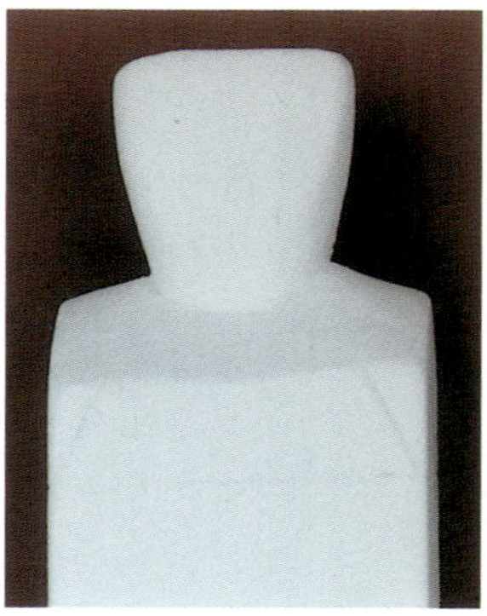

▌그림 1-26
전체적인 외형이 형성되면 치관의 길이 근원심폭, 순설의 폭을 확인한다.

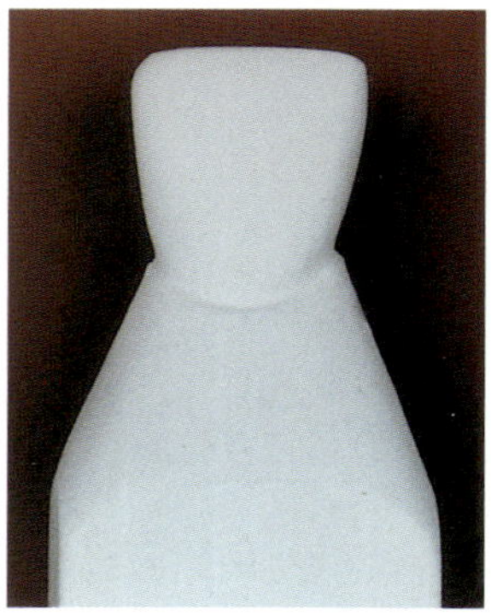

▌그림 1-27
각 치면의 남겨둔 부분을 삭제하여 둥글게 한 다음 각 치면을 다듬어 완성한다.

4) 완성

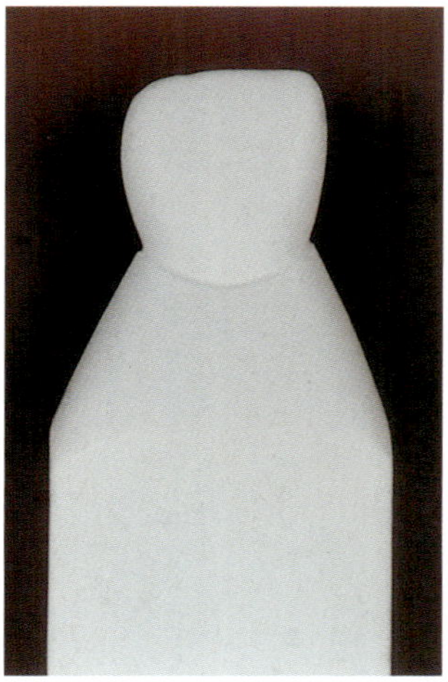

순면

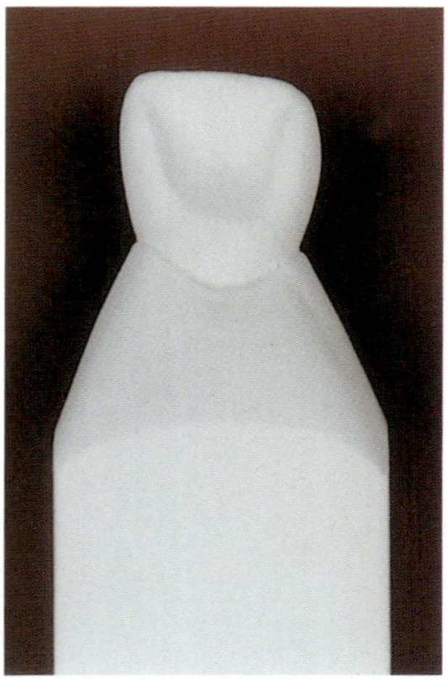

설면

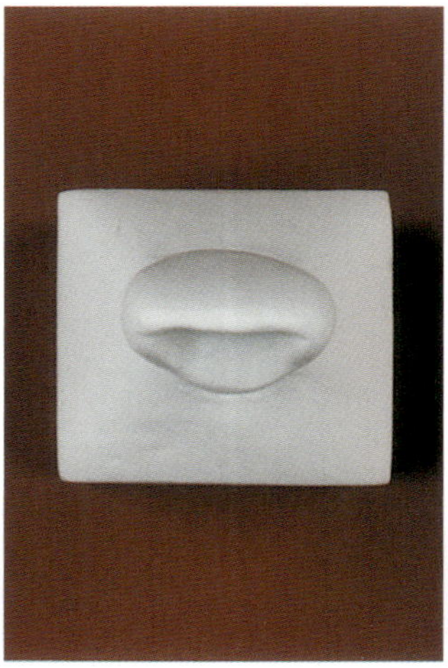

절단

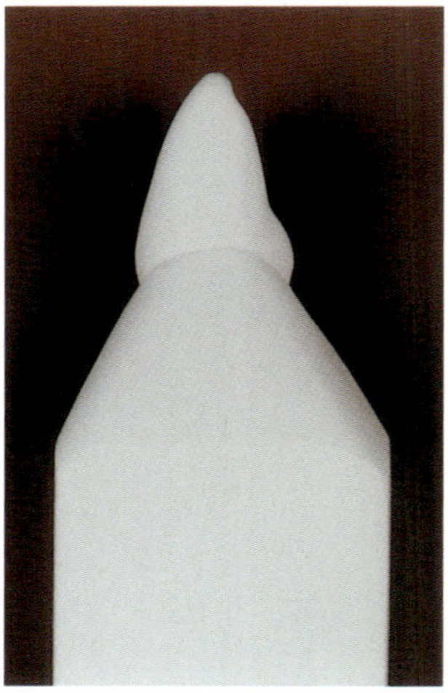

근심면

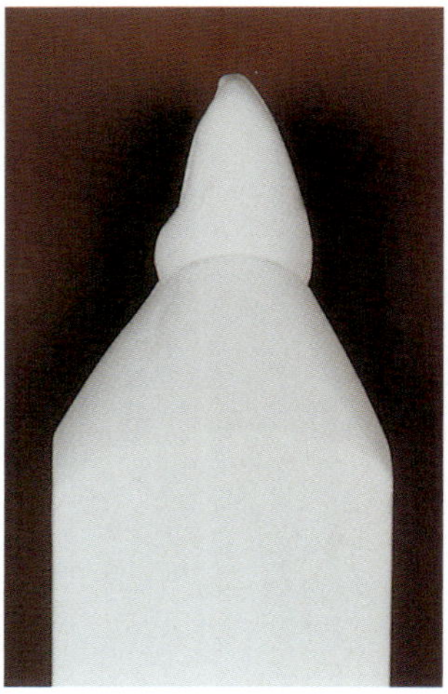

원심면

그림 1-28 **상악 좌측 중절치**

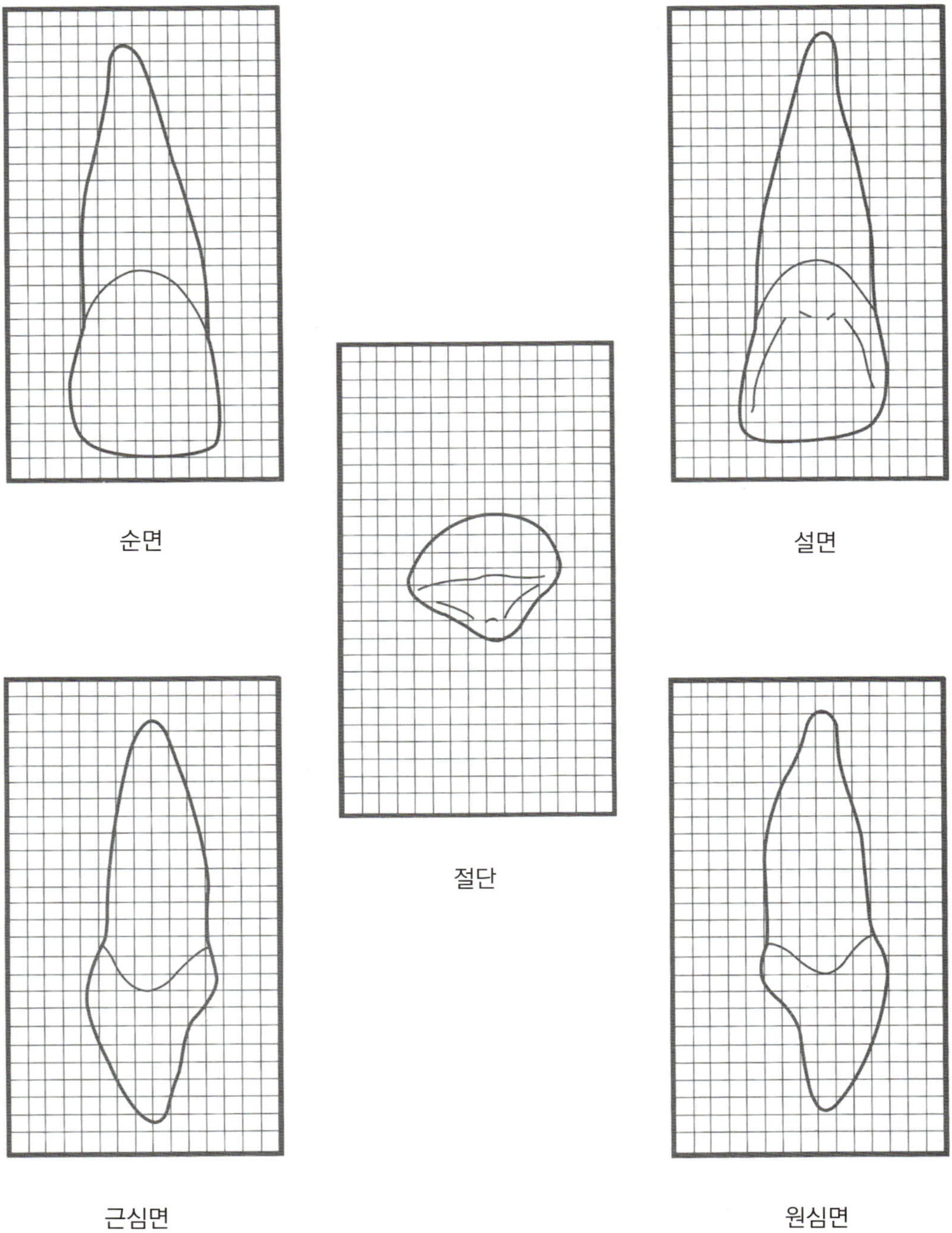

그림 1-29 상악 우측 중절치

2. 상악 측절치(Maxillary lateral incisor)

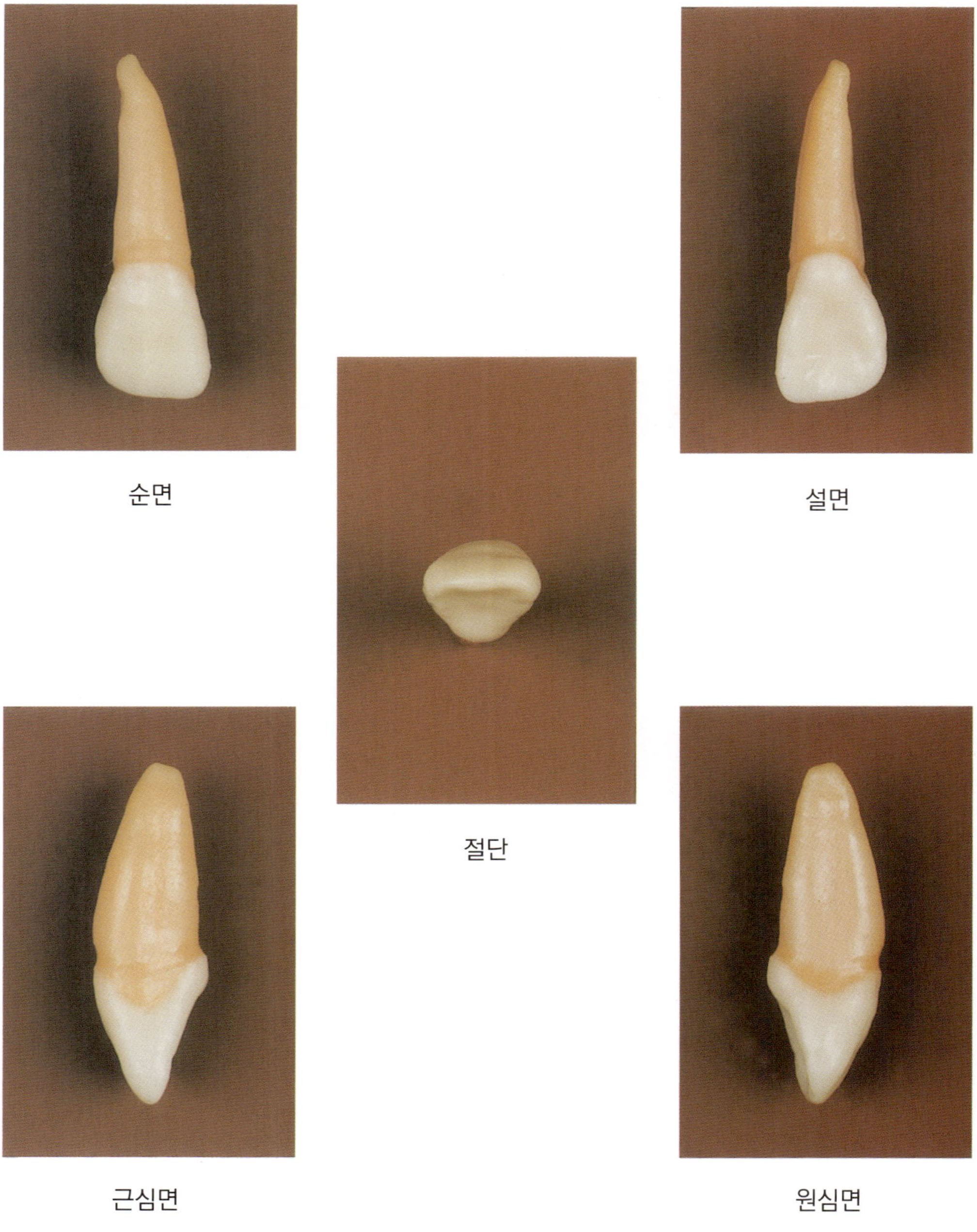

그림 2-1 **상악 우측 측절치**

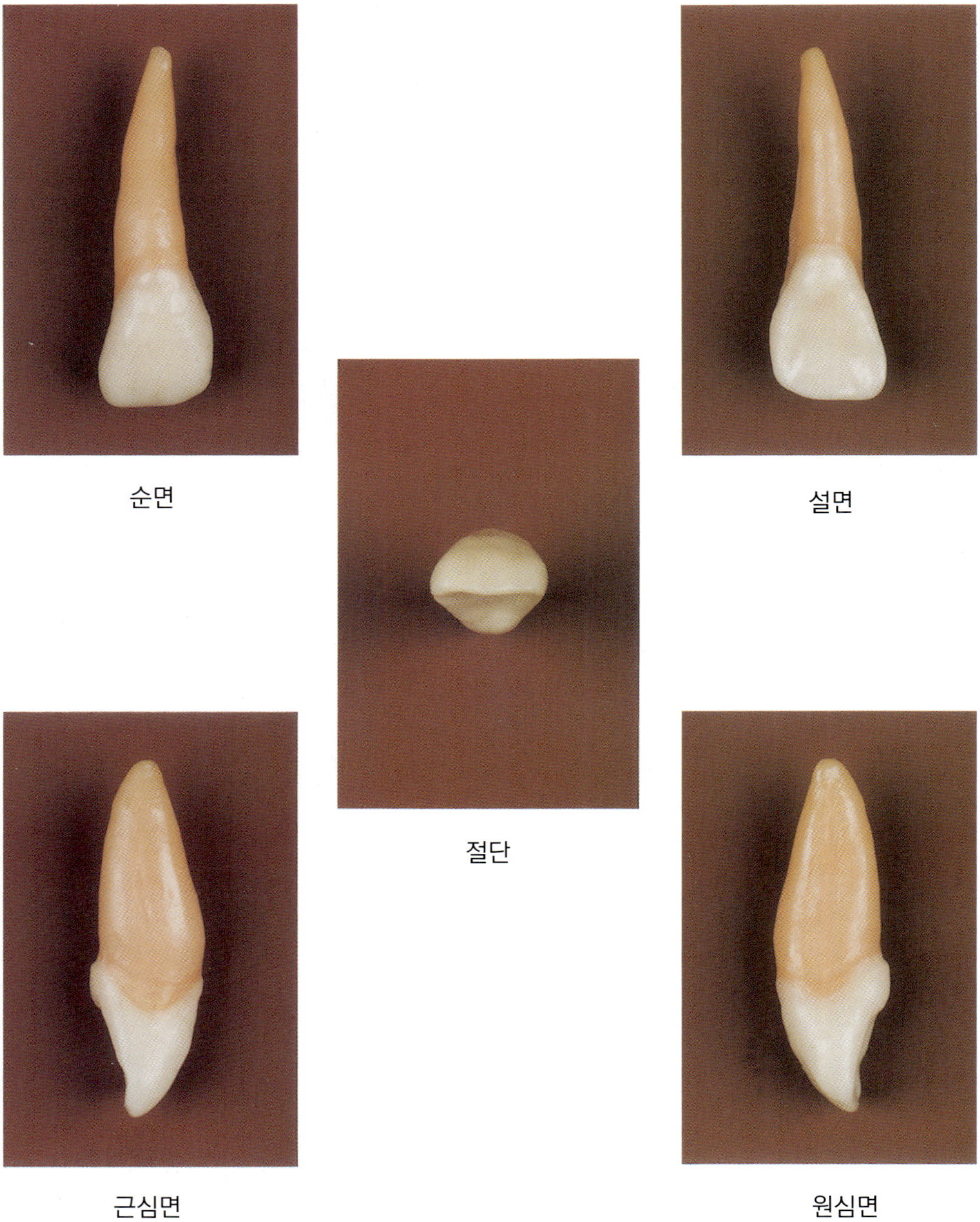

그림 2-2 상악 좌측 측절치

1) 이론의 요약

(1) 순면(Labial surface)

순면의 형태는 중절치와 비슷하고 크기는 조금 작은데 비해 중절치보다 전체 풍융도는 더 크다.

근심연은 길고 직선적이며 원심연은 근심연에 비해 짧고 곡선적이다. 그리고 근심우각과 원심우각은 중절치에 비해 둥근 편이다. 절단연은 근심에서 원심으로 가면서 치경측으로 더 경사져 중절치보다는 훨씬 둥글게 나타난다.

(2) 설면(Lingual surface)

설면의 형태는 중절치와 비슷하고 순측에서 설측으로 좁아져 크기는 순면보다 작으나 근원심 변연융선이 뚜렷하다.

설면결절의 발육이 양호하여 설면와가 중절치보다 좁고 깊다.

(3) 접촉면(Contact surface)

외형은 중절치와 같이 긴삼각형을 이루고 순설측연 모두 치경 1/3부위가 가장 풍융하며 순측연은 절단까지 풍융하고 설측연은 절단까지 함몰을 나타낸다.

근심면의 접촉점 위치는 절단 1/3부위와 중앙 1/3부위의 경계에 위치하고 원심면은 근심면과 비슷하나 조금 작으며 접촉점의 위치는 중앙 1/3부위에 위치한다. 그리고 치경선 만곡도는 근심면보다 원심면의 만곡이 약하게 나타난다.

(4) 절단(Incisal edge)

측절치의 절단은 중절치의 원심절단과 견치의 근심절단이 조화를 이루고 있으며 절단의 폭은 두껍고 원심으로 가면서 설측으로 경사져 있다.

순설경과 근원심경의 차이가 작아 순설 방향으로 더 넓어 보인다.

2) 도해

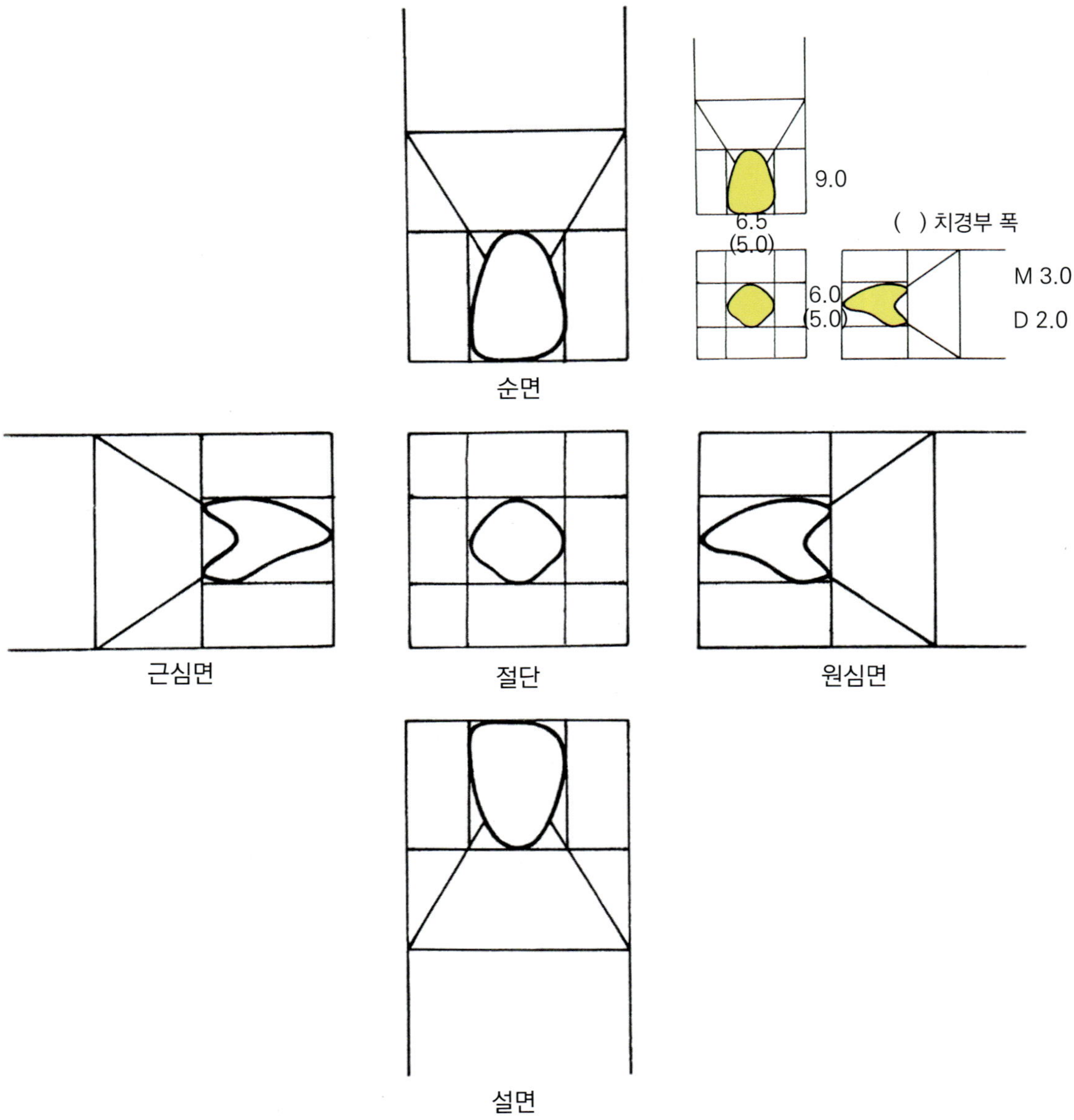

그림 2-3 상악 좌측 측절치

3) 조각 과정

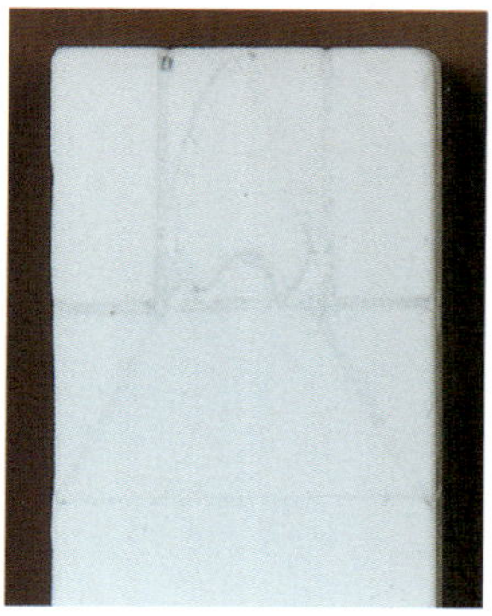

그림 2-4
근심면에 그려져 있는 외형

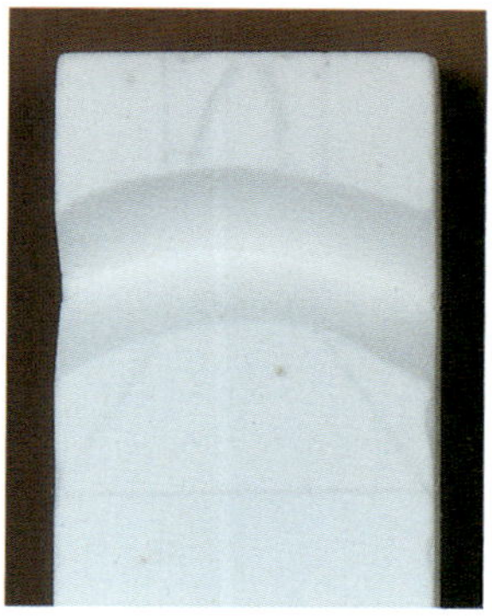

그림 2-5
근심면의 치경연을 중심으로 V자로 삭제하여 치경연을 형성한다.

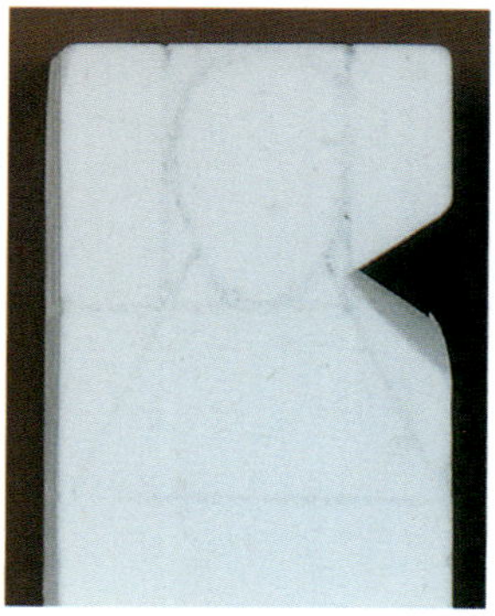

그림 2-6
삭제한 후 순면의 형태 그리고 근심면의 치경연 깊이

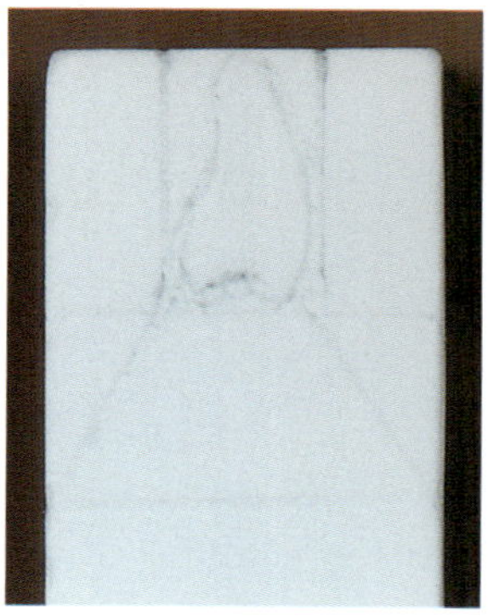

그림 2-7
원심면에 그려져 있는 외형

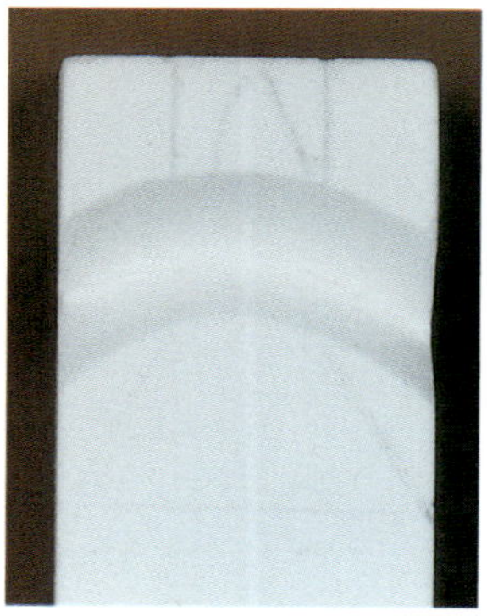

그림 2-8
원심면의 치경연을 중심으로 V자로 삭제하여 치경연을 형성한다.

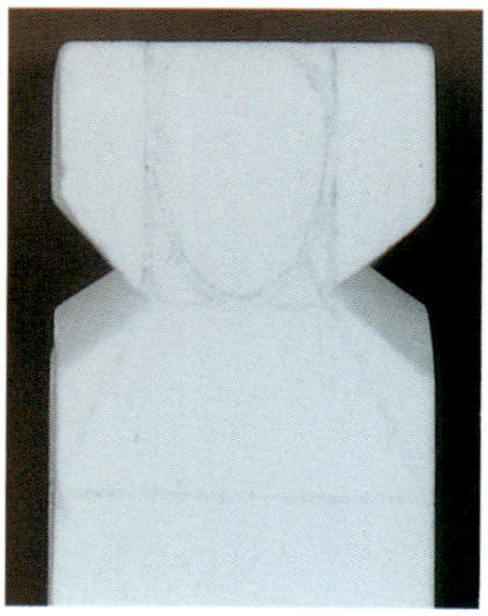

그림 2-9
삭제한 후 설면의 형태 그리고 원심면의 치경연 깊이

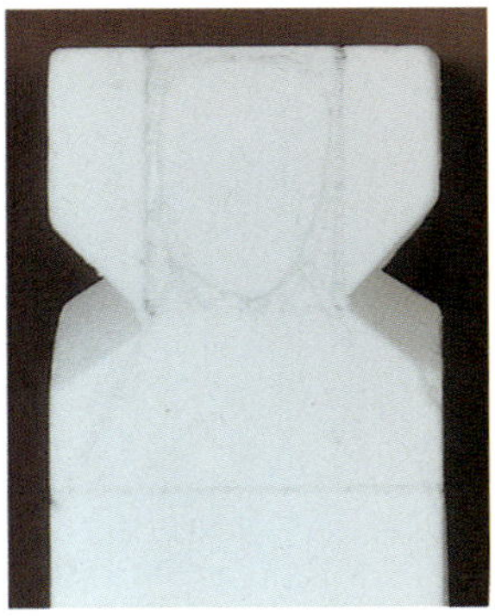

▎그림 2-10
순면의 외형을 중심으로 삭제 한다.

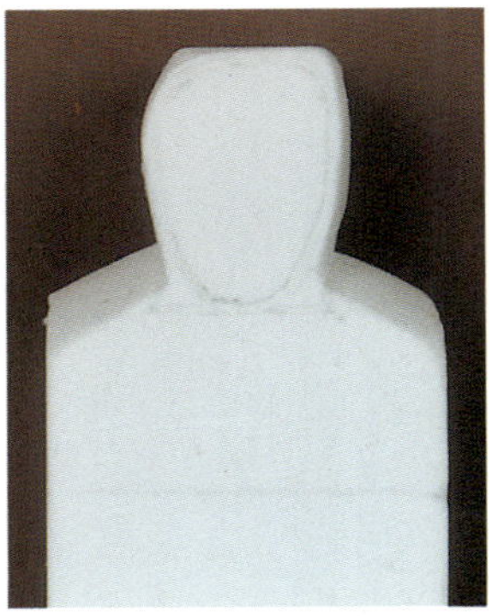

▎그림 2-11
삭제한 후 순면의 형태

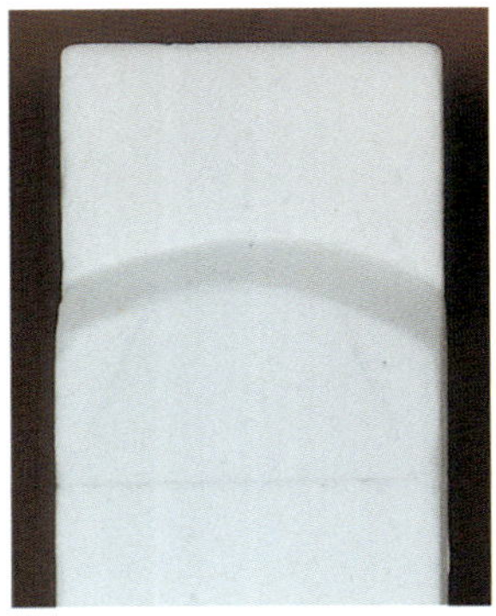

▎그림 2-12
삭제한 후 근심면의 형태

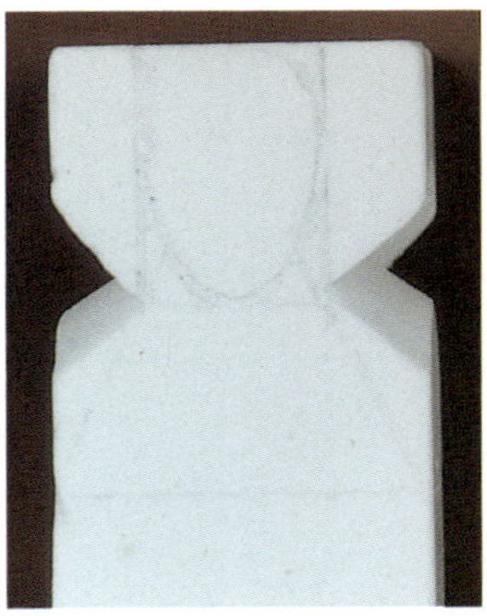

▎그림 2-13
설면의 외형을 중심으로 삭제 한다.

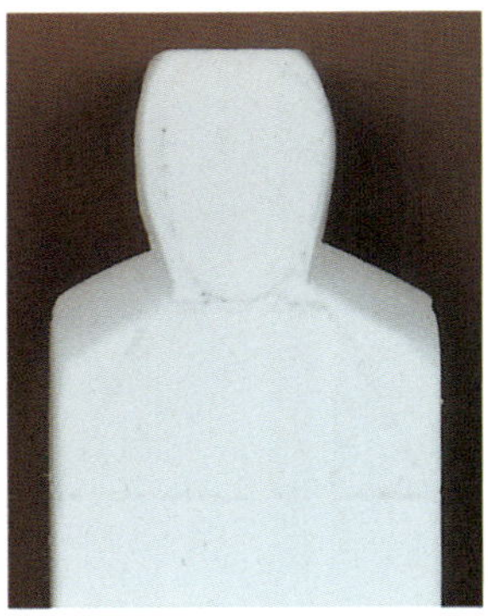

▎그림 2-14
삭제한 후 설면의 형태

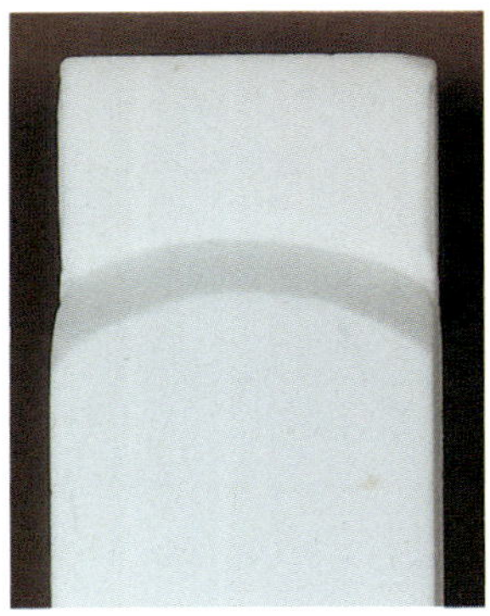

▎그림 2-15
삭제한 후 원심면의 형태

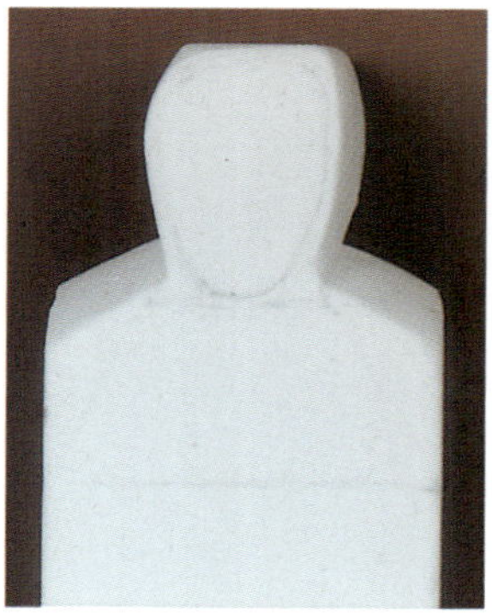

▍그림 2-16
순면의 치경연을 중심으로 V자로 삭제하여 치경연을 형성한다.

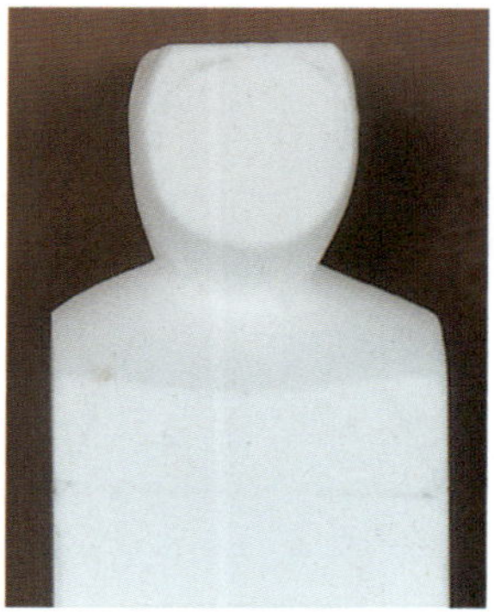

▍그림 2-17
삭제한 후 순면의 형태

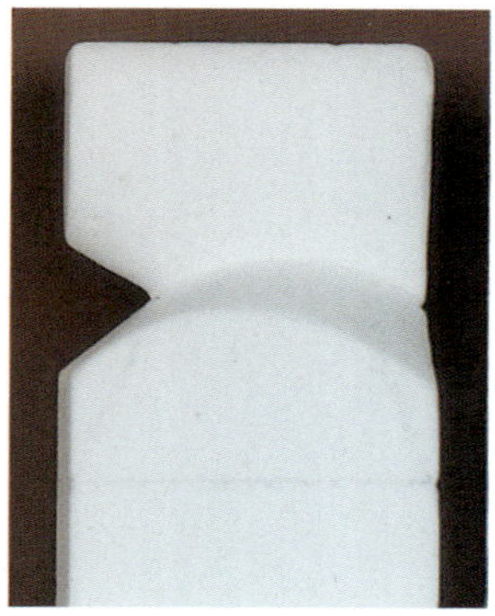

▍그림 2-18
삭제한 후 근심면의 형태 그리고 순면의 치경연 깊이

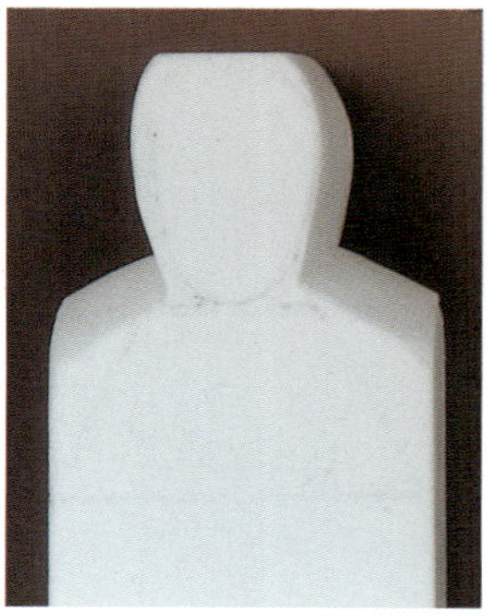

▍그림 2-19
설면의 치경연을 중심으로 V자로 삭제하여 치경연을 형성한다.

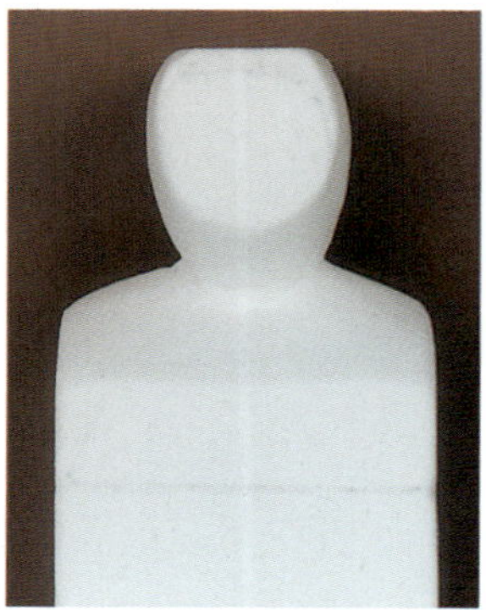

▍그림 2-20
삭제한 후 설면의 형태

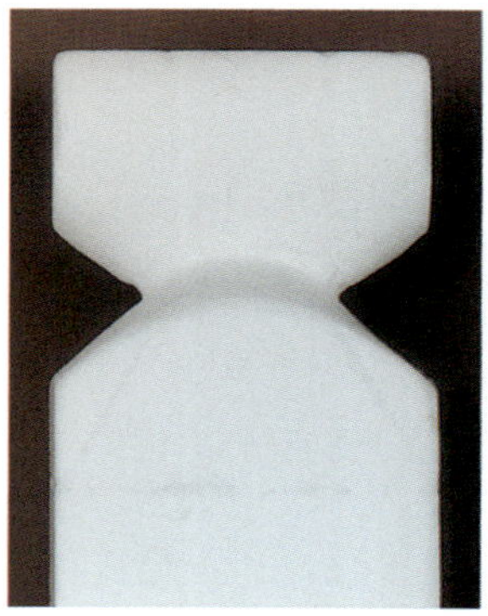

▍그림 2-21
삭제한 후 원심면의 형태 그리고 설면의 치경연 깊이

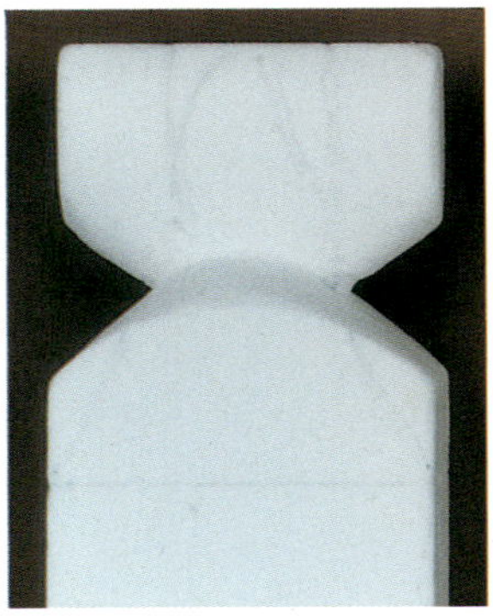

▮ 그림 2-22
절단에서 순설의 폭을 연장하여 순측연과 설측연을 다시 그린다.

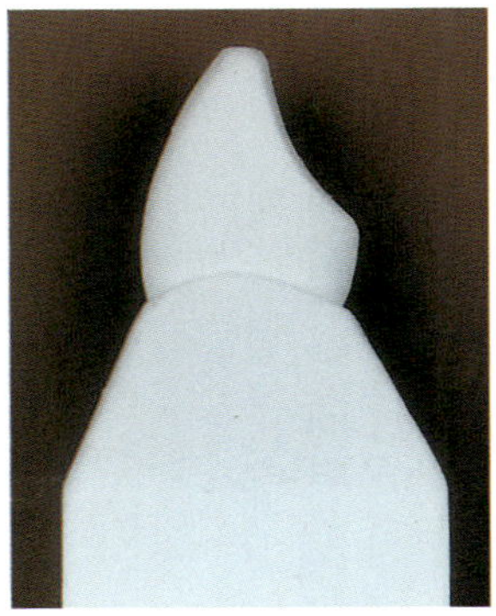

▮ 그림 2-23
삭제한 후 근심면의 형태

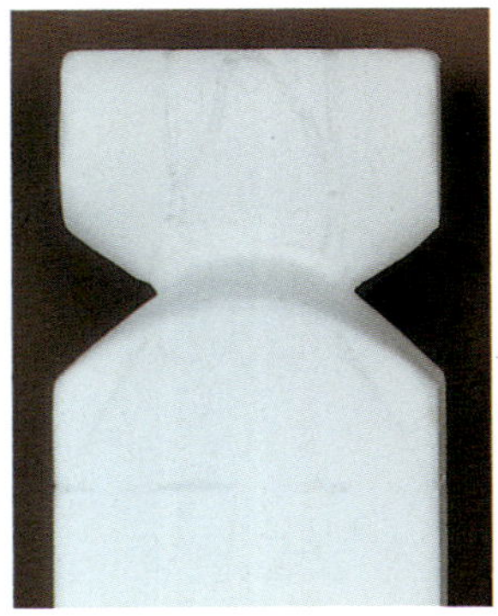

▮ 그림 2-24
절단에서 순설의 폭을 연장하여 순측연과 설측연을 다시 그린다.

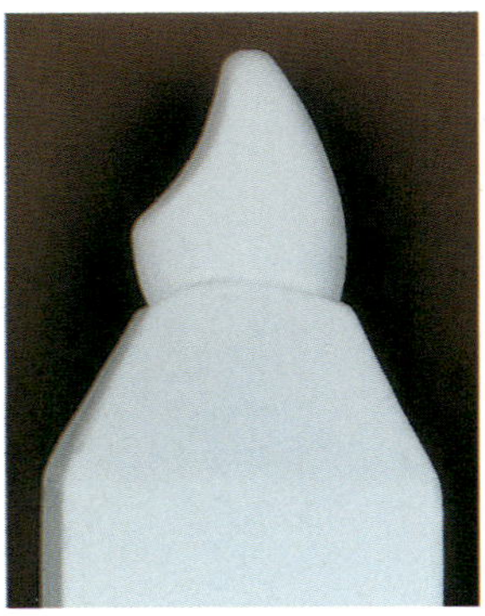

▮ 그림 2-3
삭제한 후 원심면의 형태

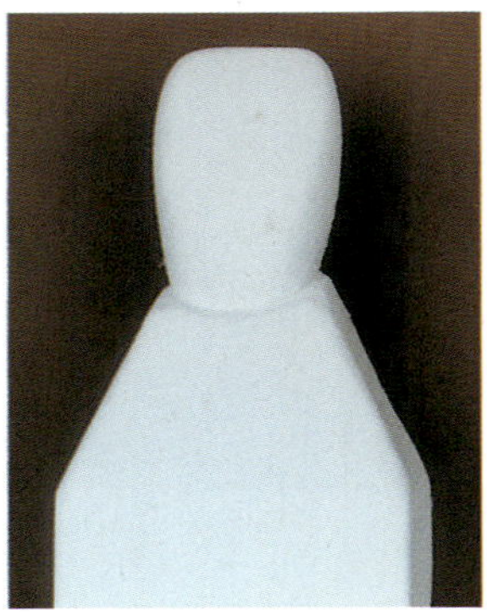

▮ 그림 2-3
전체적인 외형이 형성되면 치관의 길이 근원심폭, 순설의 폭을 확인한다.

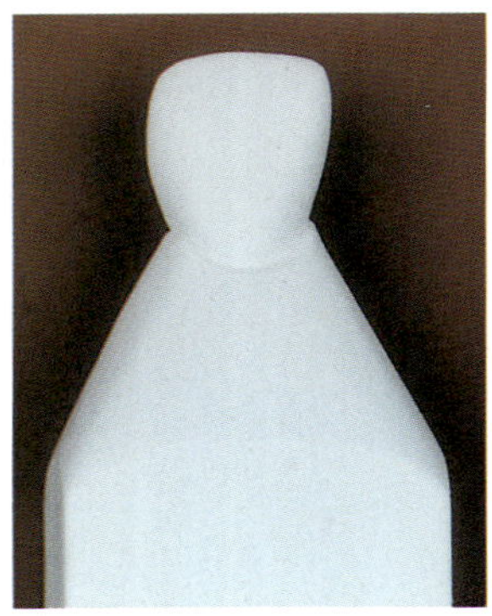

▮ 그림 2-3
각 치면의 남겨둔 부분을 삭제하여 둥글게 한 다음 각 치면을 다듬어 완성한다.

4) 완성

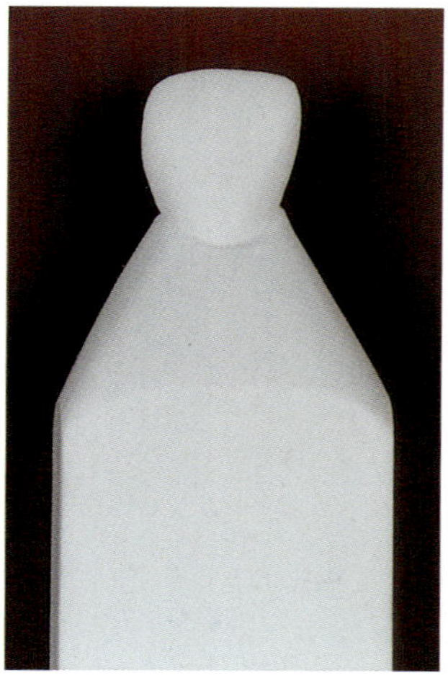

순면

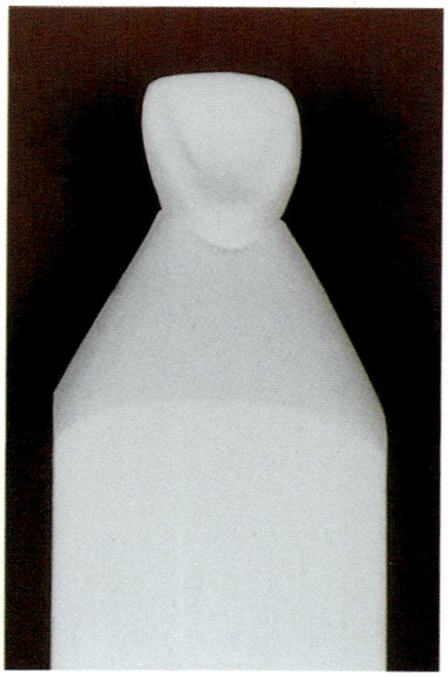

설면

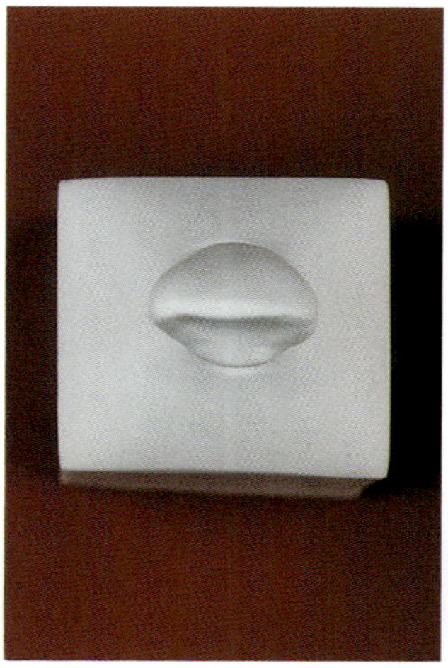

절단

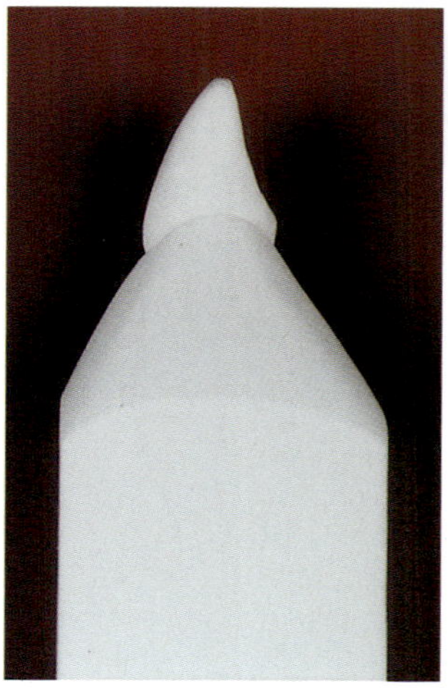

근심면

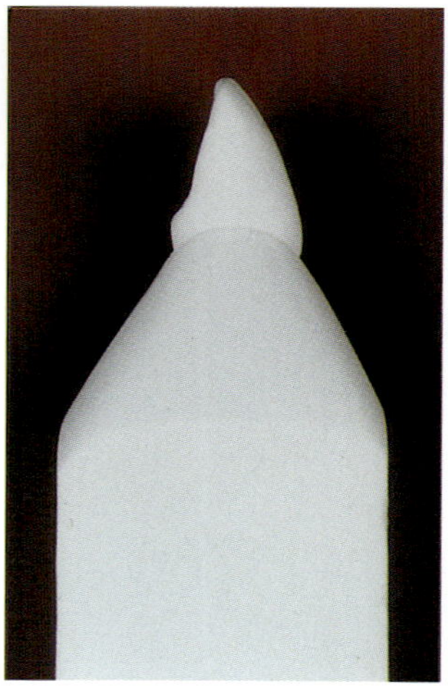

원심면

그림 2-28 **상악 좌측 측절치**

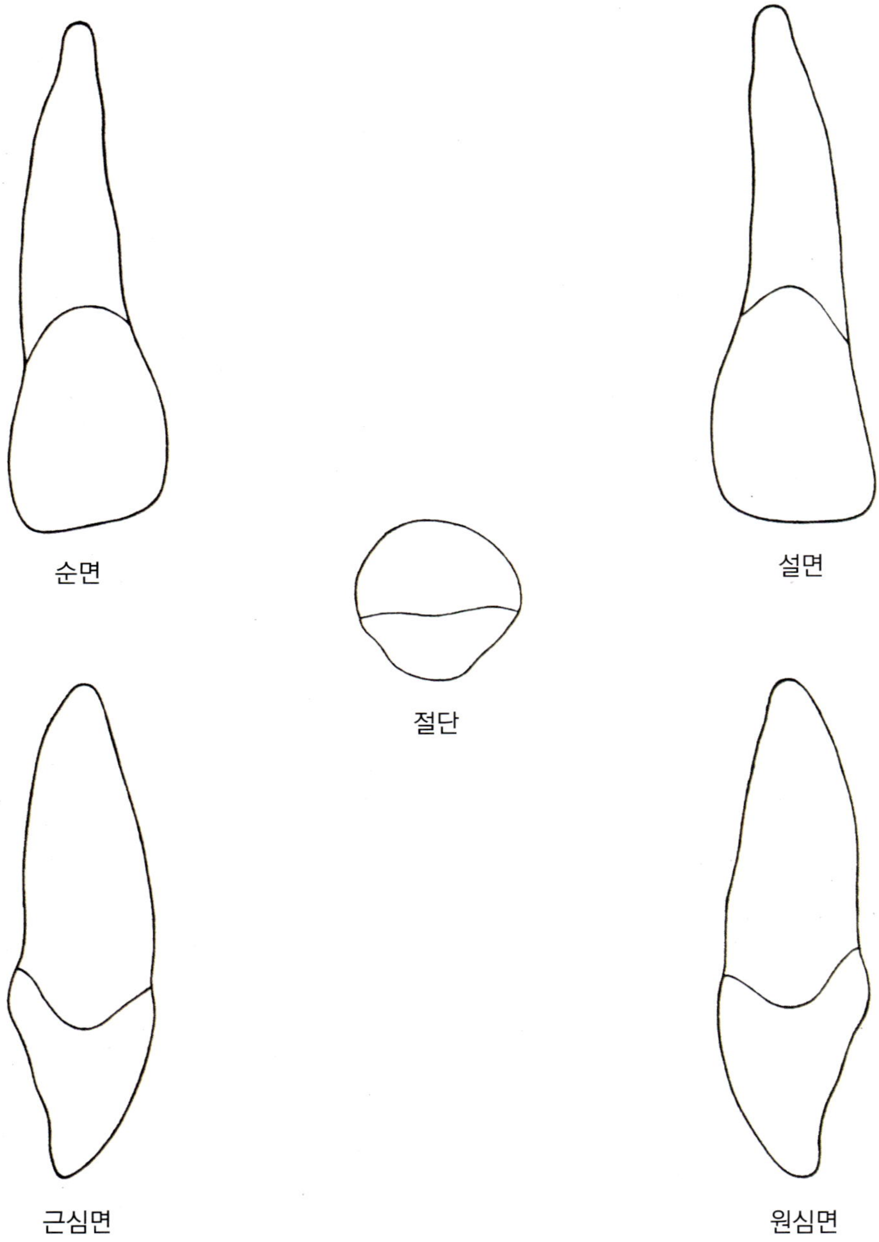

그림 2-29 상악 좌측 측절치

3. 하악 중절치(Mandibular central incisor)

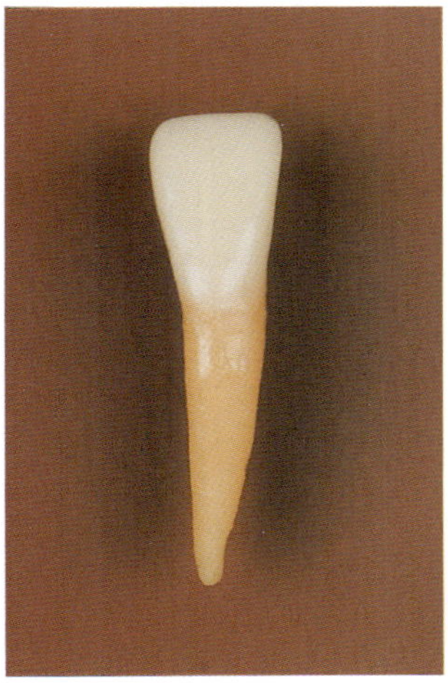

순면

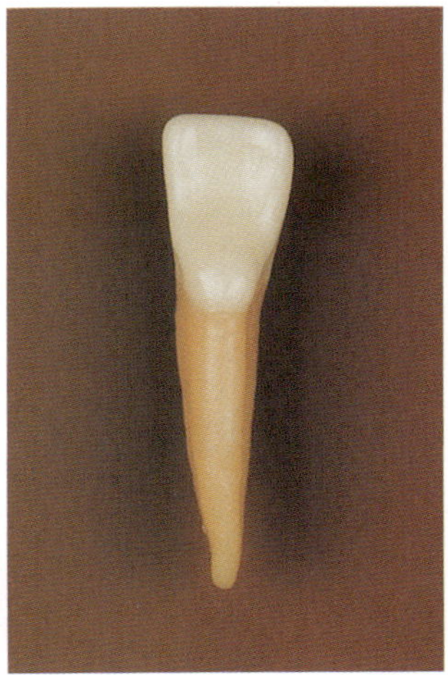

설면

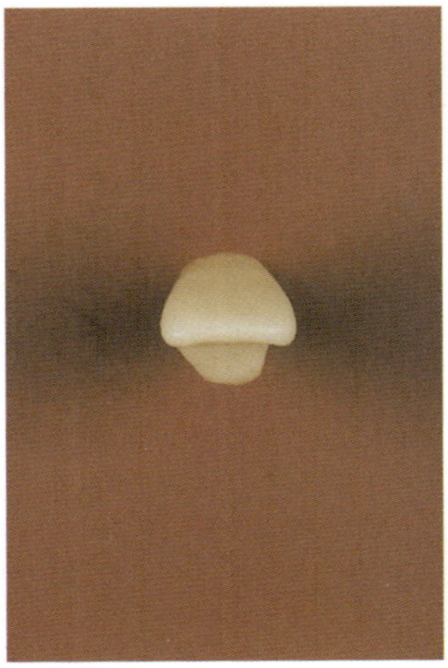

절단

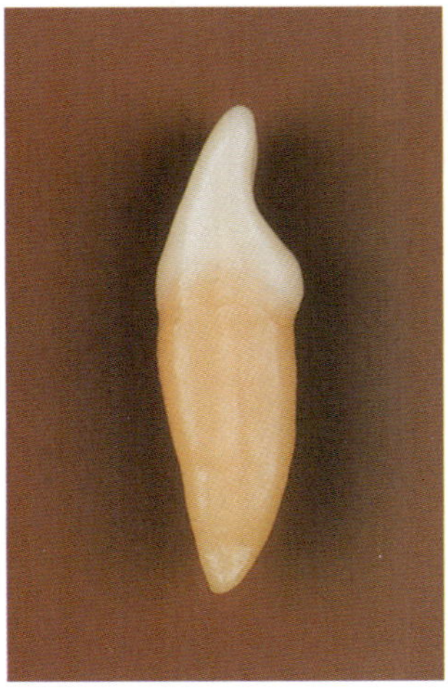

근심면

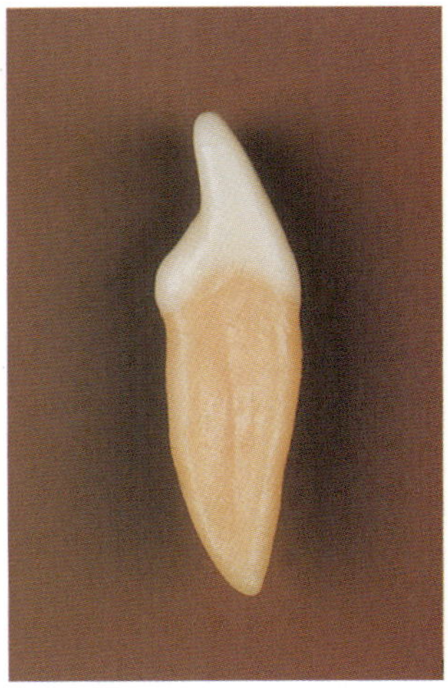

원심면

그림 3-1 하악 우측 중절치

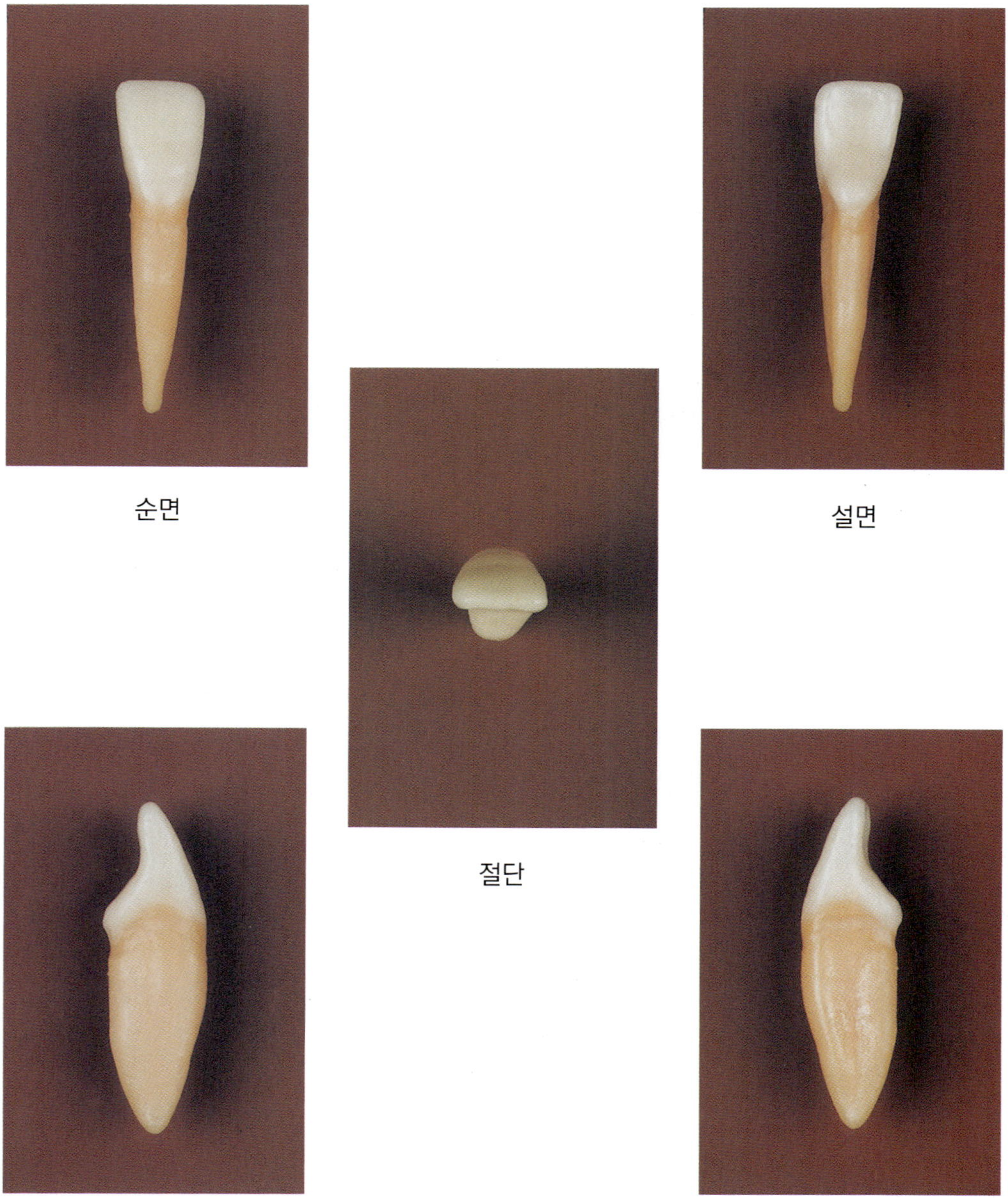

그림 3-2 하악 좌측 중절치

1) 이론의 요약

(1) 순면(Labial surface)

절단에서 치경 방향으로 점차 좁아져 가늘고 긴 V자형에 가깝다. 절단연은 수평이며 근심연과 원심연은 거의 직선적으로 나타나 근원심우각 모두 직각에 가깝지만 원심우각이 약간 둔한 편이다. 그리고 근심반부와 원심반부는 거의 대칭적으로 나타나 영구치중에서 좌우 구별이 가장 어려운 치아이다.

순면은 2개의 발육구에 의해 3개의 엽으로 나타나나 그 발육이 약해서 발육구와 엽이 뚜렷하지 않아 편평한 편이다.

순면의 풍융도는 약한 편이며 절단 1/3부위에서는 거의 평면에 가깝게 나타난다.

(2) 설면(Lingual surface)

순면과 설면 모두 비슷하나 치경부에서 약간 좁아진 상태이며 근원심변연융선의 발육이 약해 설면와도 상악 중절치보다 훨씬 얕게 나타난다.

치경선은 순면보다 설면이 치근 방향으로 좀 더 만곡되어 있기 때문에 설면 치경선의 정점이 0.5mm 정도 치근 방향으로 더 길어서 순측보다 설측의 치관 길이가 약간 길다.

(3) 접촉면(Contact surface)

근심면과 원심면의 외형은 거의 비슷하다. 순측연은 치경 1/3부위에서 가장 풍융하고 절단까지는 설측 경사가 심하게 나타나며 설측연은 치경 1/3부위에서 가장 풍융하고 절단으로 가면서 거의 직선적이다.

근심면은 대체로 평탄하며 원심면은 약간 둥글고 접촉점은 근원심면 모두 절단 1/3부위에 위치한다.

(4) 절단(Incisal surface)

절단연은 거의 직선이나 상악 절치와 달리 순설폭 중앙에서 설측으로 심하게 경사져 있는 것이 특징으로 나타난다.

따라서 절단에서 보면 설측보다 순측을 더 많이 볼 수 있다. 설면치경결절의 정점은 약간 원심측에 위치한다.

2) 도해

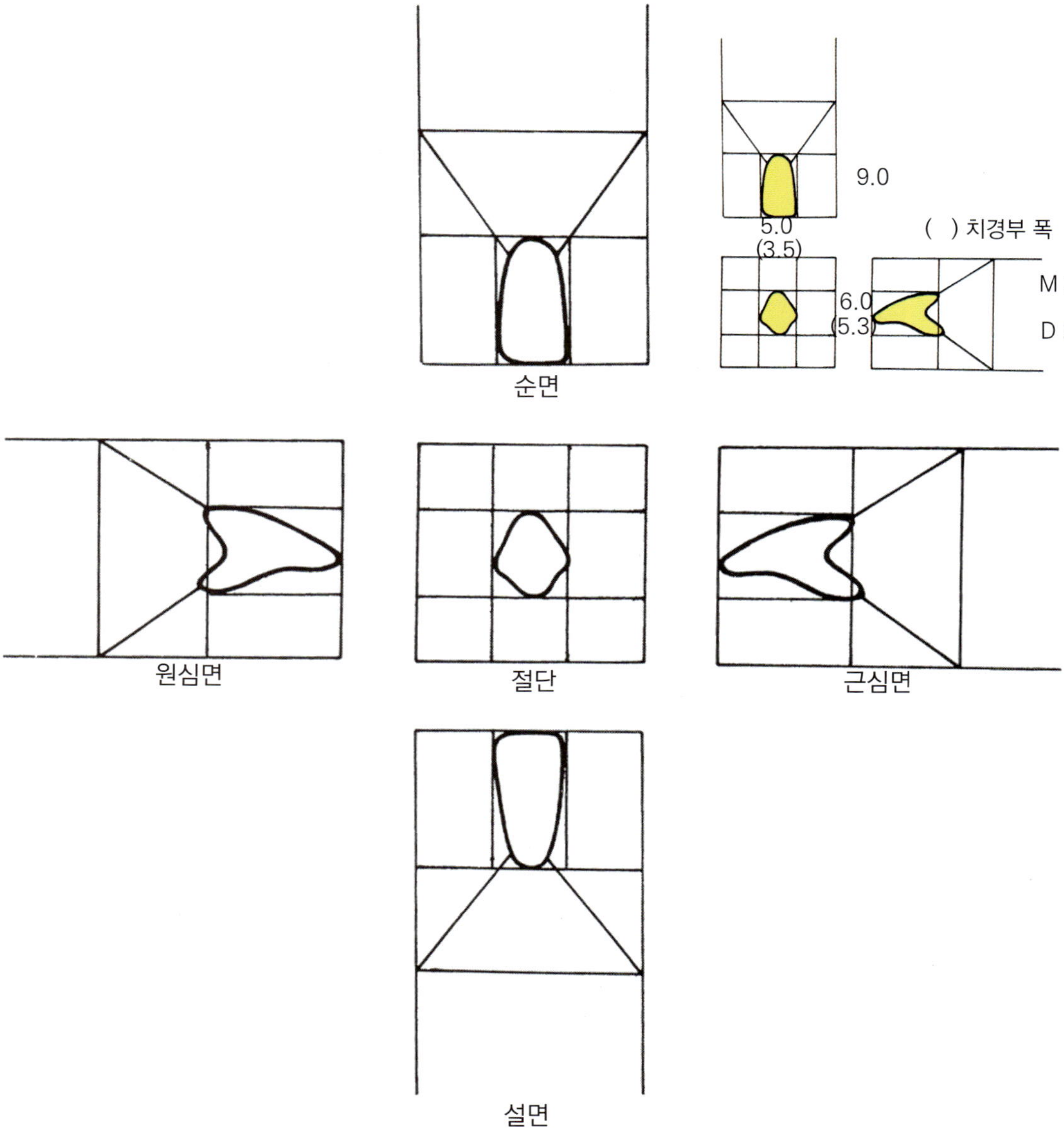

그림 3-3 **하악 좌측 중절치**

3) 조각 과정

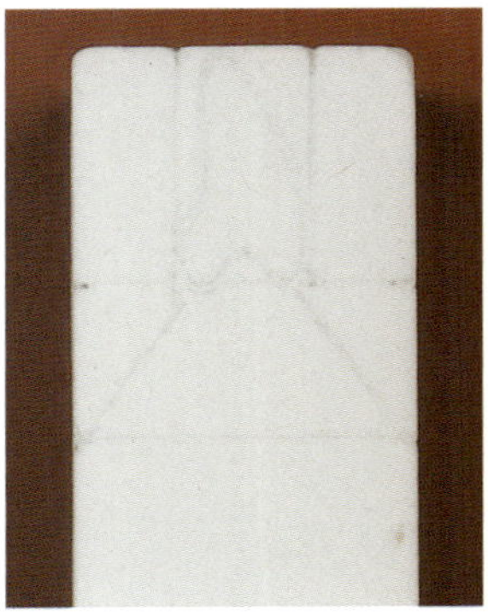

그림 3-4
근심면에 그려져 있는 외형

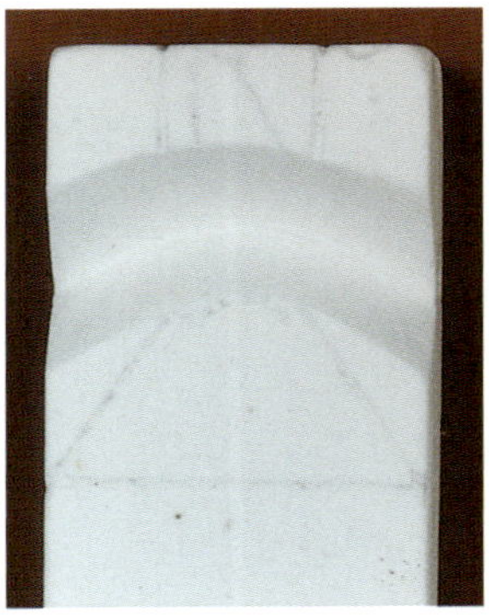

그림 3-5
근심면의 치경연을 중심으로 V자로 삭제하여 치경연을 형성한다.

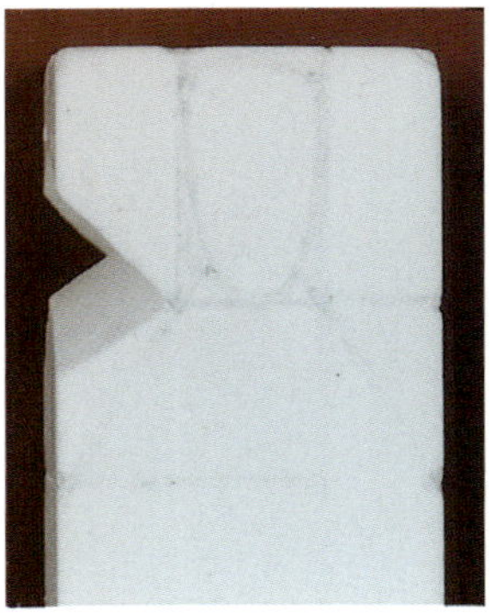

그림 3-6
삭제한 후 순면의 형태 그리고 근심면의 치경연 깊이

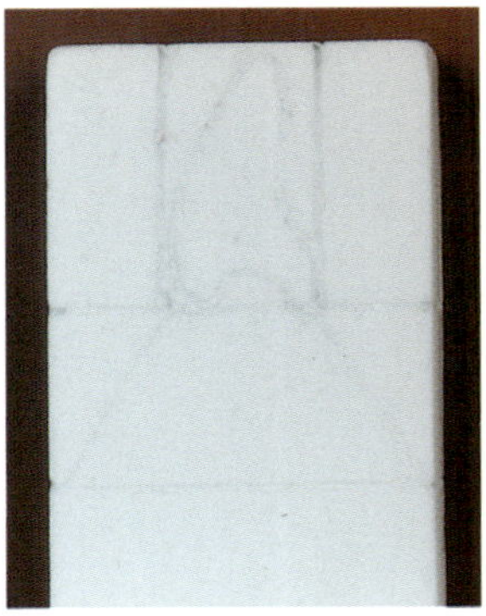

그림 3-7
원심면에 그려져 있는 외형

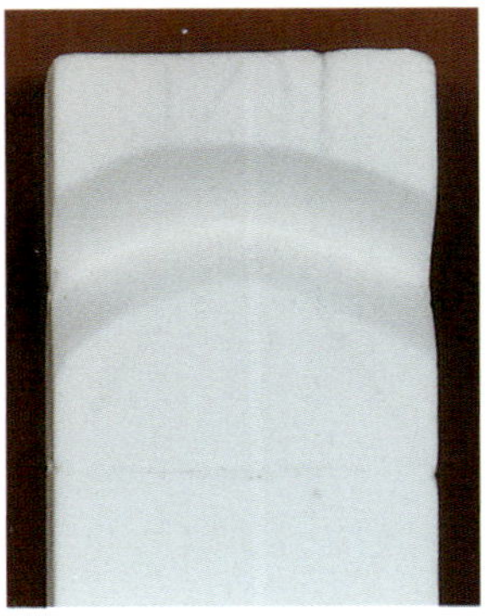

그림 3-8
원심면의 치경연을 중심으로 V자로 삭제하여 치경연을 형성한다.

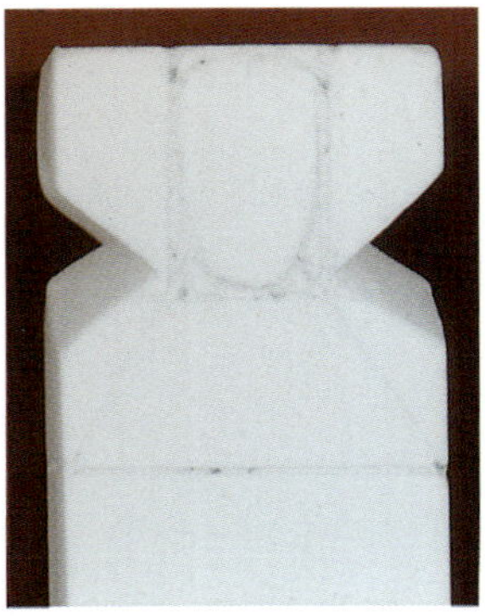

그림 3-9
삭제한 후 설면의 형태 그리고 원심면의 치경연 깊이

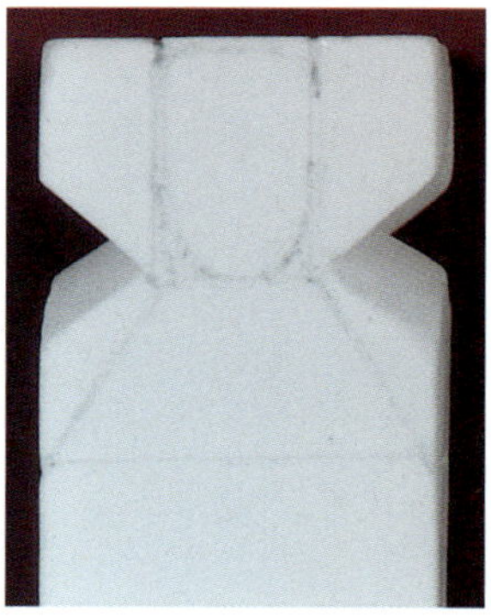

▌그림 3-10
순면의 외형을 중심으로 삭제한다.

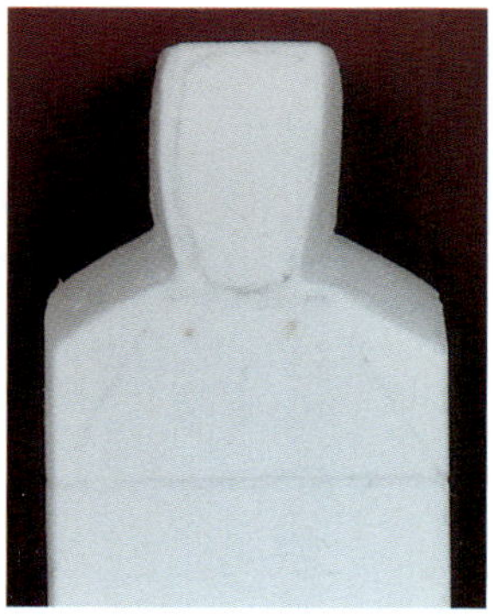

▌그림 3-11
삭제한 후 순면의 형태

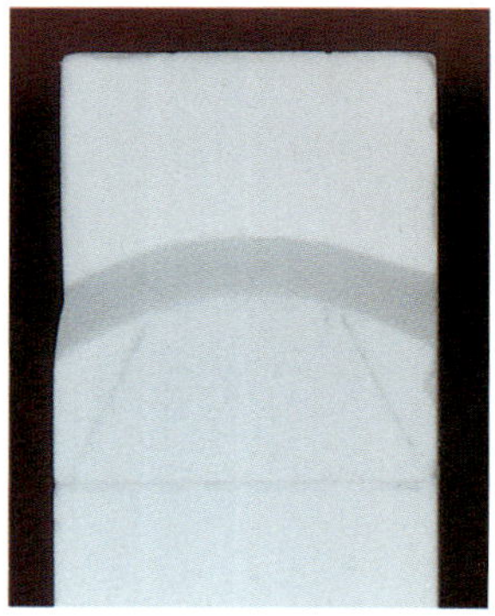

▌그림 3-12
삭제한 후 근심면의 형태

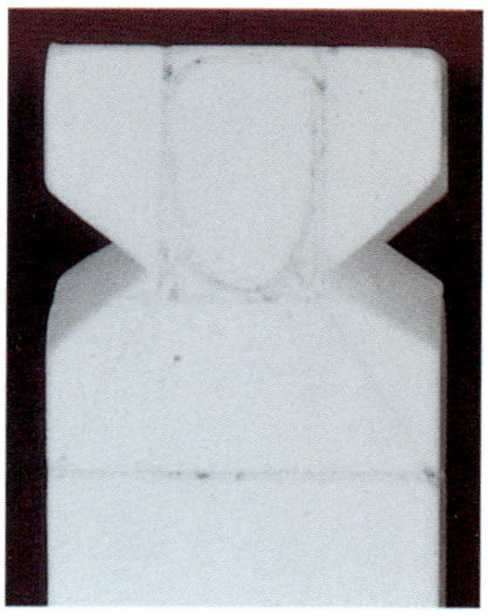

▌그림 3-13
설면의 외형을 중심으로 삭제한다.

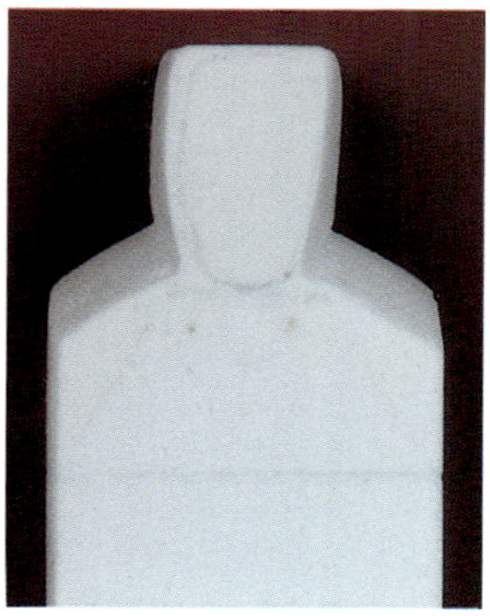

▌그림 3-14
삭제한 후 설면의 형태

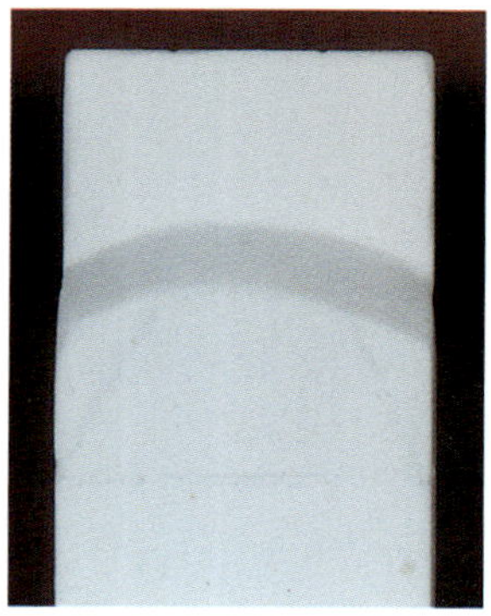

▌그림 3-15
삭제한 후 원심면의 형태

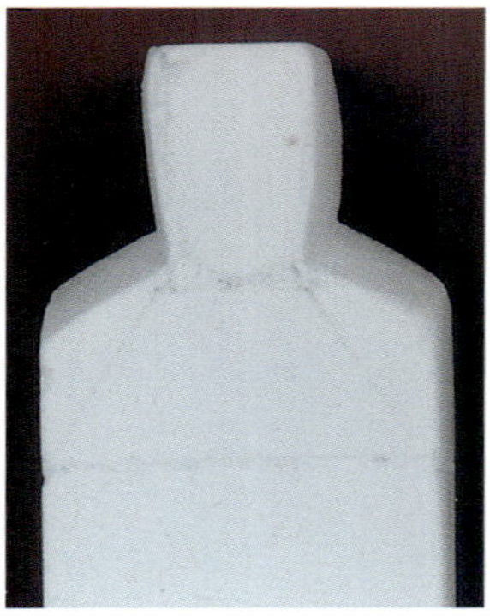

그림 3-16
순면의 치경연을 중심으로 V자로 삭제하여 치경연을 형성한다.

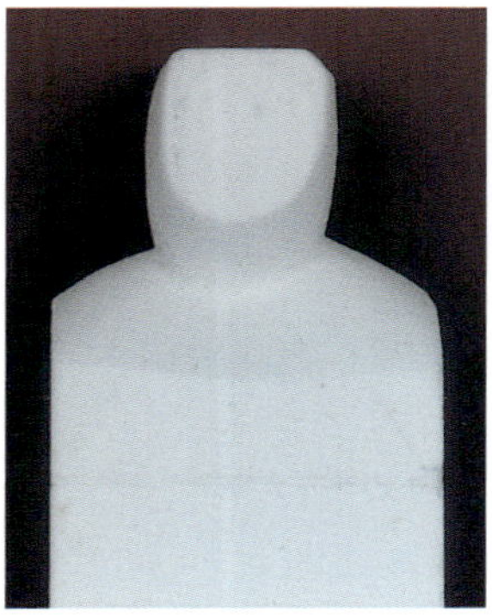

그림 3-17
삭제한 후 순면의 형태

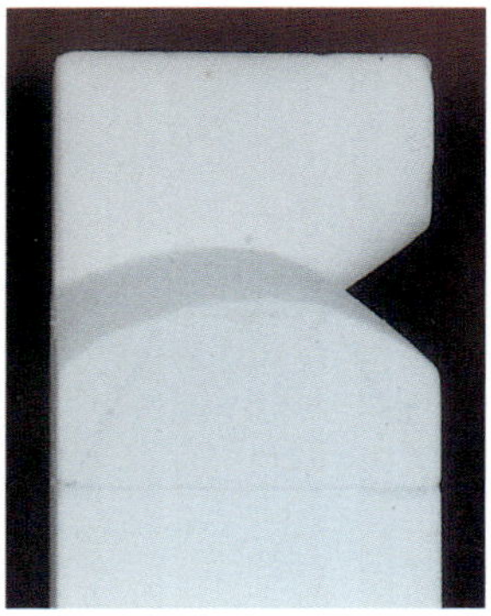

그림 3-18
삭제한 후 근심면의 형태 그리고 순면의 치경연 깊이

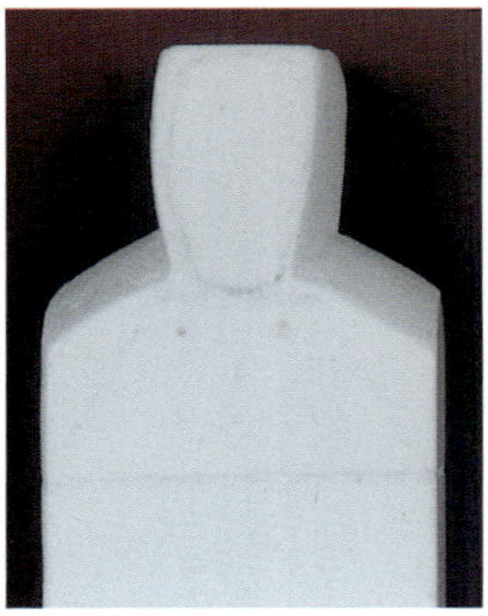

그림 3-19
설면의 치경연을 중심으로 V자로 삭제하여 치경연을 형성한다.

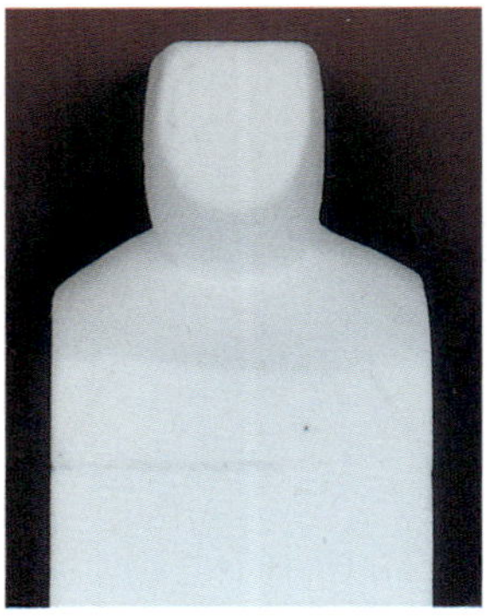

그림 3-20
삭제한 후 설면의 형태

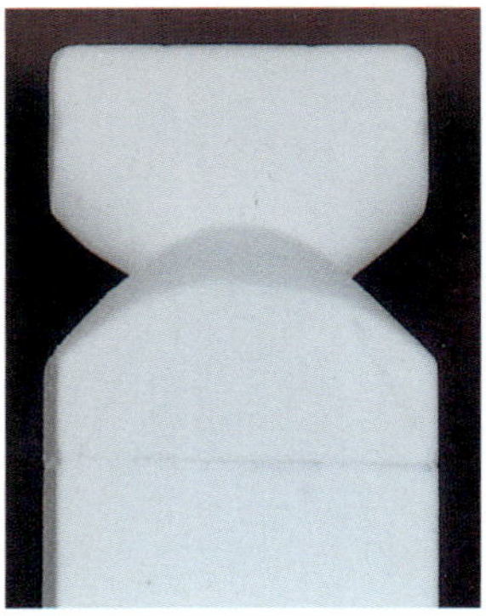

그림 3-21
삭제한 후 원심면의 형태 그리고 설면의 치경연 깊이

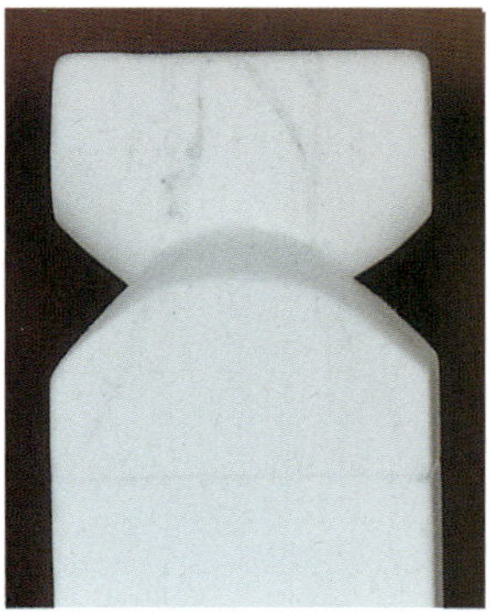

▌그림 3-22

절단에서 순설의 폭을 연장하여 순측연과 설측연을 다시 그린다.

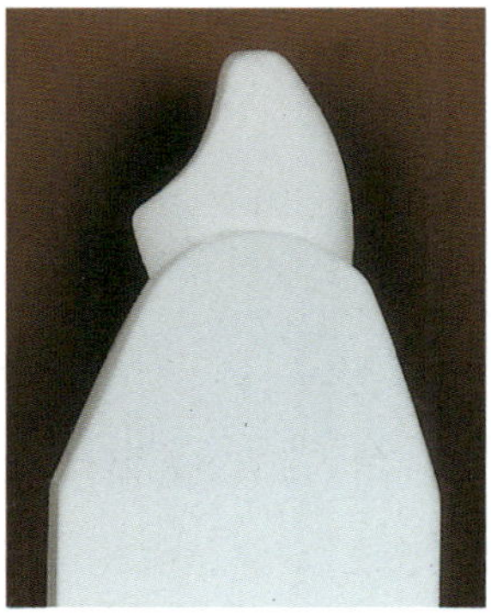

▌그림 3-23

삭제한 후 근심면의 형태

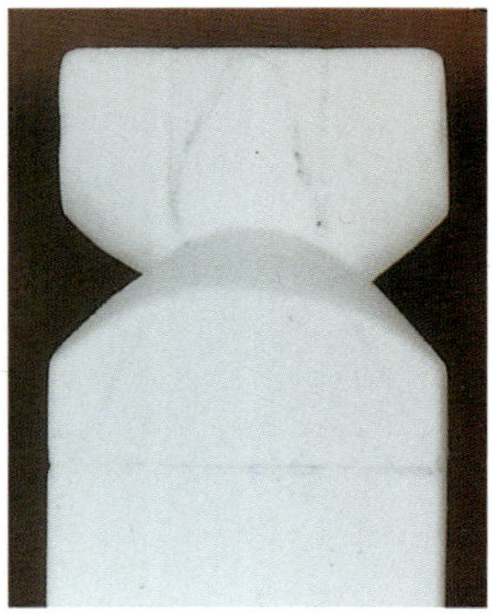

▌그림 3-24

절단에서 순설의 폭을 연장하여 순측연과 설측연을 다시 그린다.

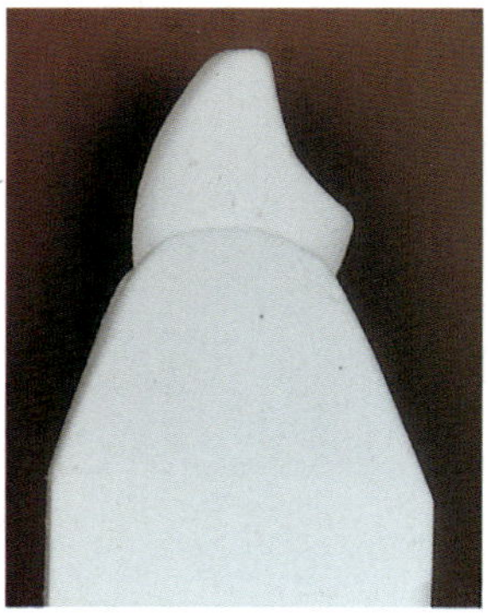

▌그림 3-25

삭제한 후 원심면의 형태

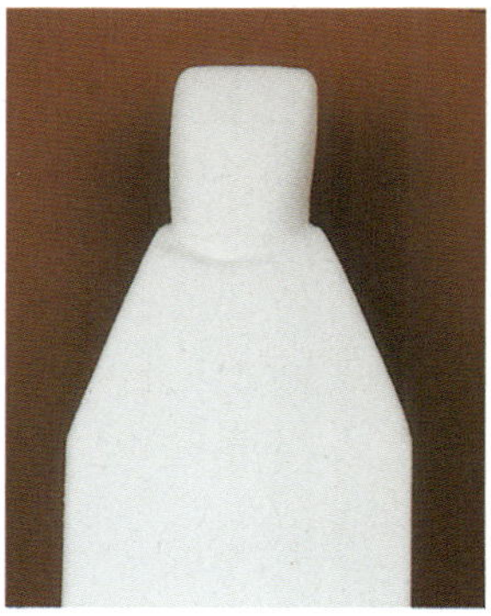

▌그림 3-26

전체적인 외형이 형성되면 치관의 길이 근원심폭, 순설의 폭을 확인한다.

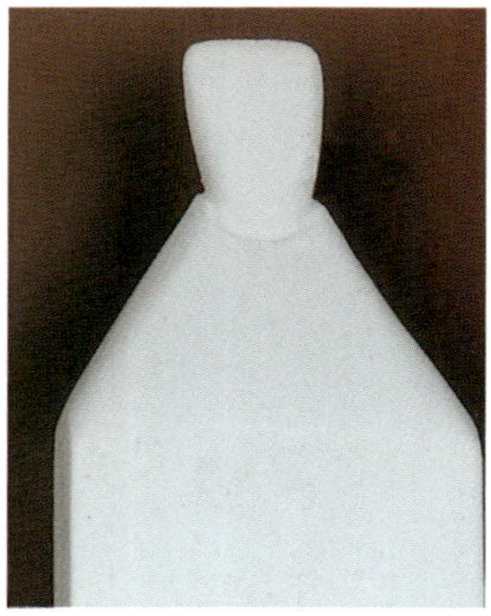

▌그림 3-27

각 치면의 남겨둔 부분을 삭제하여 둥글게 한 다음 각 치면을 다듬어 완성한다.

4) 완성

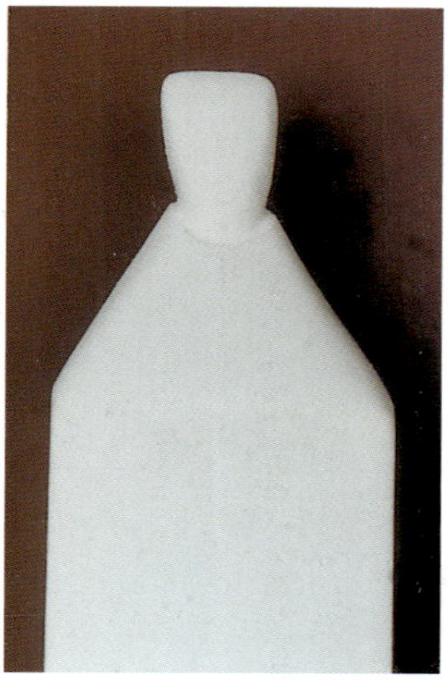

순면

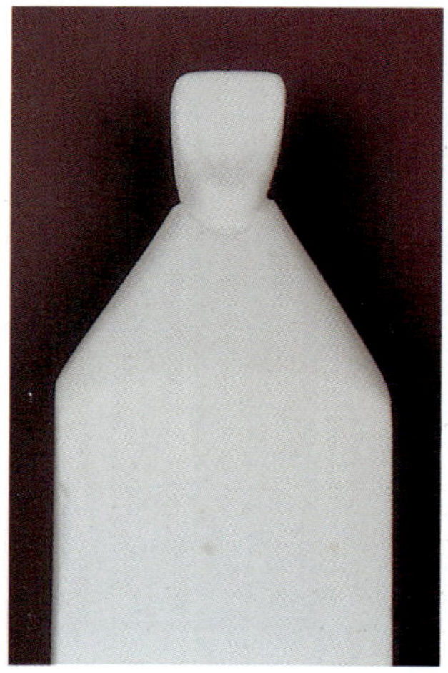

설면

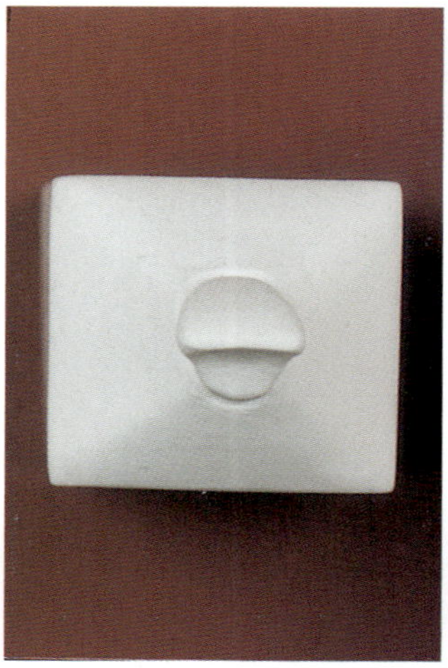

절단

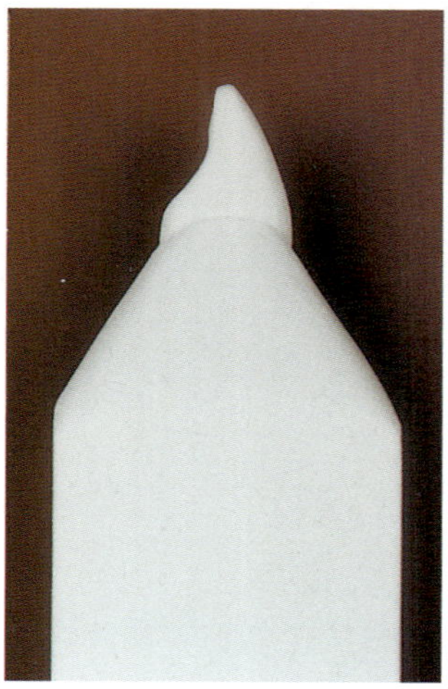

근심면

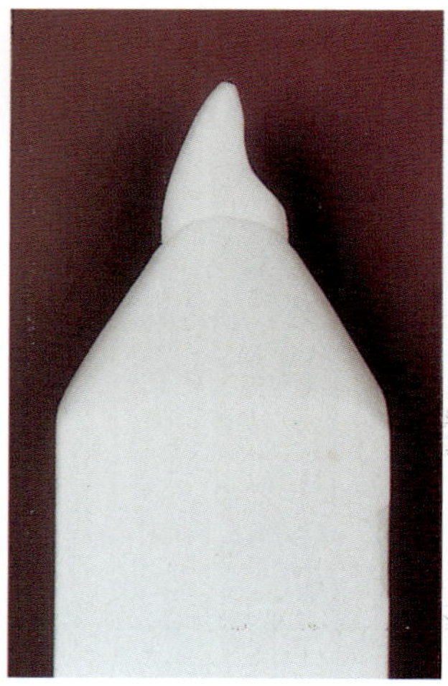

원심면

그림 3-28 하악 좌측 중절치

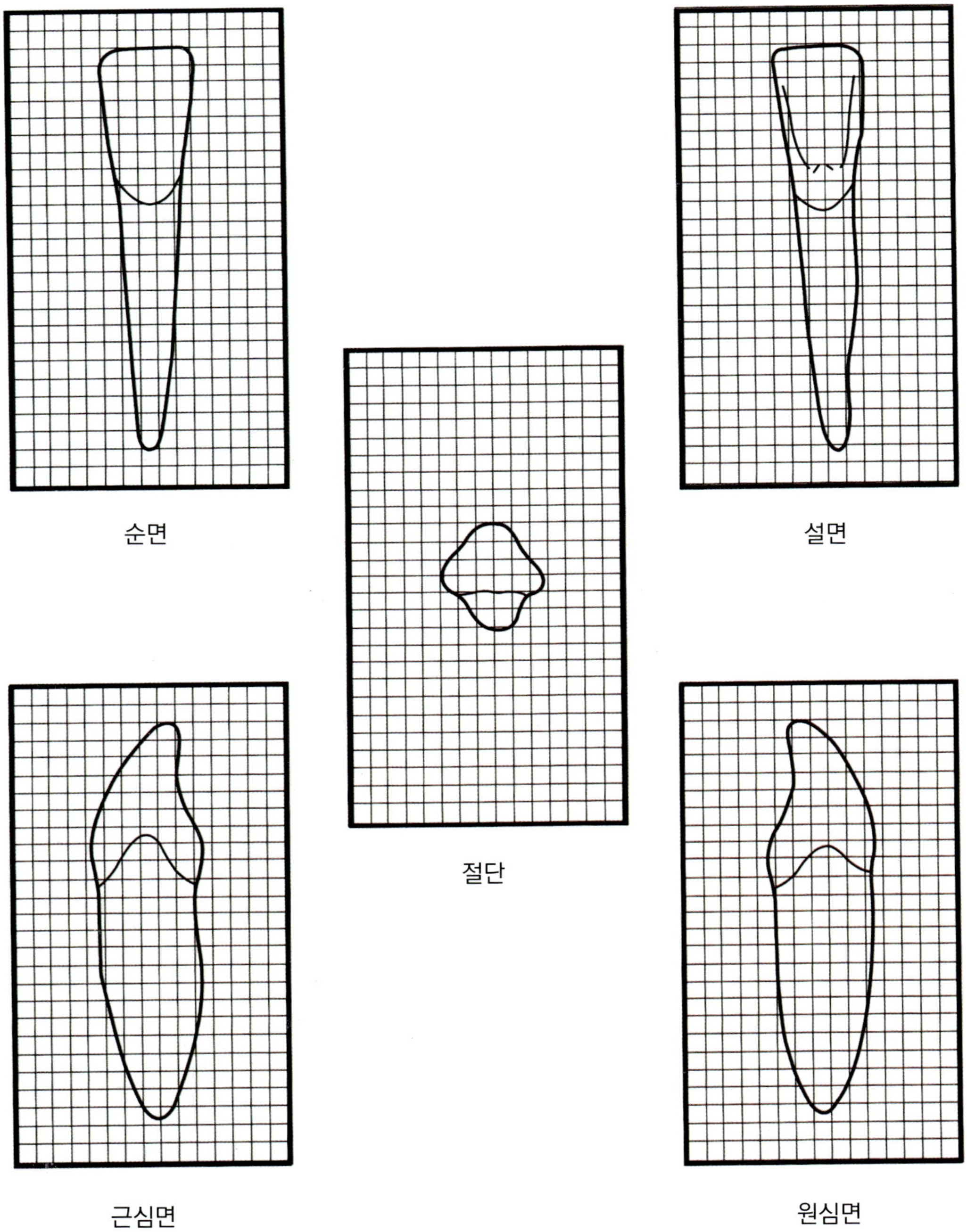

그림 3-29 하악 우측 중절치

4. 하악 측절치(Mandibular lateral incisor)

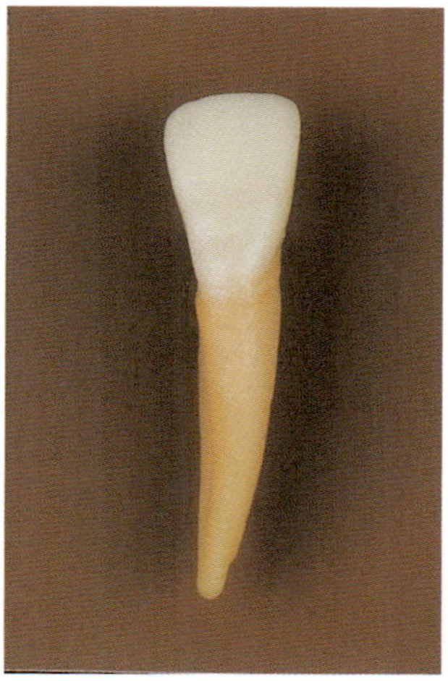

순면

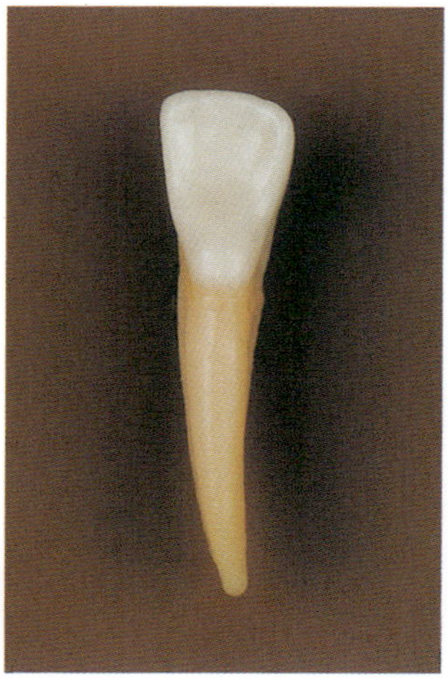

설면

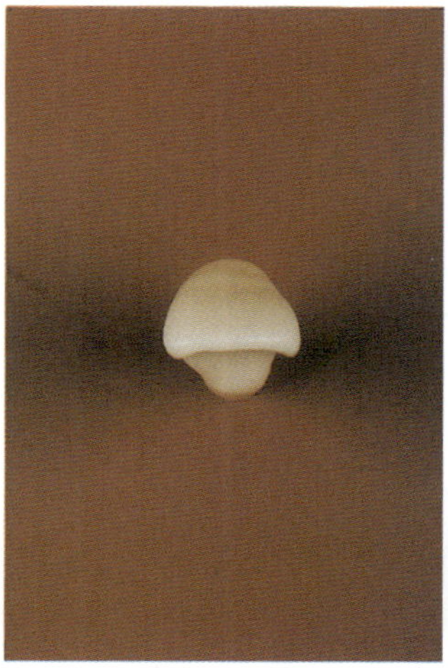

절단

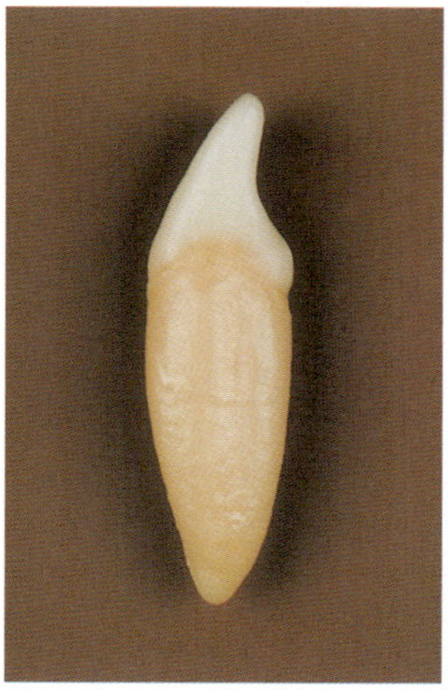

근심면

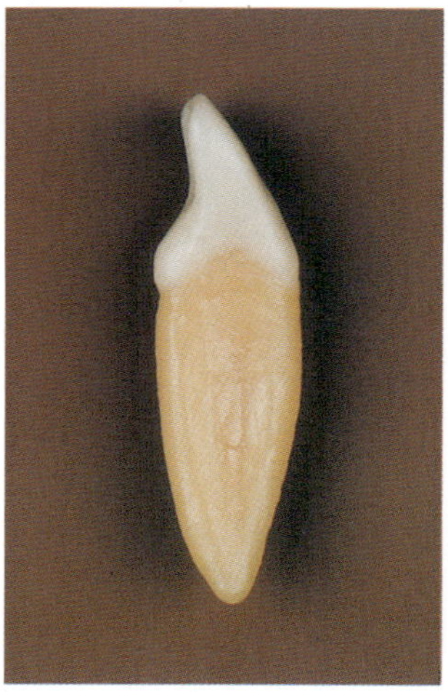

원심면

그림 4-1 **하악 우측 측절치**

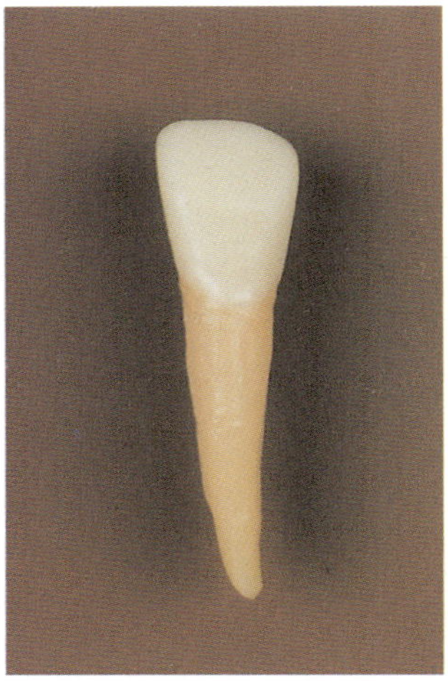

순면

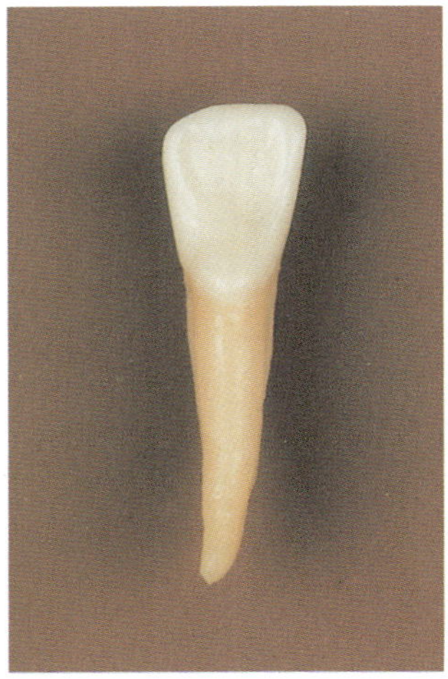

설면

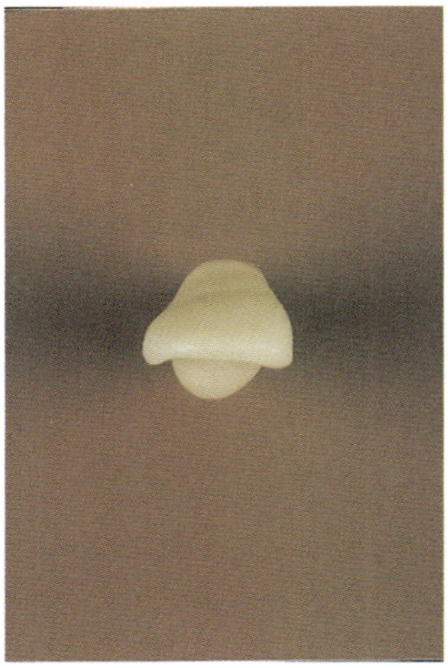

절단

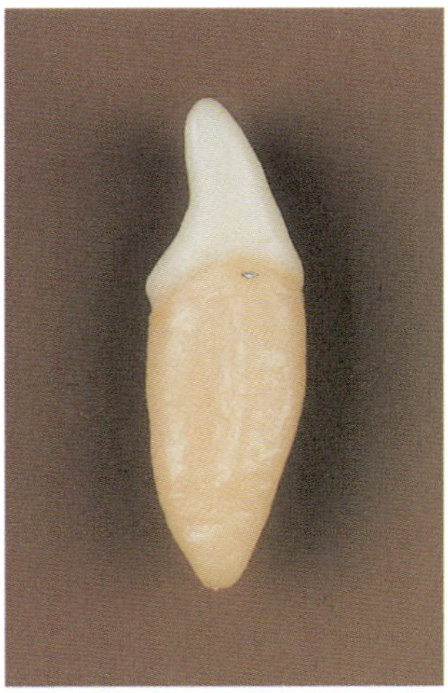

근심면

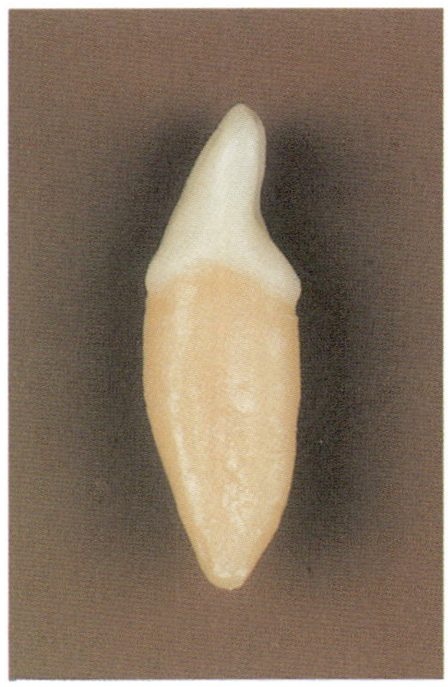

원심면

그림 4-2 하악 좌측 측절치

1) 이론의 요약

(1) 순면(Labial surface)

중절치와 비슷하나 측절치는 절단의 근원심경은 넓고 치경부로 갈수록 폭은 좁아진다. 근심연은 길고 직선적이며 원심연은 짧고 곡선적으로 나타나 근심반부와 원심반부는 비대칭적이다.

절단연은 근심에서 원심으로 경사져 있어 근심우각은 예리하고 원심우각은 둔하나 순면의 발육구와 융기된 부분은 미약하다.

(2) 설면(Lingual surface)

하악 중절치에서는 융기된 부위와 함몰된 부분이 대체적으로 평탄하게 나타난다. 그러나 측절치는 근원심변연융선의 발육상태가 양호하며 설면와도 뚜렷하게 나타난다.

(3) 접촉면(Contact surface)

근심면은 중절치와 비슷하나 원심면 보다는 조금 더 크고 길다. 접촉점의 위치는 절단 1/3부위에서 절단측에 가깝다.

원심면은 근심면과 비슷하나 원심우각이 치경측으로 더 내려가 있어 근심면보다 조금 작다. 따라서 접촉점의 위치도 절단 1/3부위에서 근심보다는 치경측에 더 가깝다.

(4) 절단(Incisal edge)

하악 중절치는 근심반부와 원심반부가 대칭적이었으나 측절치는 비대칭적이며 절단연은 중절치는 직선인데 비하여 측절치는 근심에서 원심으로 경사지고 설측으로 기울어져 있다.

상악 절치와 반대되는 점은 하악 중절치와 같이 근원심경보다 순설경이 더 크다.

2) 도해

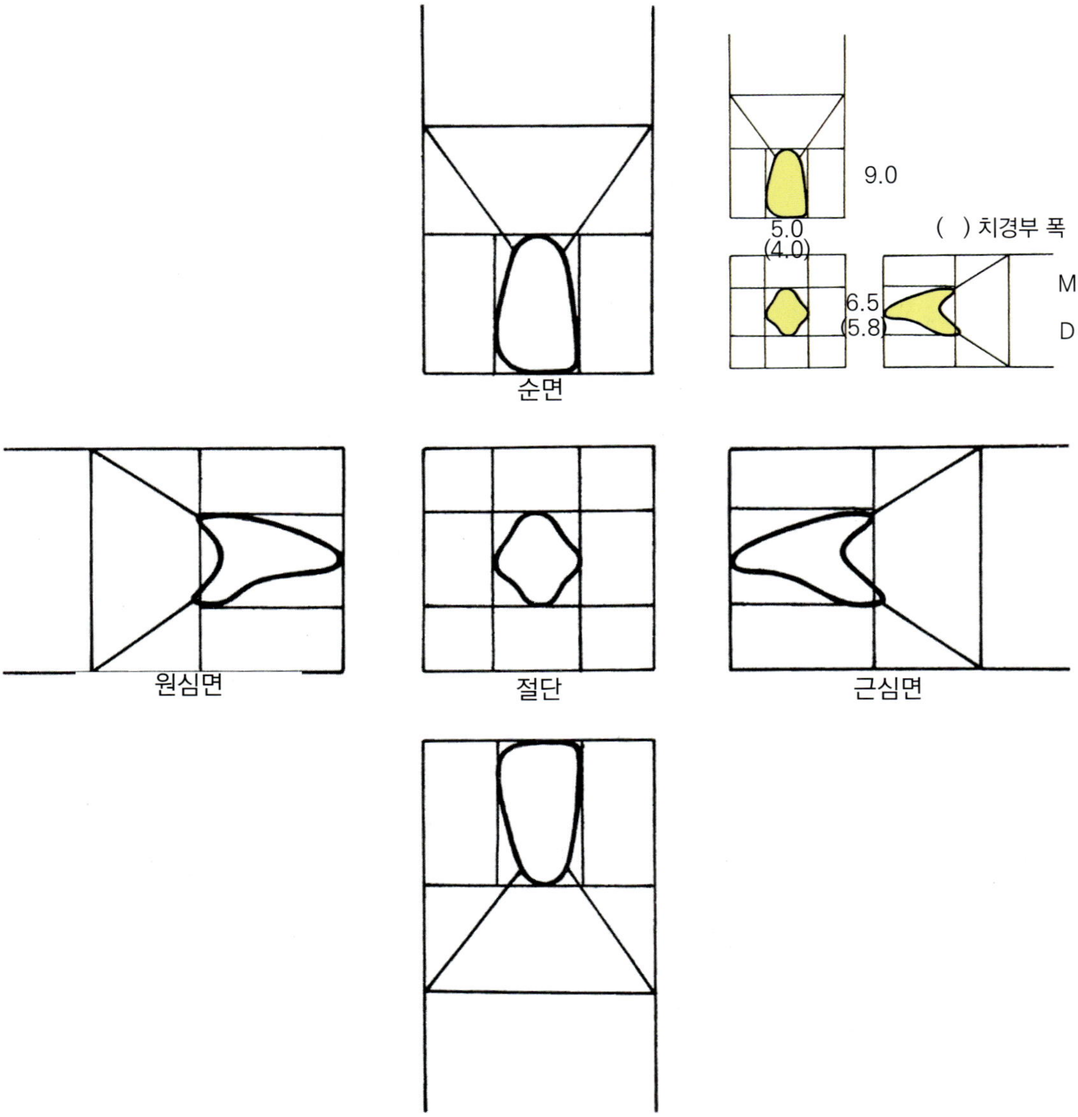

그림 4-3 **하악 좌측 측절치**

3) 조각 과정

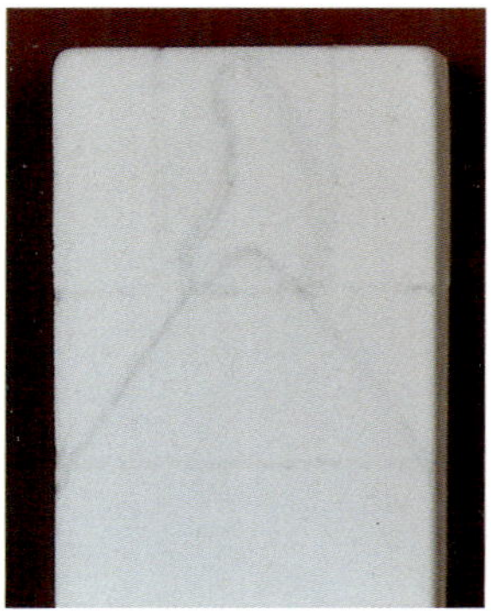

그림 4-4
근심면에 그려져 있는 외형

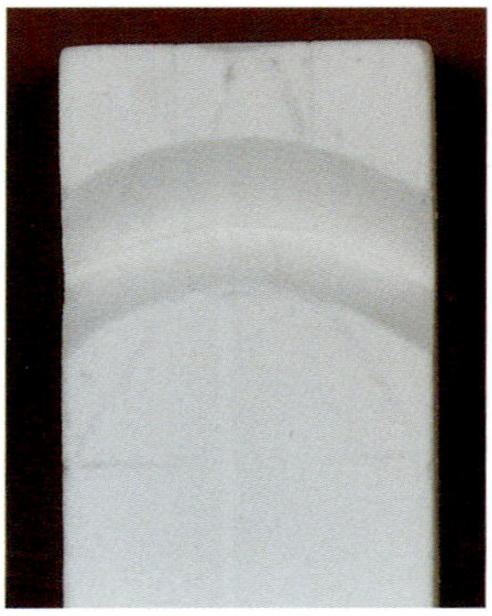

그림 4-5
근심면의 치경연을 중심으로 V자로 삭제하여 치경연을 형성한다.

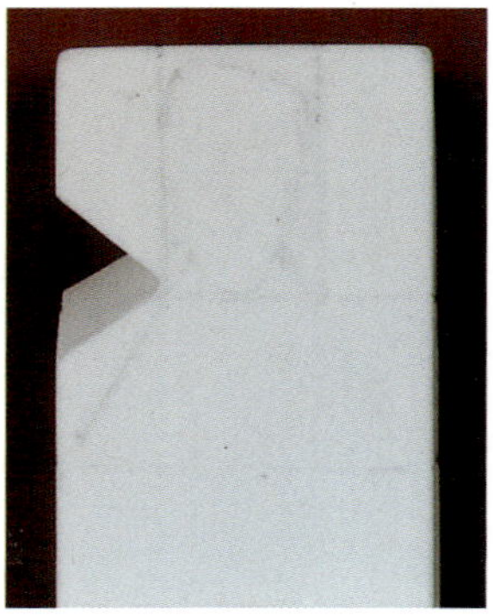

그림 4-6
삭제한 후 순면의 형태 그리고 근심면의 치경연 깊이

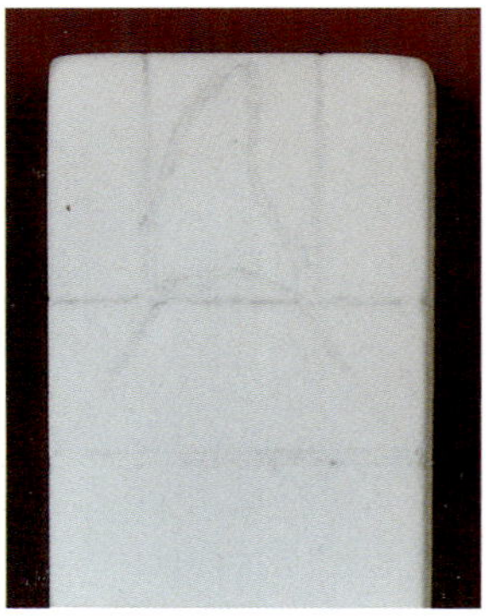

그림 4-7
원심면에 그려져 있는 외형

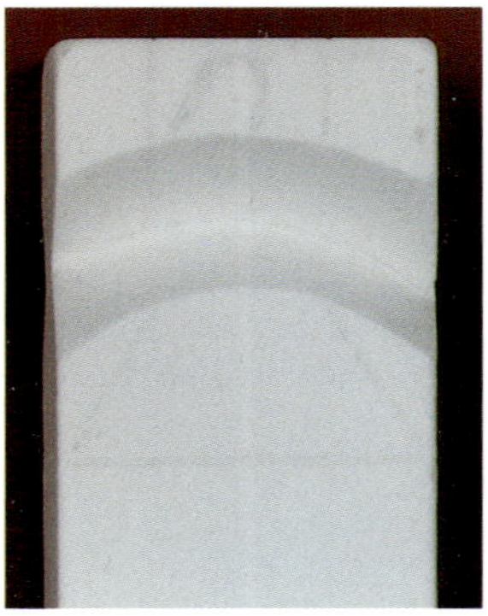

그림 4-8
원심면의 치경연을 중심으로 V자로 삭제하여 치경연을 형성한다.

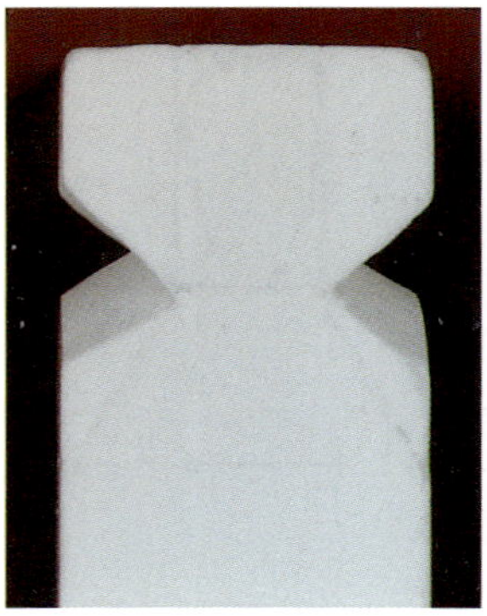

그림 4-9
삭제한 후 설면의 형태 그리고 원심면의 치경연 깊이

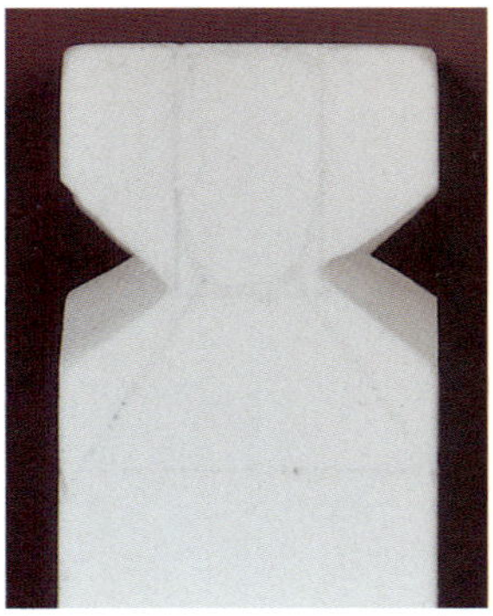

▮ 그림 4-10
순면의 외형을 중심으로 삭제 한다.

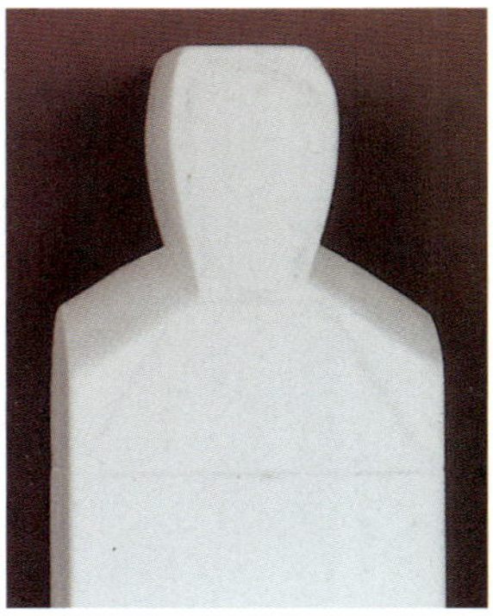

▮ 그림 4-11
삭제한 후 순면의 형태

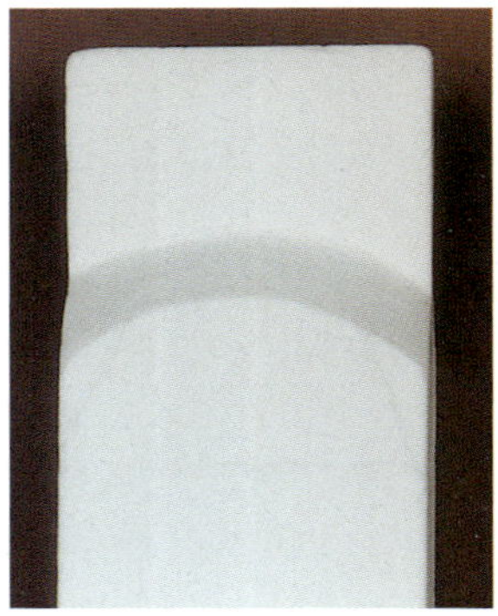

▮ 그림 4-12
삭제한 후 근심면의 형태

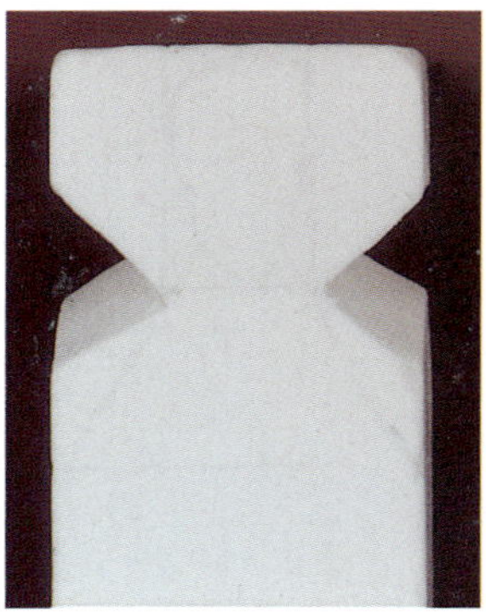

▮ 그림 4-13
설면의 외형을 중심으로 삭제 한다.

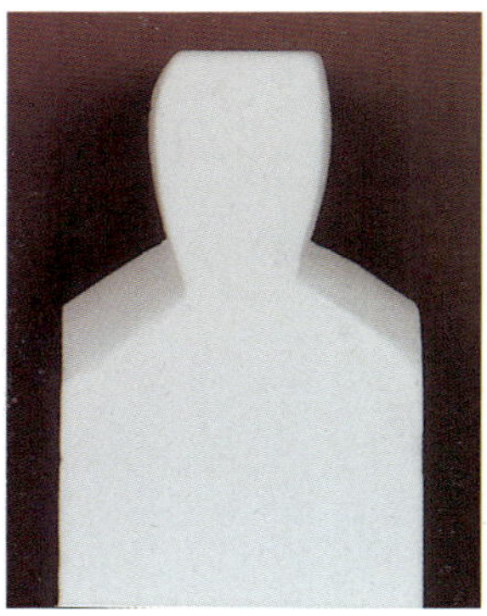

▮ 그림 4-14
삭제한 후 설면의 형태

▮ 그림 4-15
삭제한 후 원심면의 형태

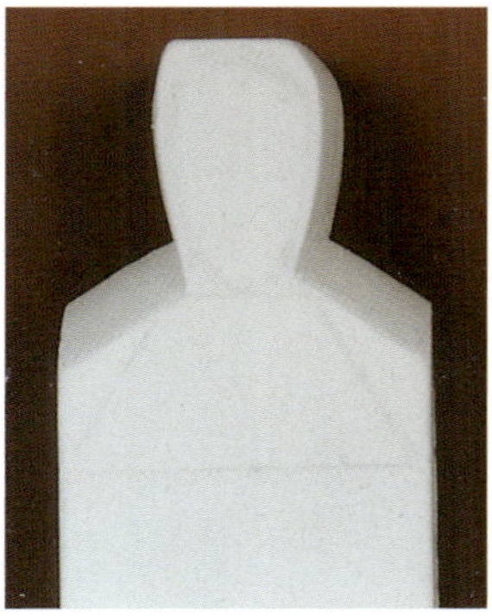

▌그림 4-16
순면의 치경연을 중심으로 V자로 삭제하여 치경연을 형성한다.

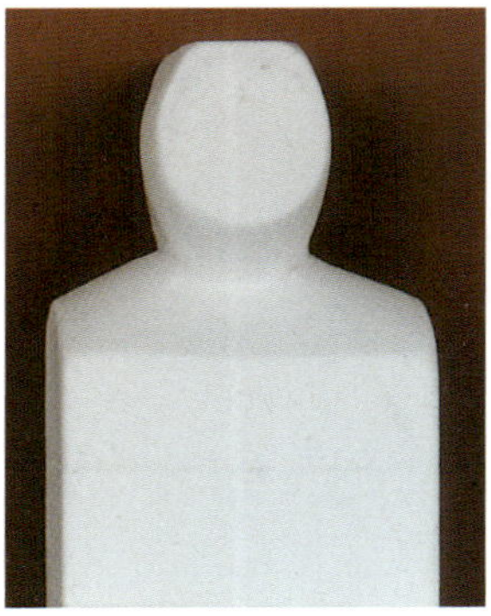

▌그림 4-17
삭제한 후 순면의 형태

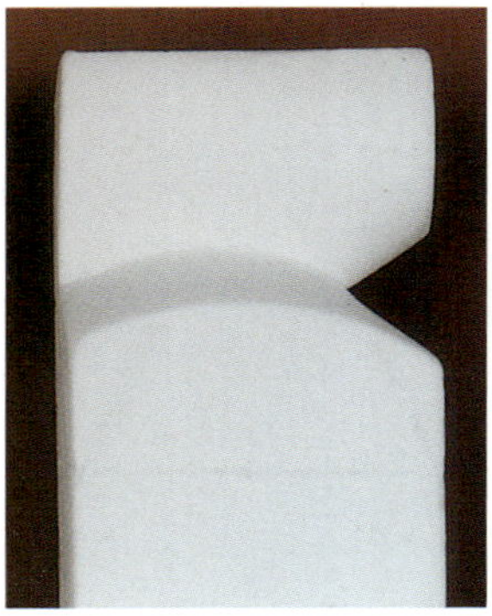

▌그림 4-18
삭제한 후 근심면의 형태 그리고 순면의 치경연 깊이

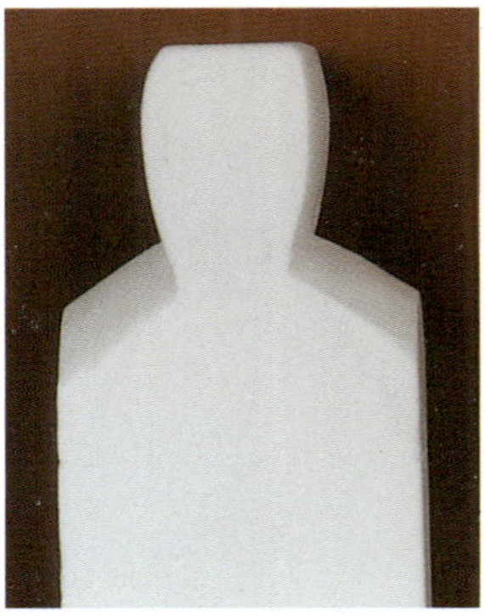

▌그림 4-19
설면의 치경연을 중심으로 V자로 삭제하여 치경연을 형성한다.

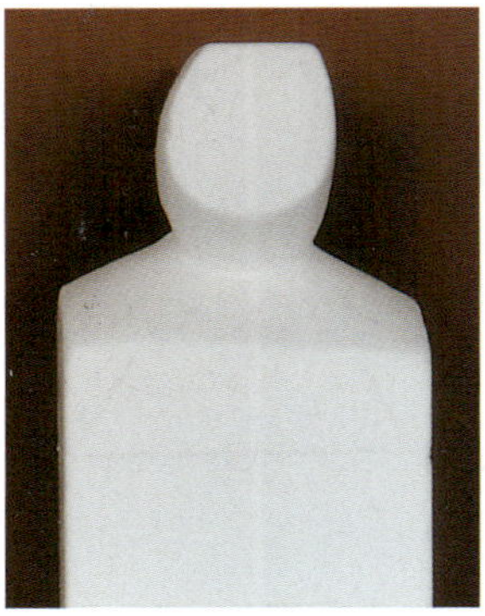

▌그림 4-20
삭제한 후 설면의 형태

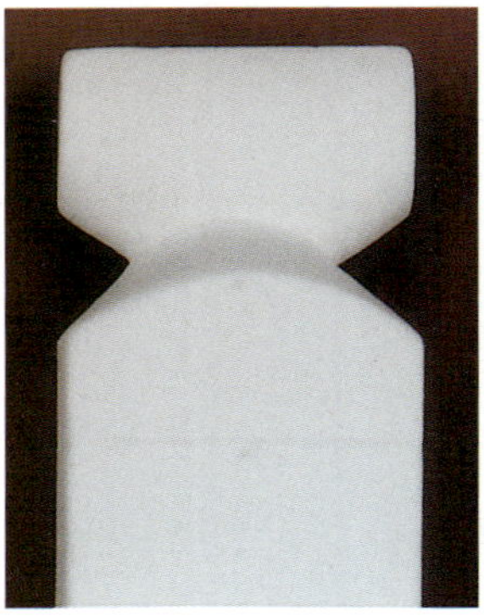

▌그림 4-21
삭제한 후 원심면의 형태 그리고 설면의 치경연 깊이

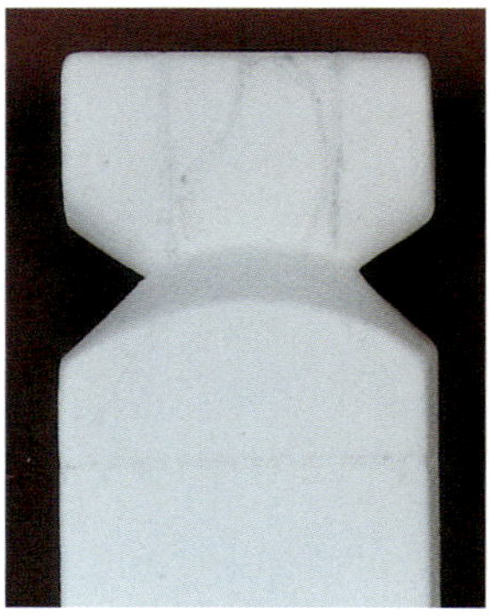

그림 4-22

절단에서 순설의 폭을 연장하여 순측연과 설측연을 다시 그린다.

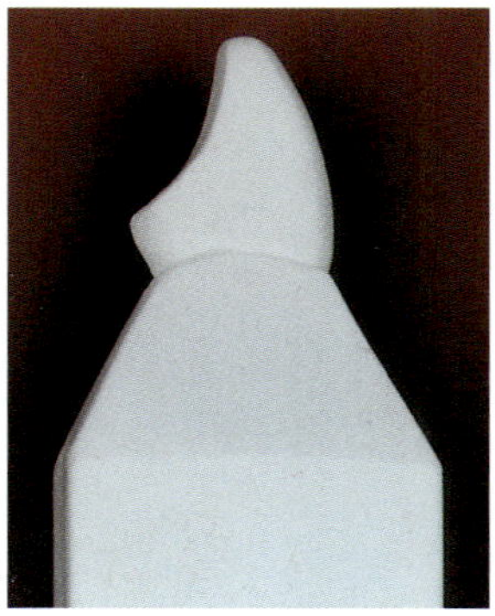

그림 4-23

삭제한 후 근심면의 형태

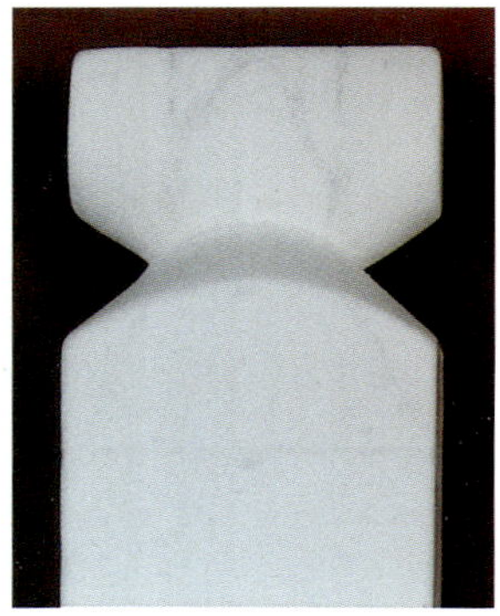

그림 4-24

절단에서 순설의 폭을 연장하여 순측연과 설측연을 다시 그린다.

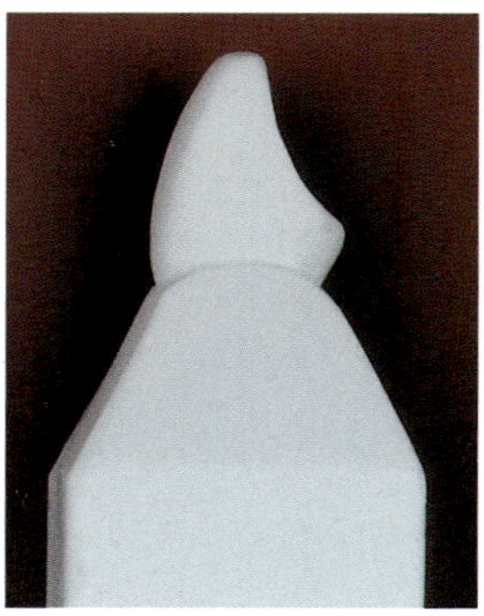

그림 4-25

삭제한 후 원심면의 형태

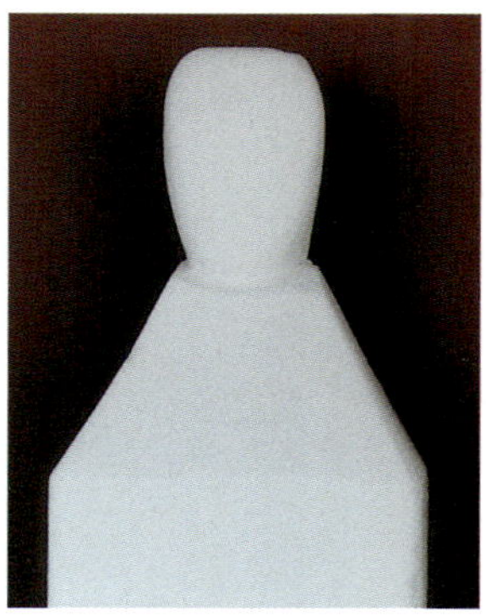

그림 4-26

전체적인 외형이 형성되면 치관의 길이 근원심폭, 순설의 폭을 확인한다.

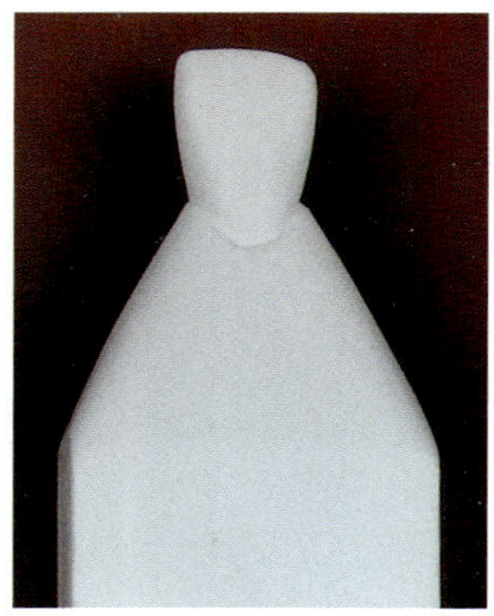

그림 4-27

각 치면의 남겨둔 부분을 삭제하여 둥글게 한 다음 각 치면을 다듬어 완성한다.

4) 완성

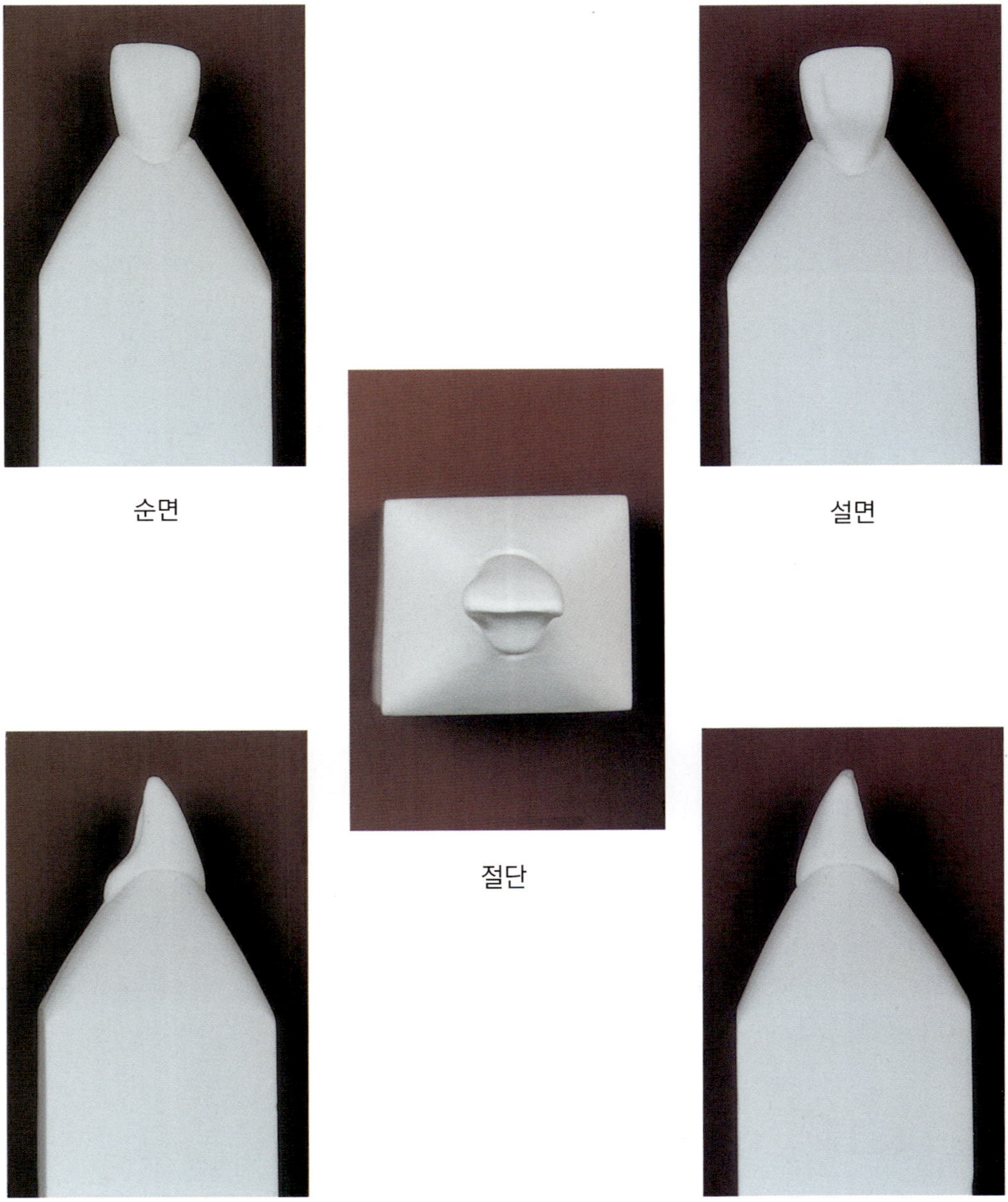

그림 4-28 **하악 좌측 측절치**

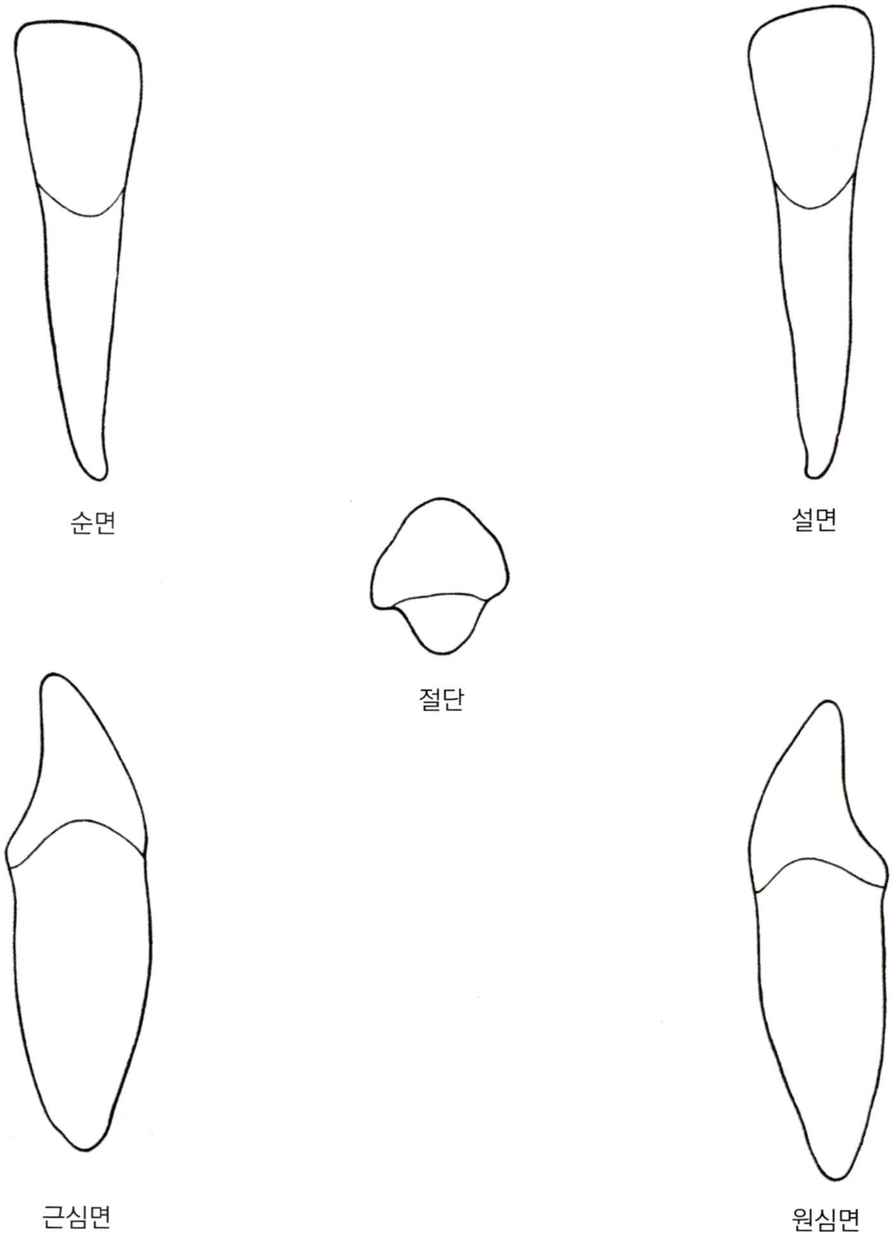

그림 4-29 하악 좌측 측절치

Ⅱ 견치(Canine)

1. 상악 견치(Maxillary canine)

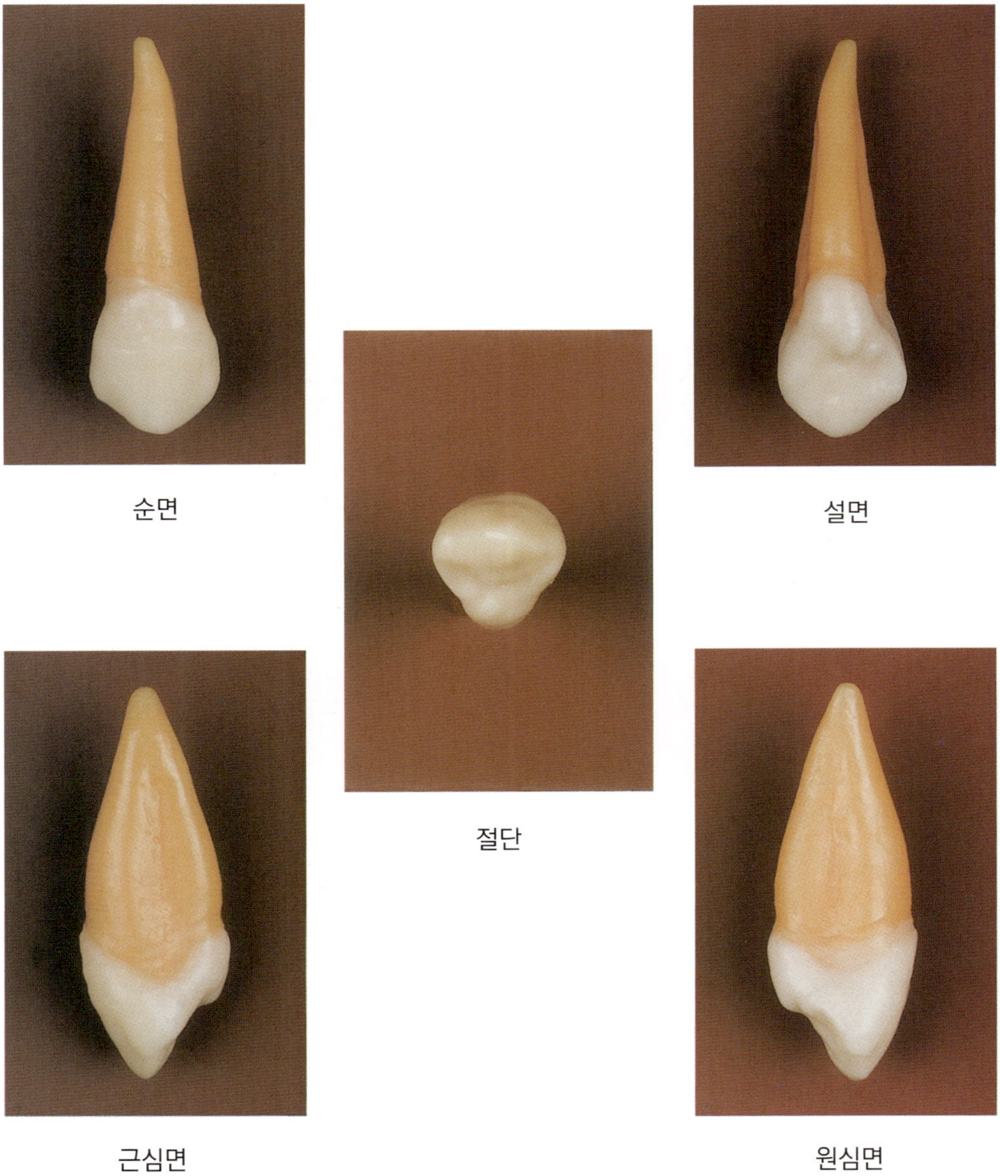

▍그림 5-1 **상악 우측 견치**

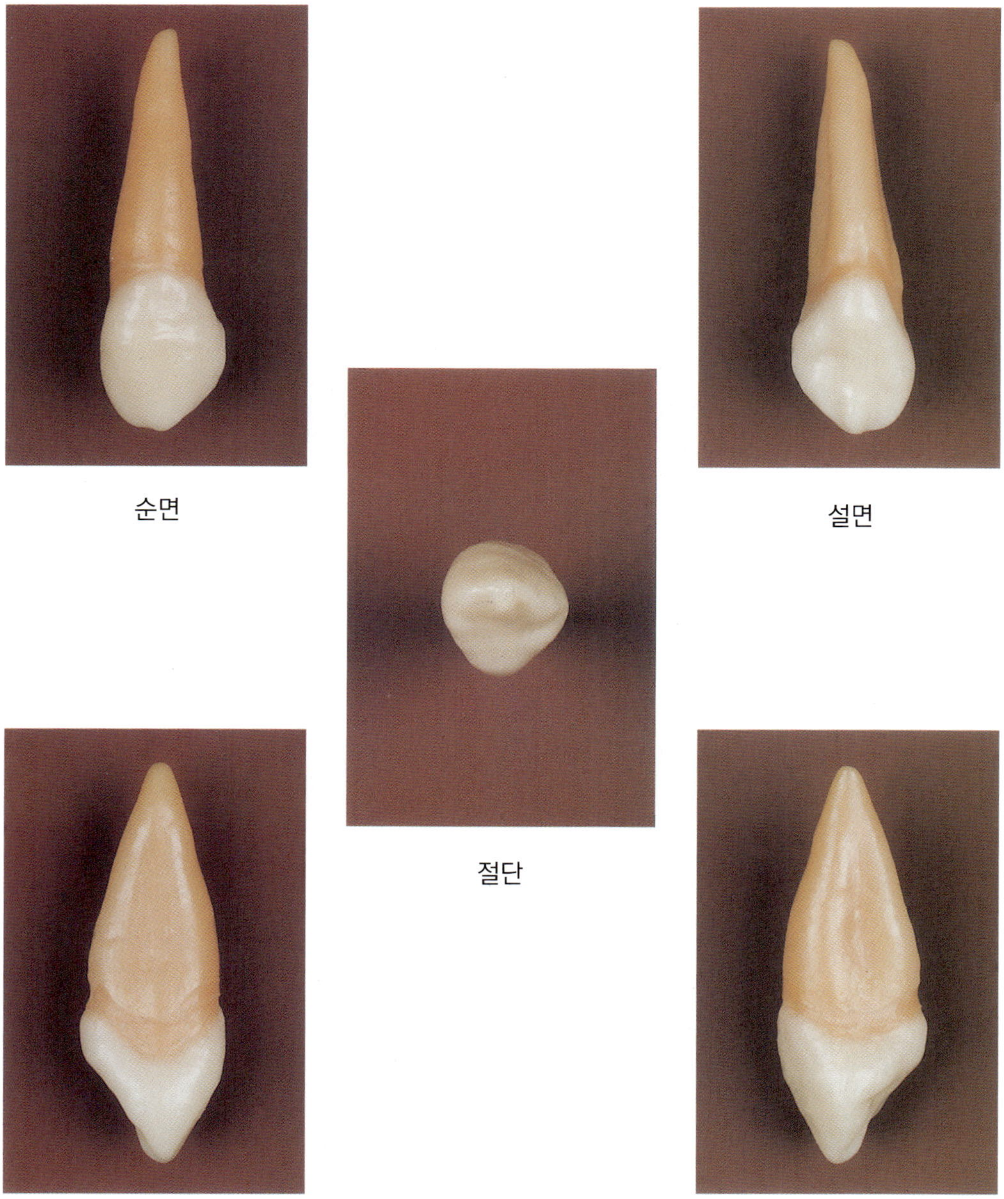

그림 5-2 상악 좌측 견치

1) 이론의 요약

(1) 순면(Labial surface)

순면은 4개의 연으로 구성되며 그 외형은 5각형을 나타낸다.

근심순면구와 원심순면구에 의해 3개의 융선을 나타내며 그 중에서 중앙순면융선이 잘 발달되어 있다. 첨두가 근원심의 중앙보다 약간 근심측에 치우쳐 있어 근심절단연은 짧고 원심절단연은 길다.

첨두에서 치경부로 내려가는 중앙순면융선의 발육이 양호하다. 이 융선을 중심으로 근심반부와 원심반부로 나누어 근심반부는 근심사면, 원심반부는 원심사면이라 하며 근심사면은 전치부의 만곡에, 원심사면은 구치부의 만곡에 관계한다.

견치의 순면은 발육이 양호하여 근원심경보다 순설경이 더 크게 나타난다

(2) 설면(Lingual surface)

순면과 외형이 비슷하나 순측에서 설측으로 폭이 좁아져 순면의 근원심경보다 작아 V자형에 가깝다. 설면의 발육상태는 양호하여 근심변연융선과 원심변연융선은 뚜렷하며 첨두에서 설면치경결절까지 연결된 융선을 설면융선이라 한다.

설면융선을 중심으로 근심측의 함몰부를 근심설면와라 하고 원심측의 함몰부를 원심설면와라 한다.

(3) 접촉면(Contact surface)

접촉면은 3개의 연으로 구성되며 순측연은 중앙순면융선으로 인하여 볼록한 곡선을 나타낸다. 근심면은 대체로 크고 원심면은 근심면과 비슷하나 조금작고 더 풍융하다. 근심면의 접촉점은 절단 1/3부위와 중앙 1/3부위의 경계부에 있으며 원심면은 근심보다 치경측에 가까운 중앙 1/3부위에 위치한다.

(4) 절단(Incisal surface)

절치와는 달리 순설면의 발육이 양호하여 근원심경 보다는 순설경이 크고 절단은 두껍다. 첨두는 순설경의 중앙보다 약간 순측에 그리고 근심측에 위치하여 근심반부는 좁으나 원심반부보다 더 풍융하고 돌출되어 있으며 원심반부는 넓고 평탄하다.

2) 도해

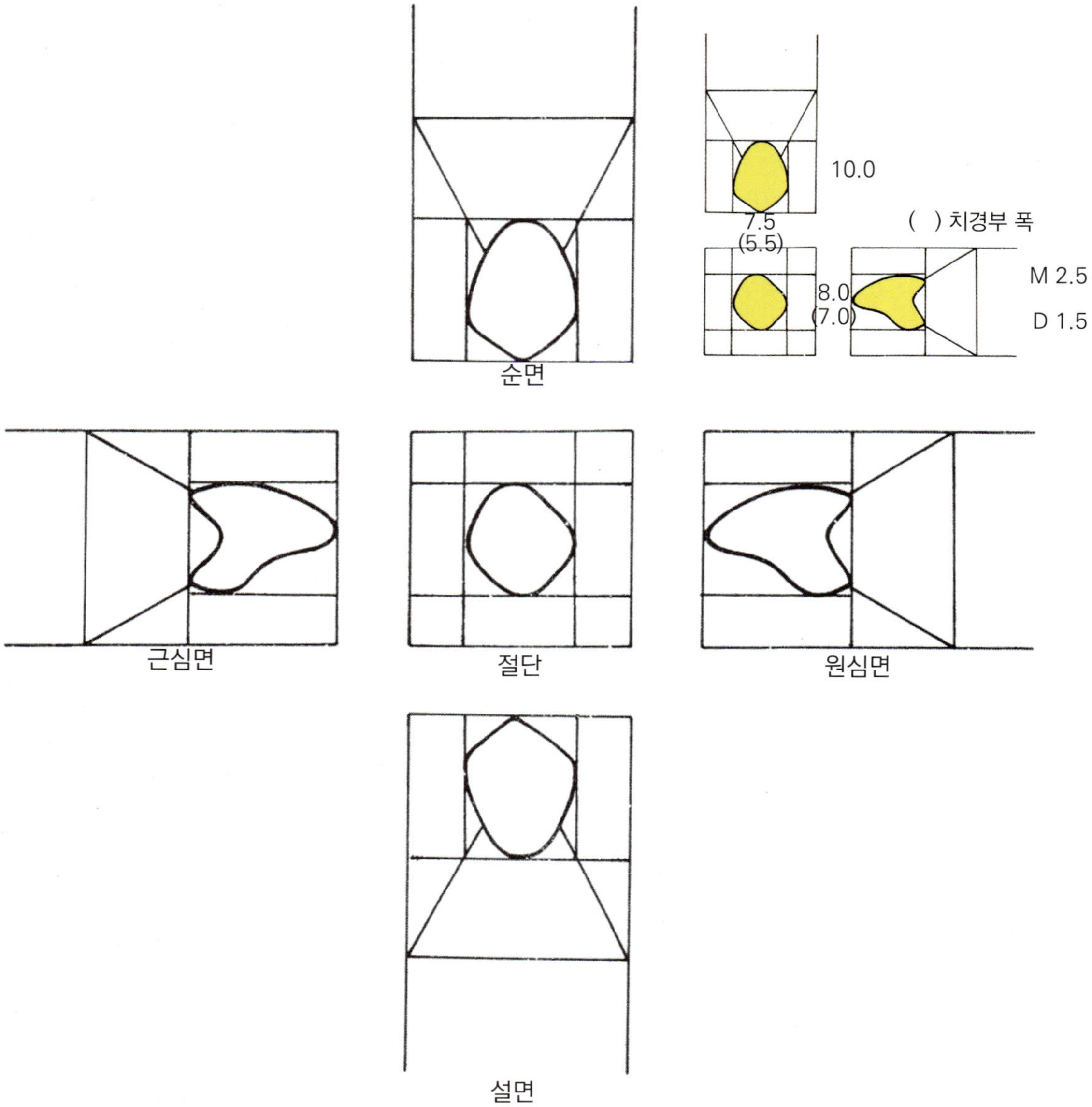

그림 5-3 상악 좌측 견치

3) 조각 과정

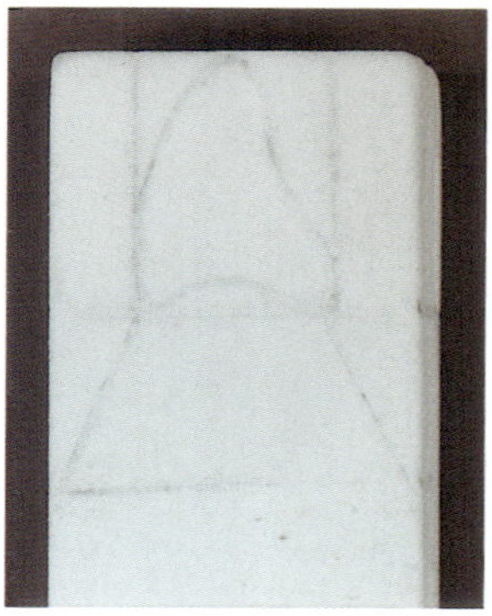

그림 5-4
근심면에 그려져 있는 외형

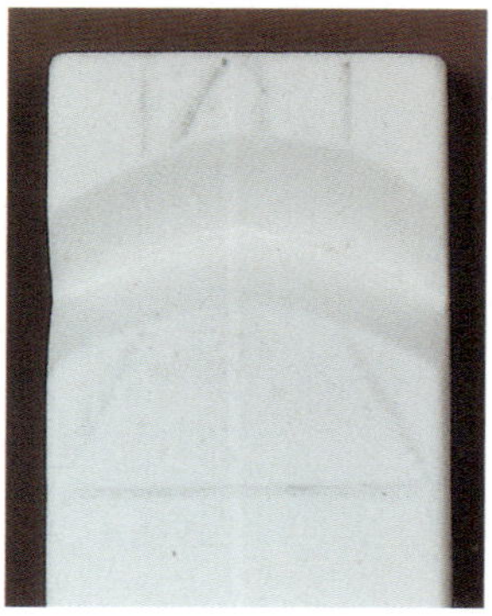

그림 5-5
근심면의 치경연을 중심으로 V자로 삭제하여 치경연을 형성한다.

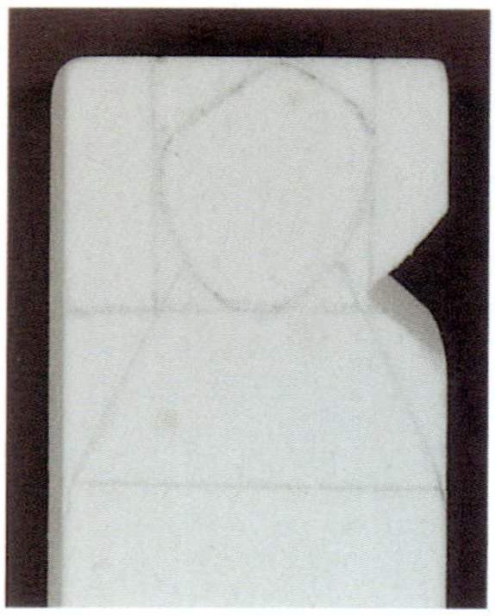

그림 5-6
삭제한 후 순면의 형태 그리고 근심면의 치경연 깊이

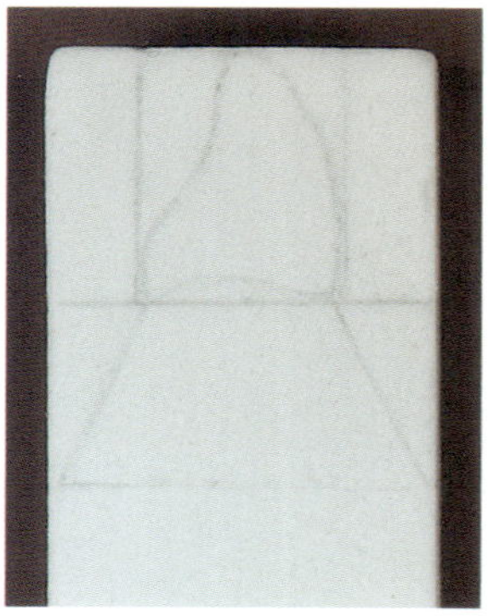

그림 5-7
원심면에 그려져 있는 외형

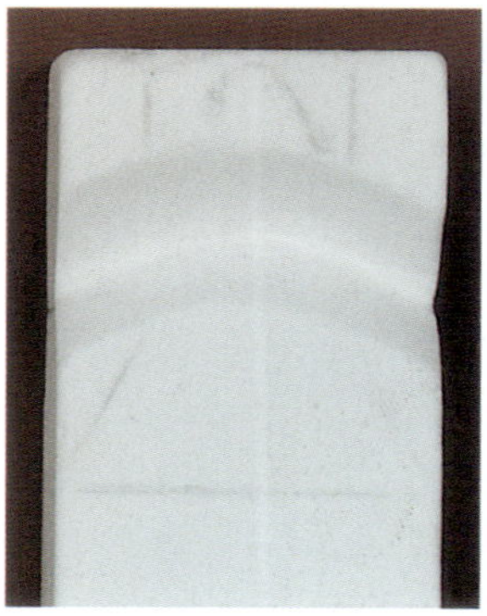

그림 5-8
원심면의 치경연을 중심으로 V자로 삭제하여 치경연을 형성한다.

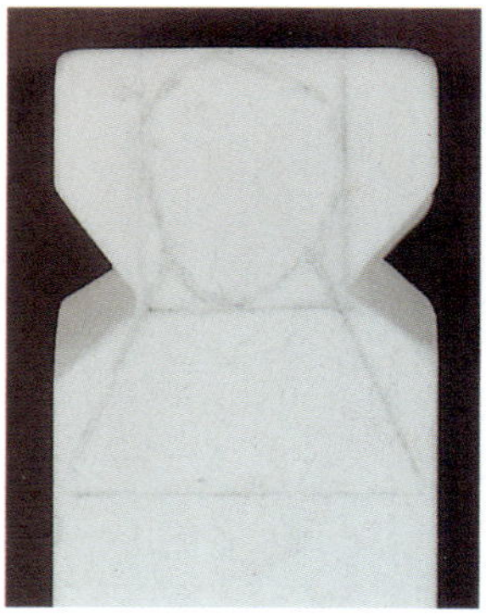

그림 5-9
삭제한 후 설면의 형태 그리고 원심면의 치경연 깊이

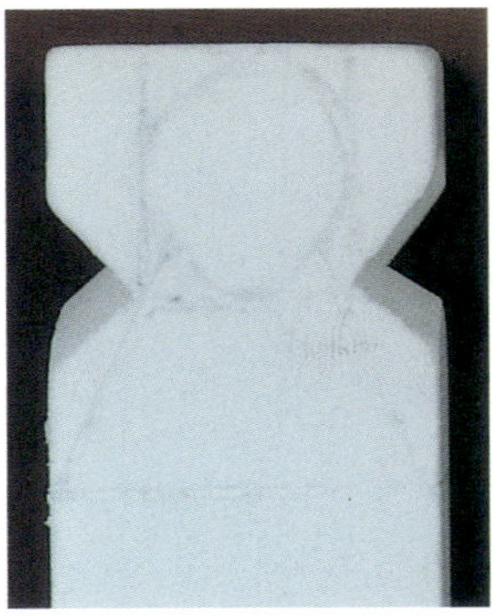

▮ 그림 5-10
순면의 외형을 중심으로 삭제 한다.

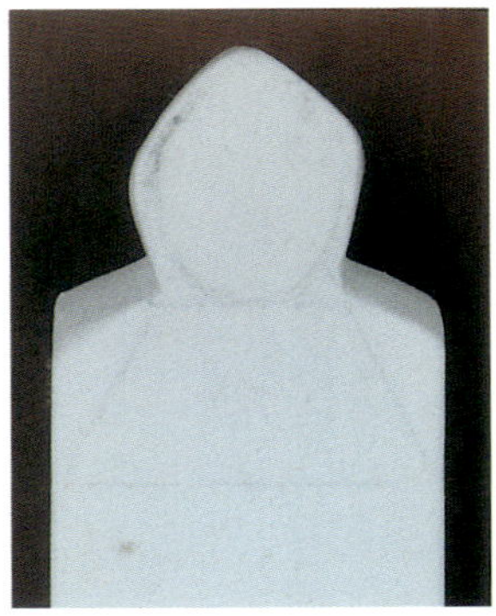

▮ 그림 5-11
삭제한 후 순면의 형태

▮ 그림 5-12
삭제한 후 근심면의 형태

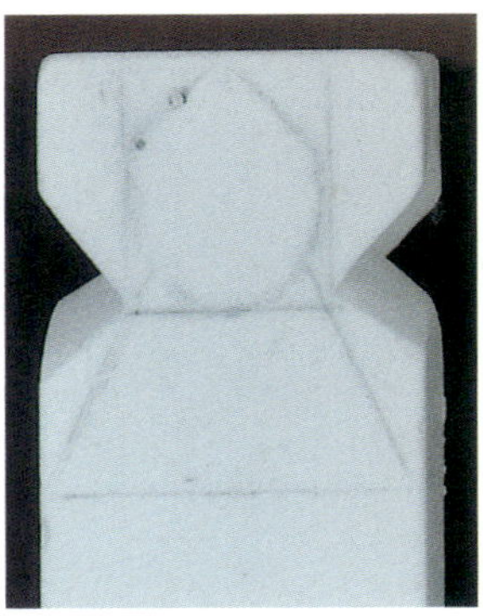

▮ 그림 5-13
설면의 외형을 중심으로 삭제 한다.

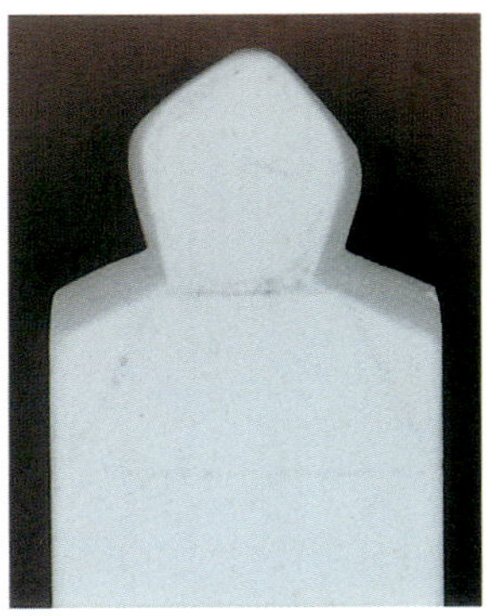

▮ 그림 5-14
삭제한 후 설면의 형태

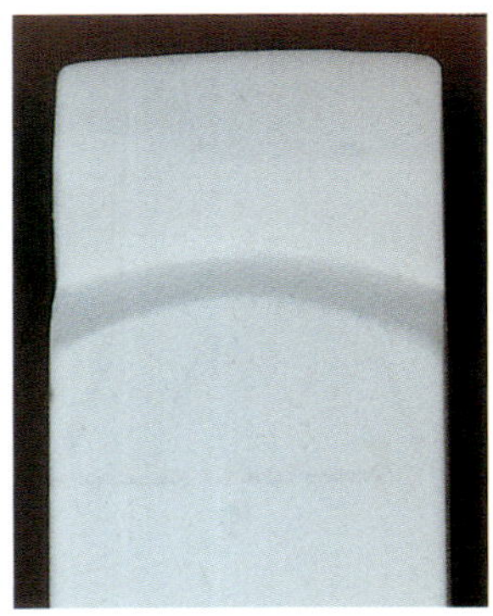

▮ 그림 5-15
삭제한 후 원심면의 형태

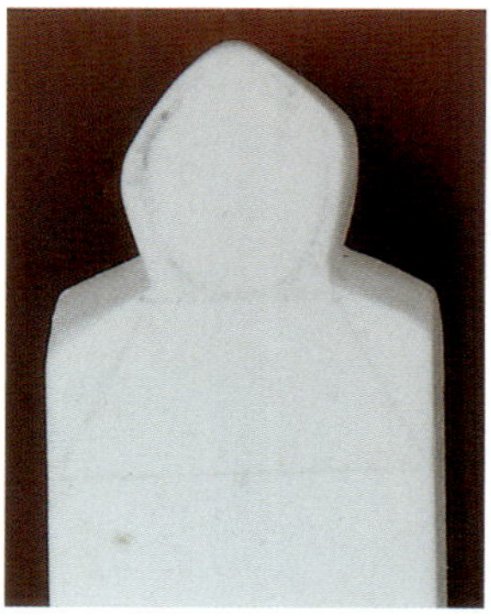

그림 5-16
순면의 치경연을 중심으로 V자로 삭제하여 치경연을 형성한다.

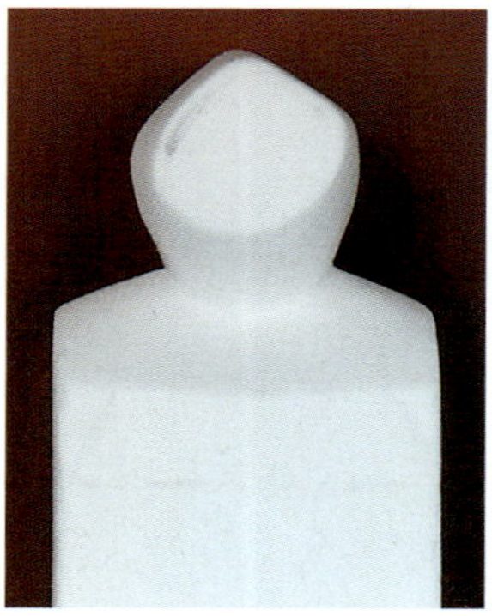

그림 5-17
삭제한 후 순면의 형태

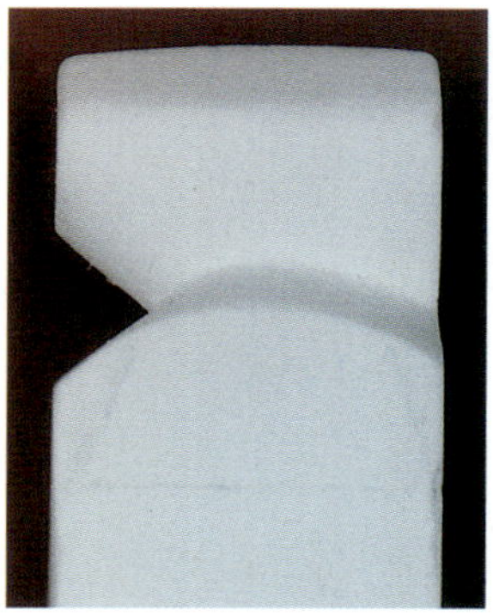

그림 5-18
삭제한 후 근심면의 형태 그리고 순면의 치경연 깊이

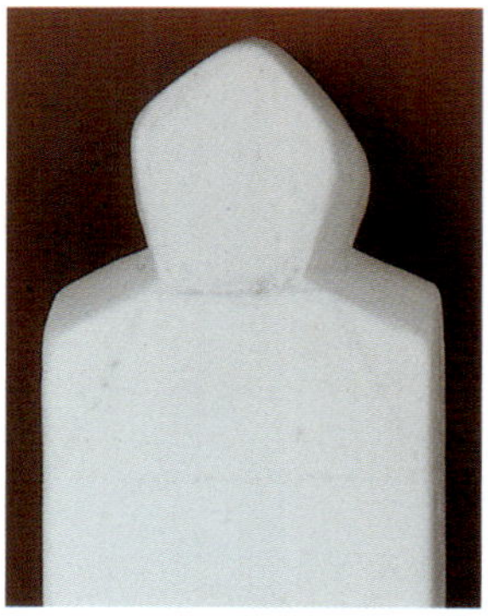

그림 5-19
설면의 치경연을 중심으로 V자로 삭제하여 치경연을 형성한다.

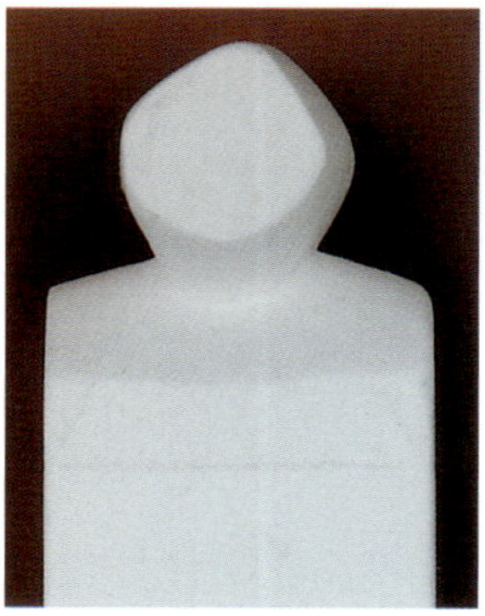

그림 5-20
삭제한 후 설면의 형태

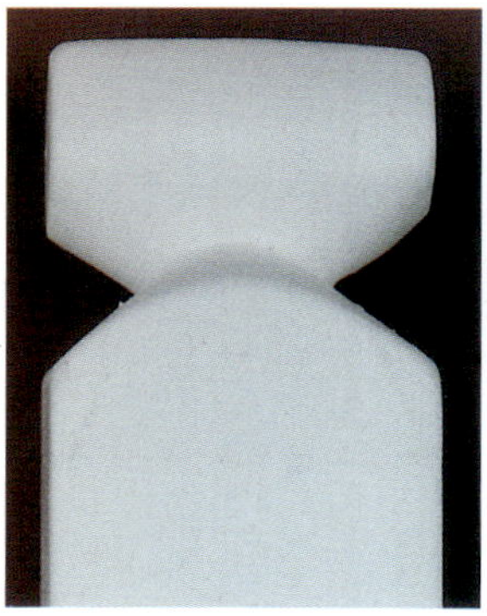

그림 5-21
삭제한 후 원심면의 형태 그리고 설면의 치경연 깊이

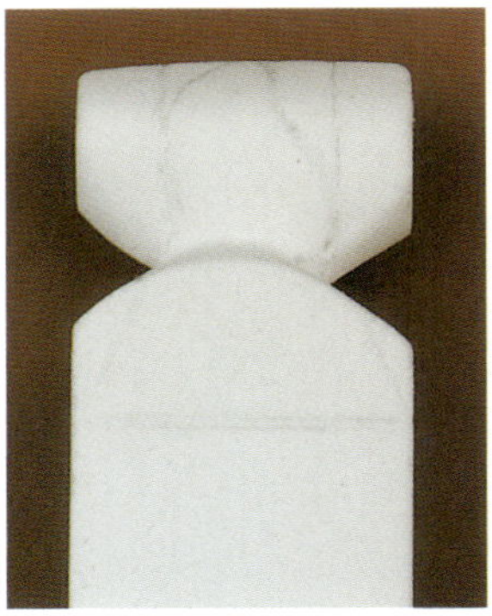

그림 5-22
절단에서 순설의 폭을 연장하여 순측연과 설측연을 다시 그린다.

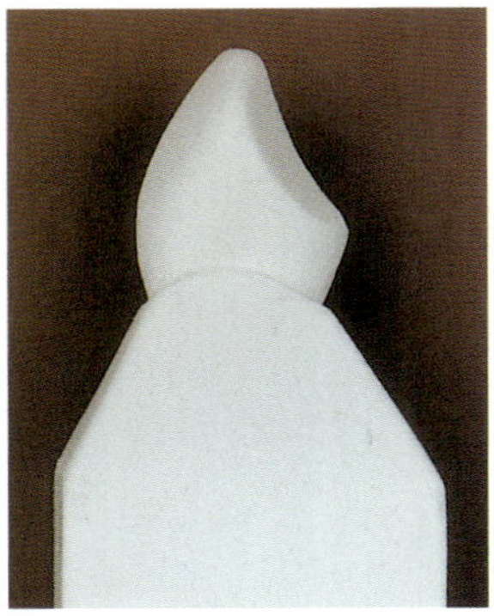

그림 5-23
삭제한 후 근심면의 형태

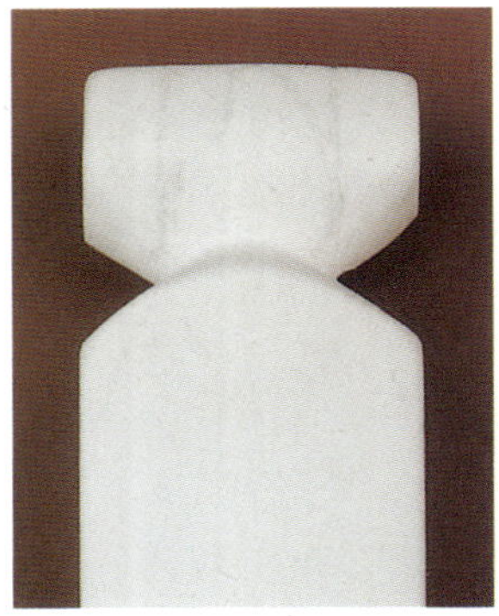

그림 5-24
절단에서 순설의 폭을 연장하여 순측연과 설측연을 다시 그린다.

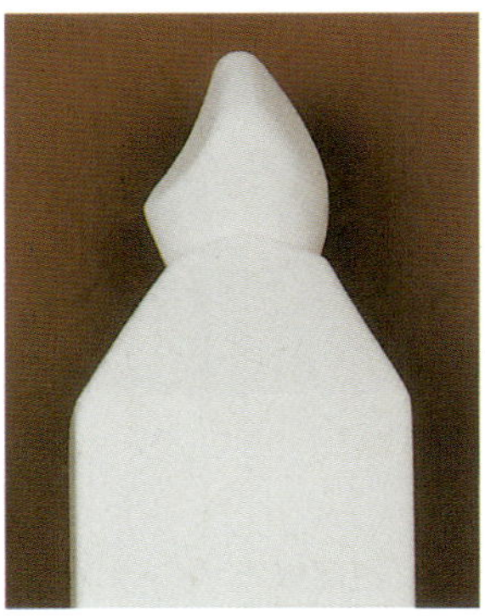

그림 5-25
삭제한 후 원심면의 형태

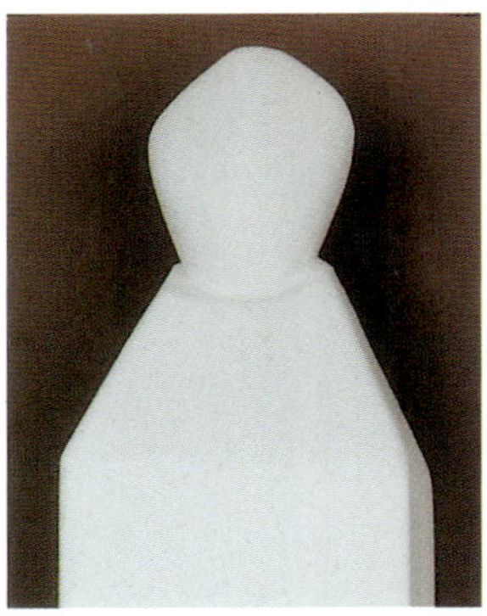

그림 5-26
전체적인 외형이 형성되면 치관의 길이 근원심폭, 순설의 폭을 확인한다.

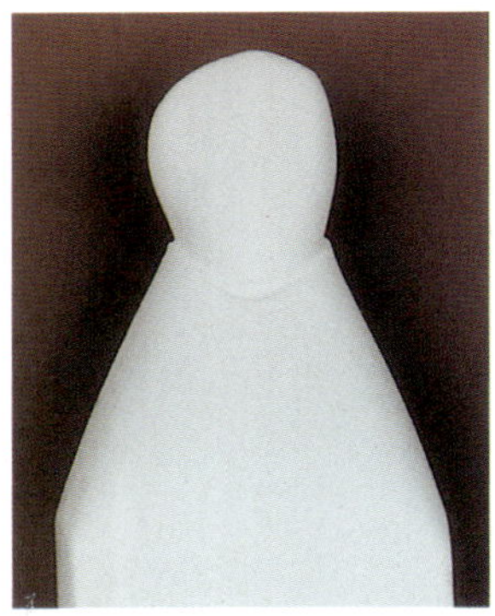

그림 5-27
각 치면의 남겨둔 부분을 삭제하여 둥글게 한 다음 각 치면을 다듬어 완성한다.

4) 완성

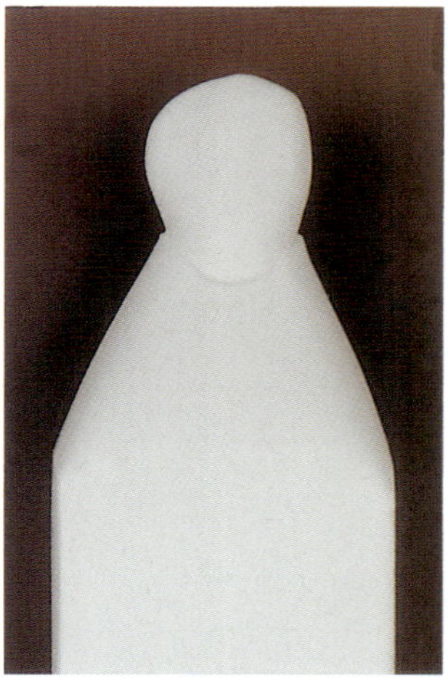

순면

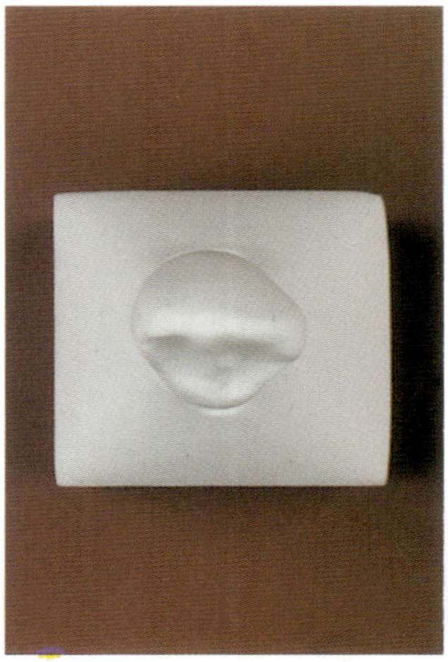

절단

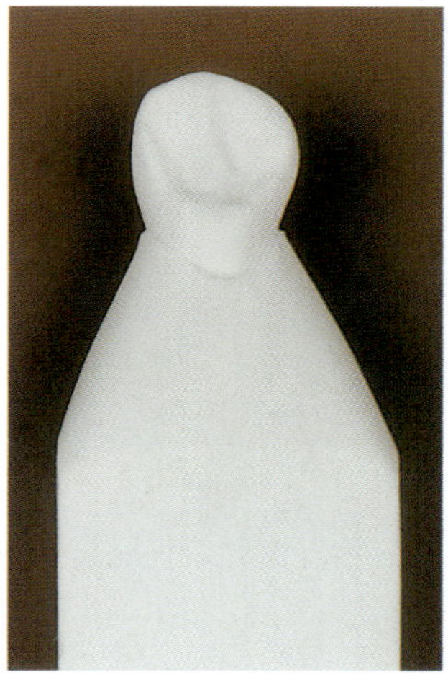

설면

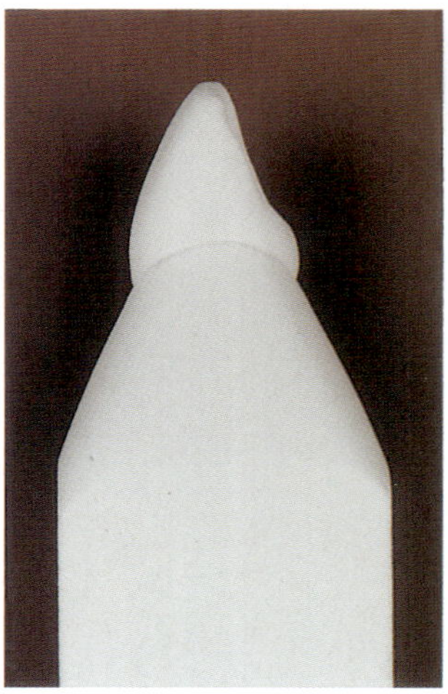

근심면

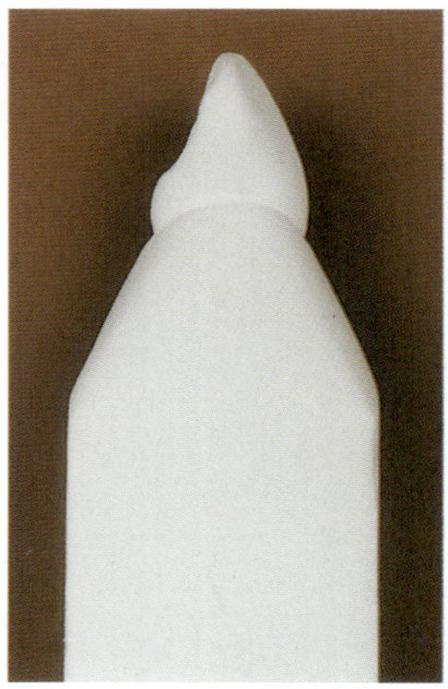

원심면

그림 5-28 **상악 좌측 견치**

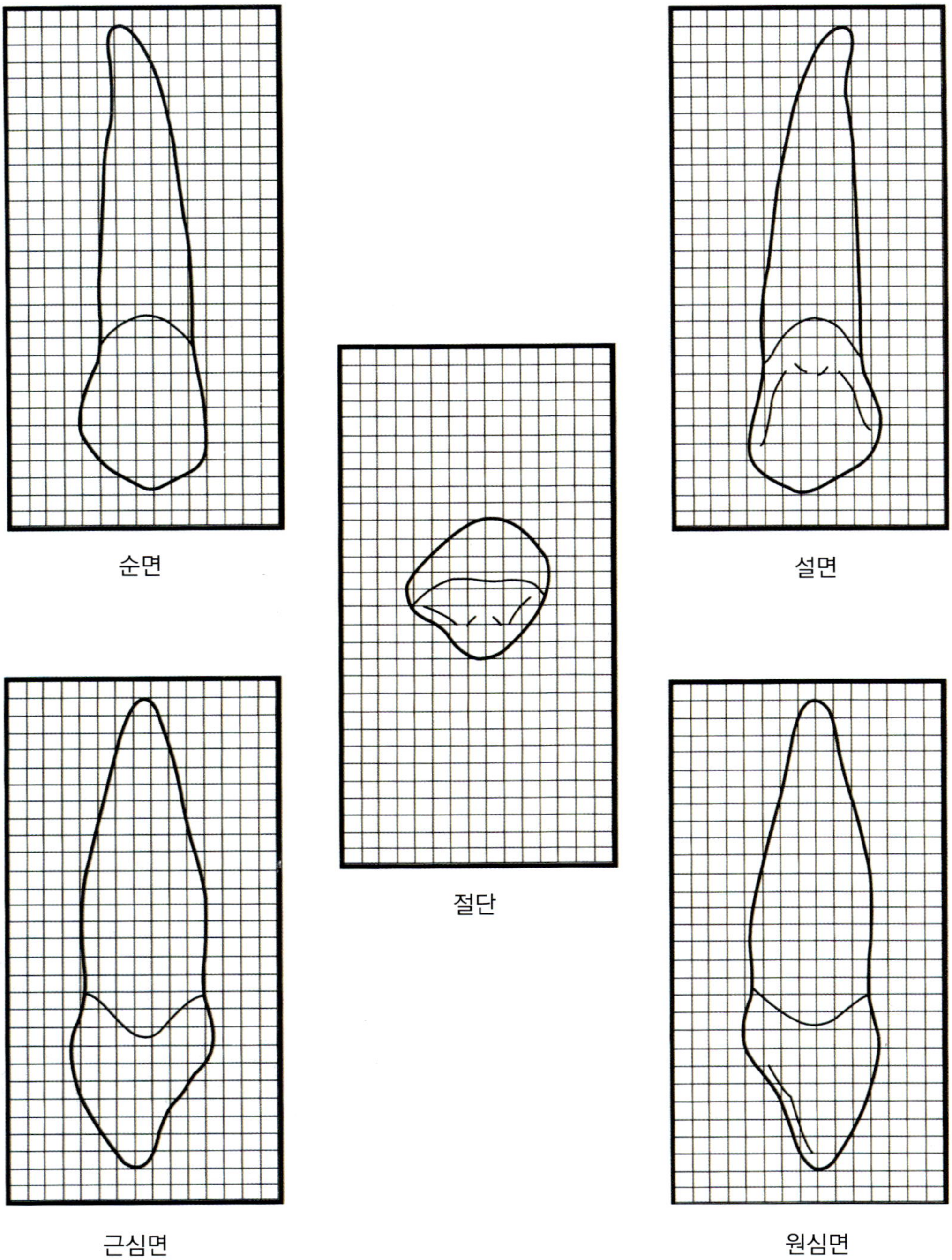

그림 5-29 **상악 우측 견치**

2. 하악 견치(Mandibular canine)

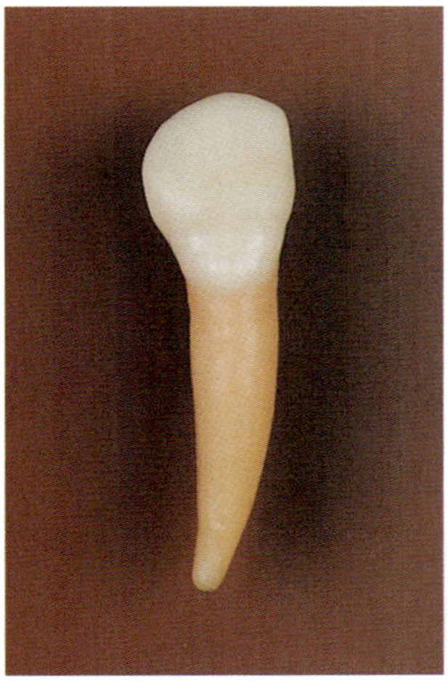

순면

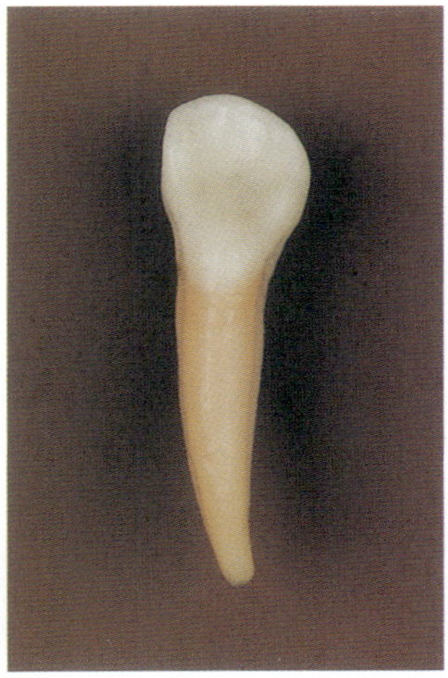

설면

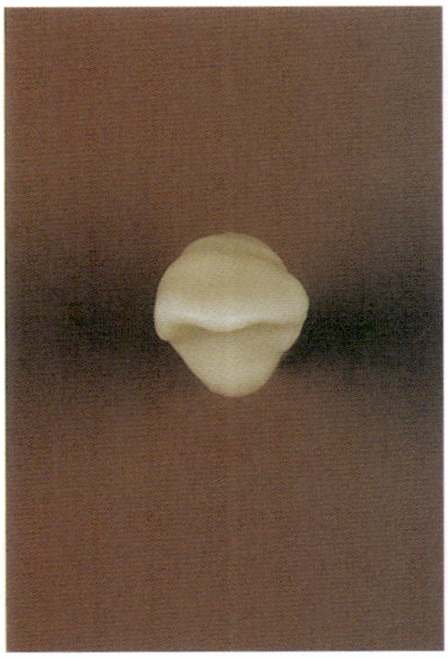

절단

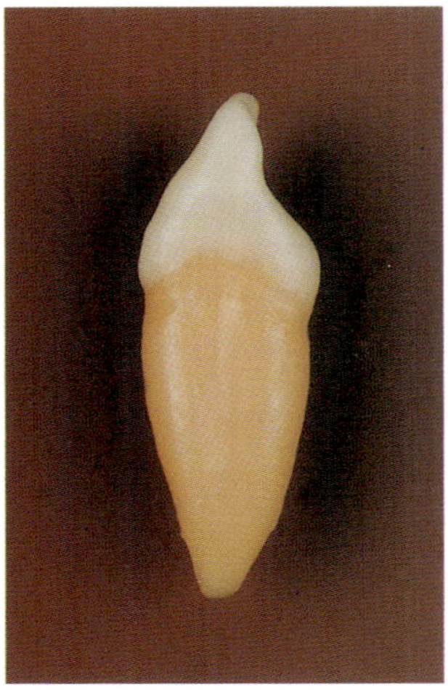

근심면

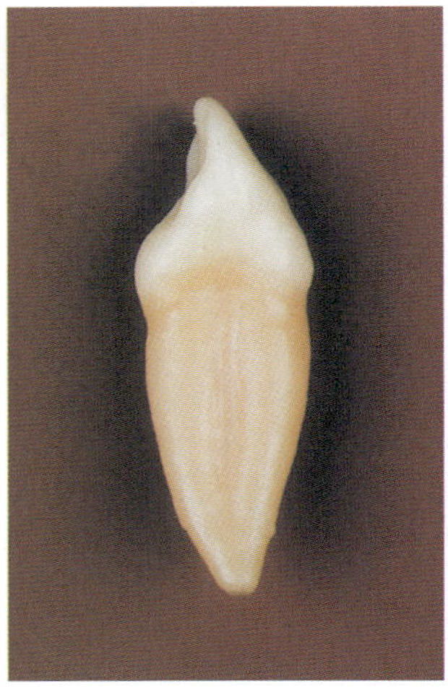

원심면

그림 6-1 **하악 우측 견치**

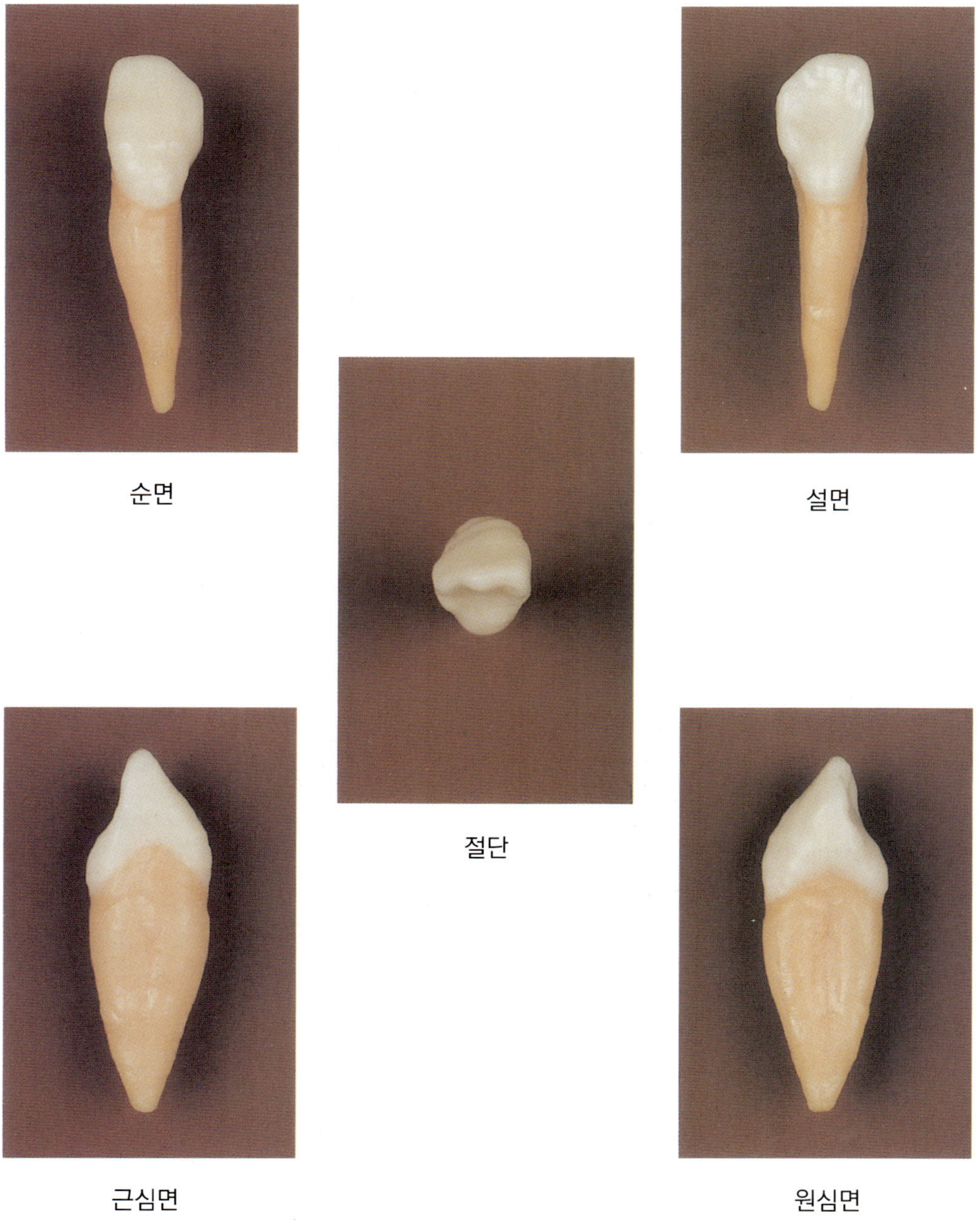

그림 6-2 **하악 좌측 견치**

1) 이론의 요약

(1) 순면(Labial surface)

상악 견치의 순면과 거의 비슷하나 치관의 길이가 조금 더 길고 근원심폭이 좁아 전체적으로 날씬하다. 첨두는 근원심의 중앙에서 약간 근심에 위치하므로 근심절단연이 짧고 원심절단연이 길며 우각은 근심우각보다 원심우각이 더 둔각을 나타낸다.

중앙순면융선을 중심으로 근심반부와 원심반부로 나뉘어지며 근심반부는 원심반부보다 작지만 풍융도는 크다.

상악 견치보다는 중앙순면융선의 발육이 미약하여 순면의 풍융도는 약하다.

(2) 설면(Lingual surface)

상악 견치에 비하여 근원심변연융선, 설면융선과 설면결절의 발육이 미약하여 설면은 평탄한 면을 보이며 순면과 비슷하다.

순면에서 설면으로 오면서 폭이 좁아지고 첨두로부터 설면결절에 이르는 설면융선이 근원심변연융선과 같이 얕은 함몰을 나타낸다.

설면융선을 중심으로 근원심 설면와로 나누어지나 발육상태가 미약하여 뚜렷하지 않고 긴 함몰부를 보인다.

(3) 접촉면(Contact surface)

근심면은 상악 견치와 비슷하나 순설경이 조금 작다. 설면결절의 발육이 약하고 절단부의 설면융선도 약하며 절단의 폭은 얇다.

첨두는 순설의 거의 중앙에 위치하나 어떤 경우는 약간 설측으로 치우쳐져 있다. 원심면은 근심면보다 약간 작지만 외형은 거의 비슷하다.

근심면에서 접촉점의 위치는 절단 1/3부위에서 순설의 중앙에 있고 원심면은 절단 1/3부위와 중앙 1/3부위의 경계에 위치한다.

(4) 절단(Incisal surface)

상악 견치와 같이 순설경이 근원심보다 더 크고 상악보다 치아가 작다.

첨두는 상악과 마찬가지로 근원심의 중앙보다 약간 근심에 위치하여 근심절단연이 짧고 원심절단연이 길다.

첨두는 순설로 보면 중앙보다 약간 설측으로 치우쳐져 있다.

2) 도해

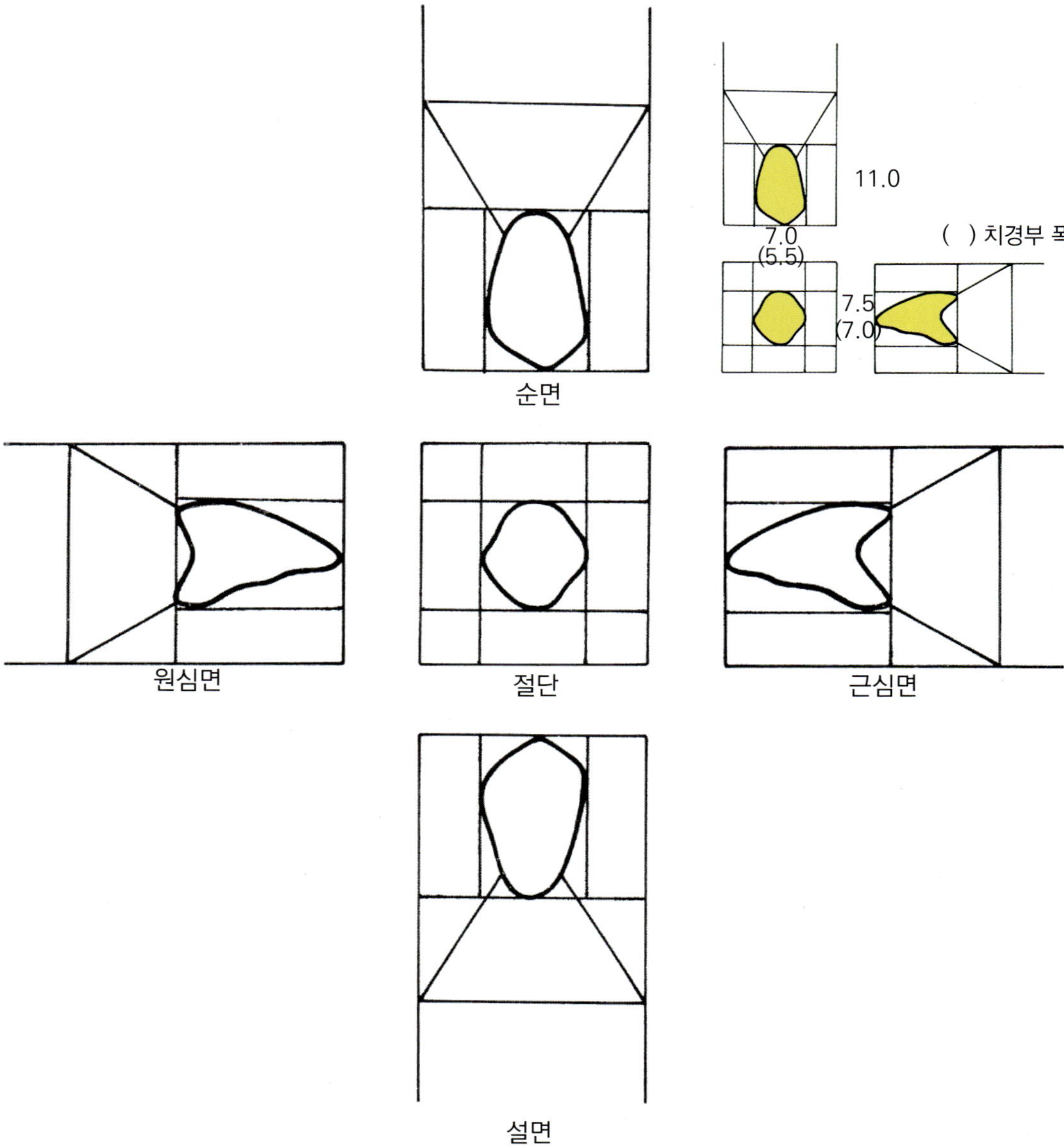

그림 6-3 하악 좌측 견치

3) 조각 과정

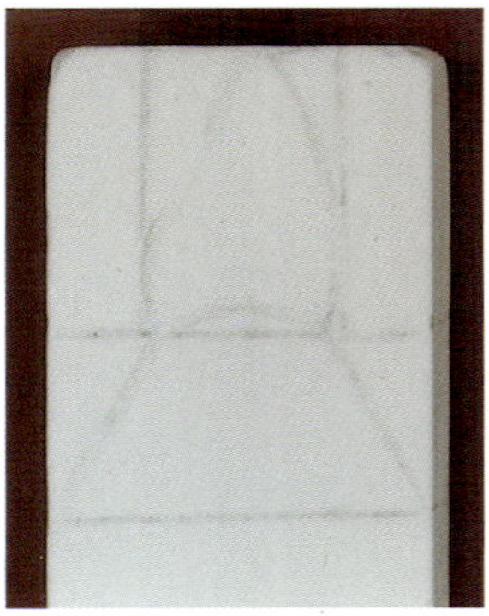

그림 6-4
근심면에 그려져 있는 외형

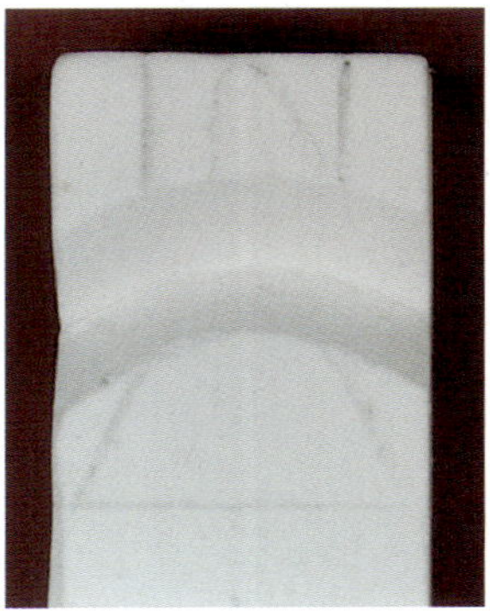

그림 6-5
근심면의 치경연을 중심으로 V자로 삭제하여 치경연을 형성한다.

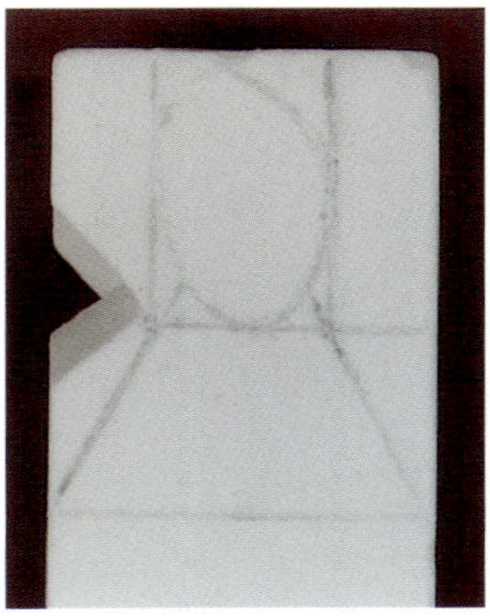

그림 6-6
삭제한 후 순면의 형태 그리고 근심면의 치경연 깊이

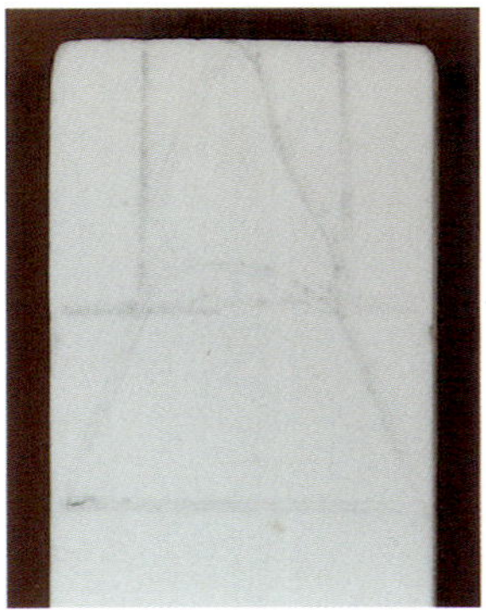

그림 6-7
원심면에 그려져 있는 외형

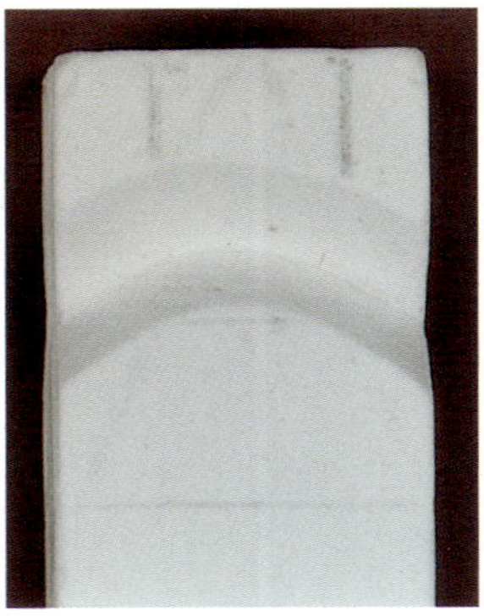

그림 6-8
원심면의 치경연을 중심으로 V자로 삭제하여 치경연을 형성한다.

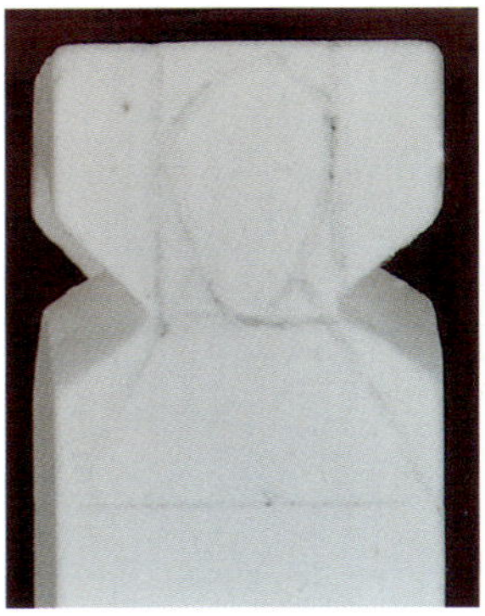

그림 6-9
삭제한 후 설면의 형태 그리고 원심면의 치경연 깊이

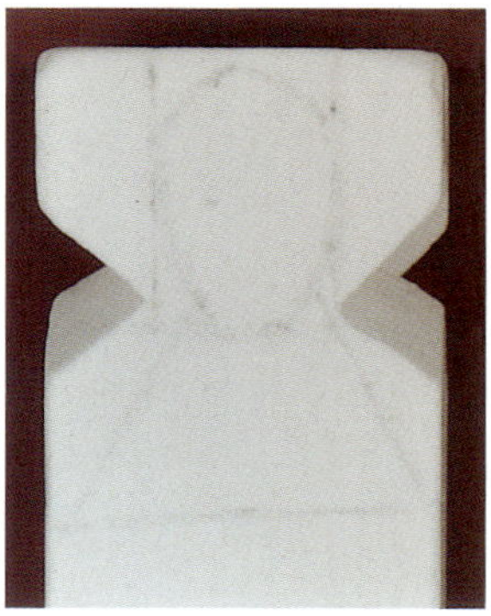

▌그림 6-10
순면의 외형을 중심으로 삭제한다.

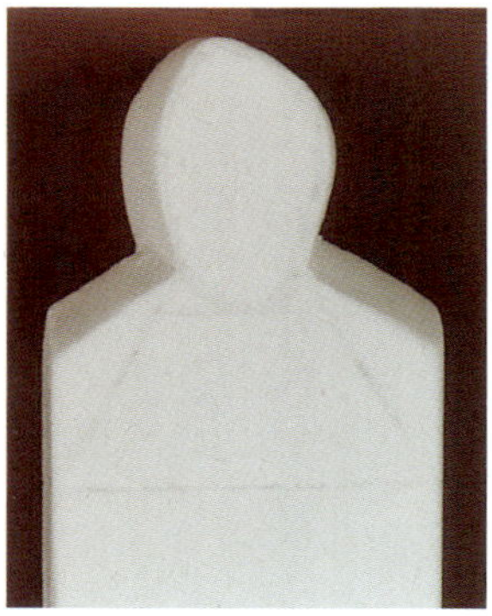

▌그림 6-11
삭제한 후 순면의 형태

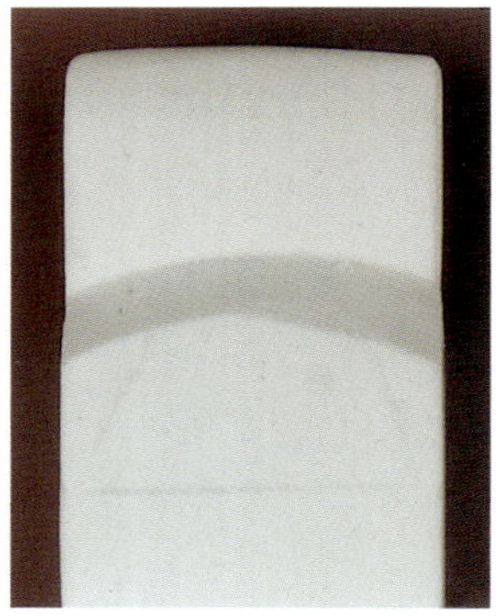

▌그림 6-12
삭제한 후 근심면의 형태

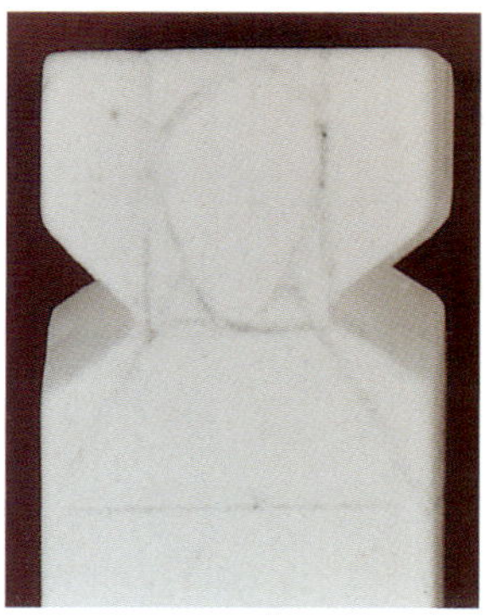

▌그림 6-13
설면의 외형을 중심으로 삭제한다.

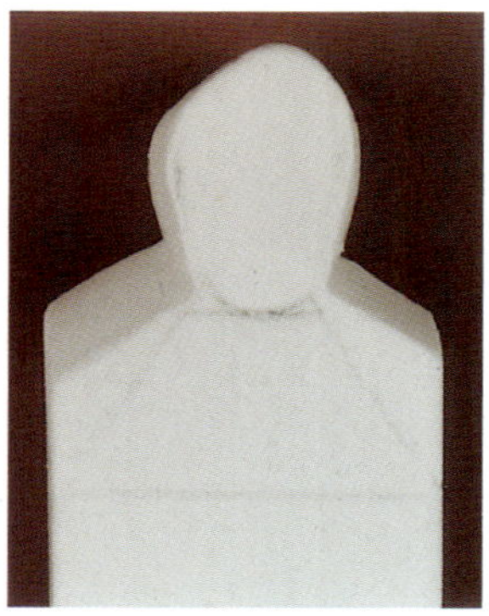

▌그림 6-14
삭제한 후 설면의 형태

▌그림 6-15
삭제한 후 원심면의 형태

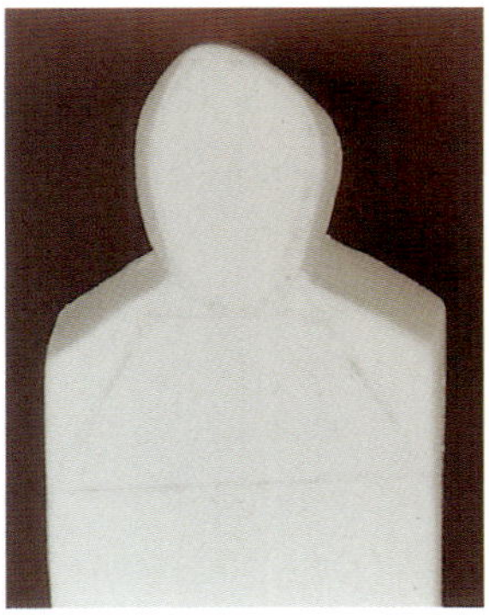

▌그림 6-16
순면의 치경연을 중심으로 V자로 삭제하여 치경연을 형성한다.

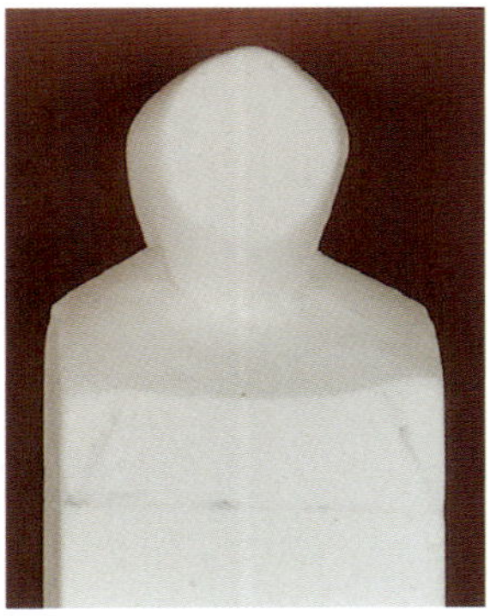

▌그림 6-17
삭제한 후 순면의 형태

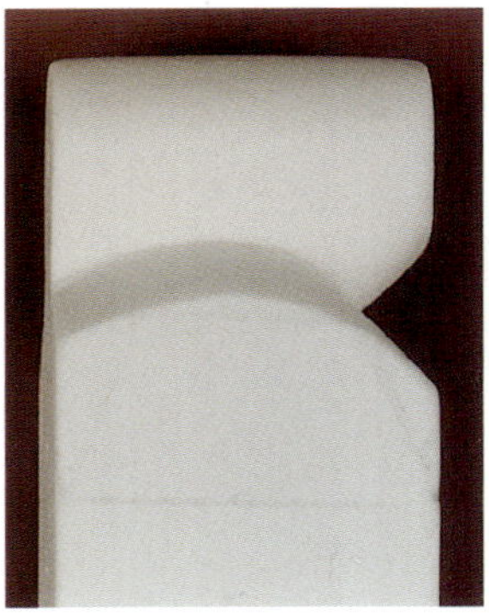

▌그림 6-18
삭제한 후 근심면의 형태 그리고 순면의 치경연 깊이

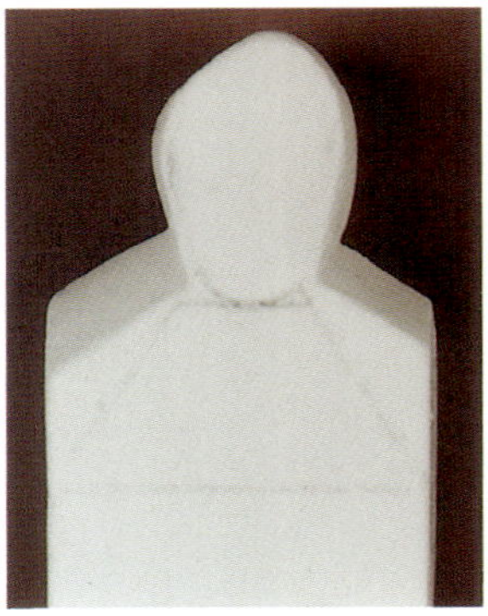

▌그림 6-19
설면의 치경연을 중심으로 V자로 삭제하여 치경연을 형성한다.

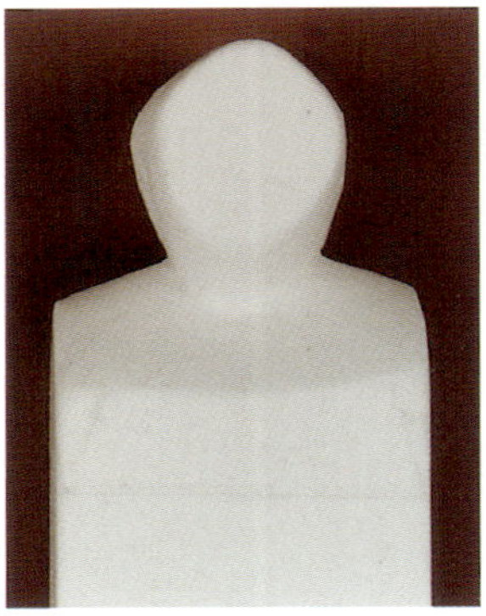

▌그림 6-20
삭제한 후 설면의 형태

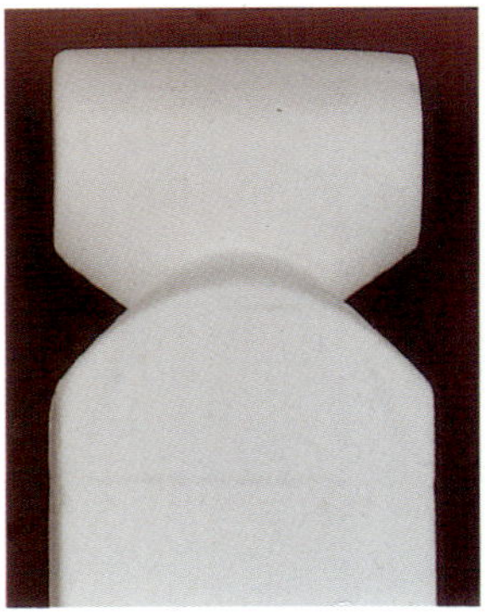

▌그림 6-21
삭제한 후 원심면의 형태 그리고 설면의 치경연 깊이

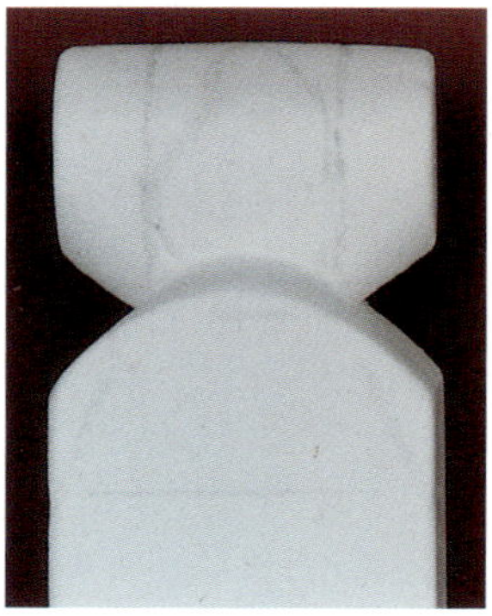

그림 6-22
절단에서 순설의 폭을 연장하여 순측연과 설측연을 다시 그린다.

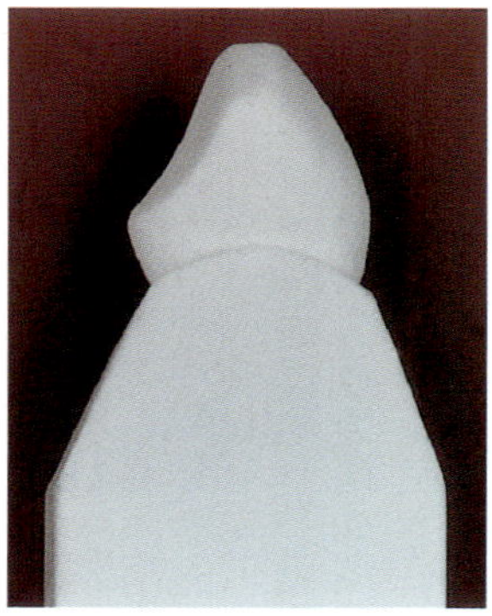

그림 6-23
삭제한 후 근심면의 형태

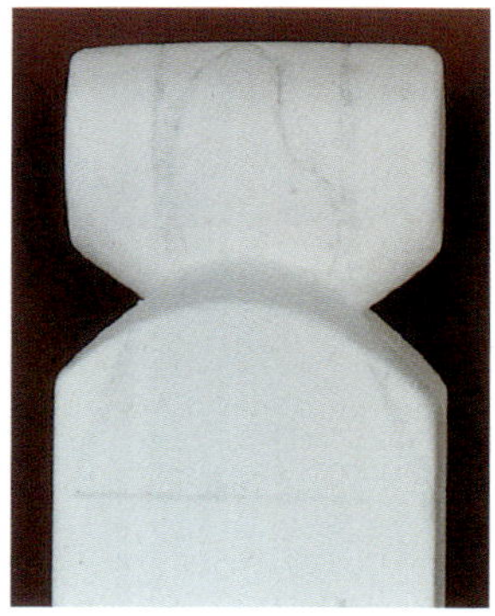

그림 6-24
절단에서 순설의 폭을 연장하여 순측연과 설측연을 다시 그린다.

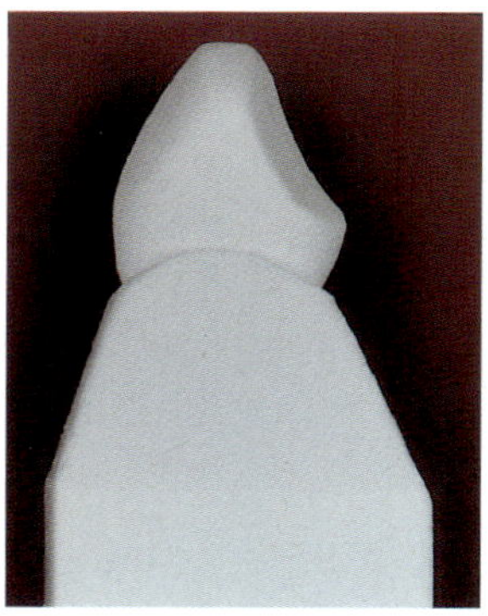

그림 6-25
삭제한 후 원심면의 형태

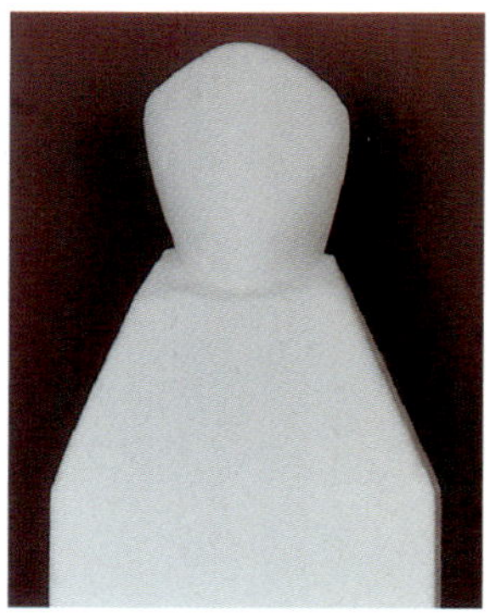

그림 6-26
전체적인 외형이 형성되면 치관의 길이 근원심폭, 순설의 폭을 확인한다.

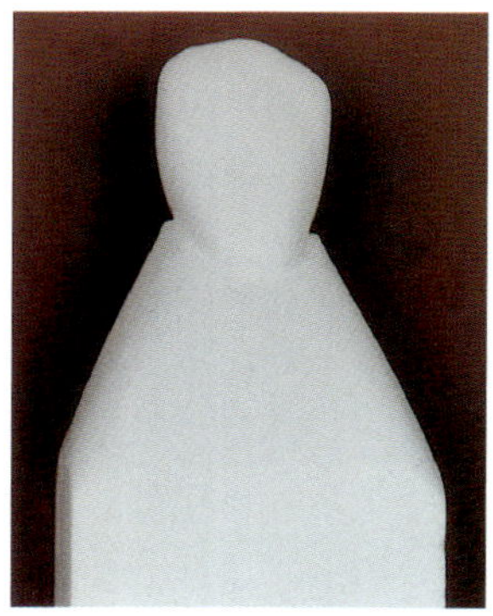

그림 6-27
각 치면의 남겨둔 부분을 삭제하여 둥글게 한 다음 각 치면을 다듬어 완성한다.

4) 완성

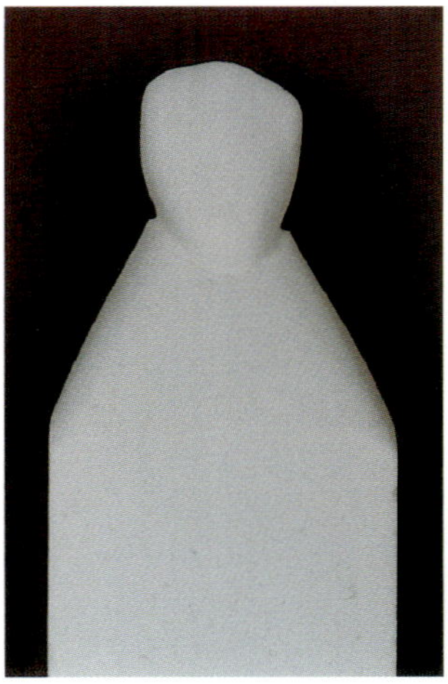

순면

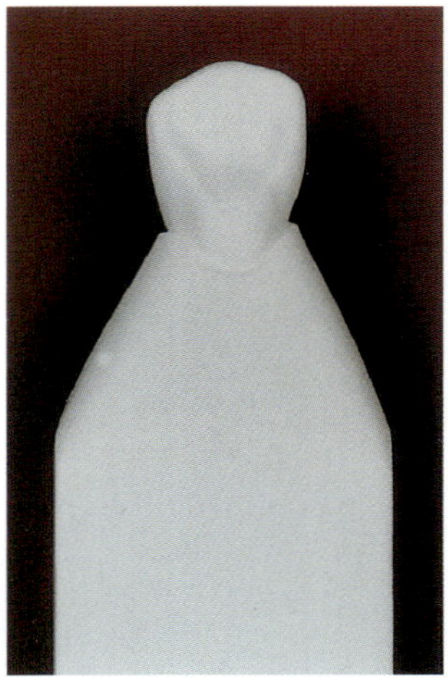

설면

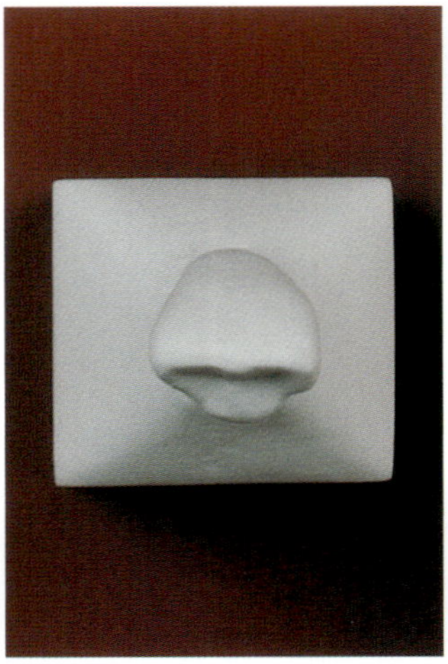

절단

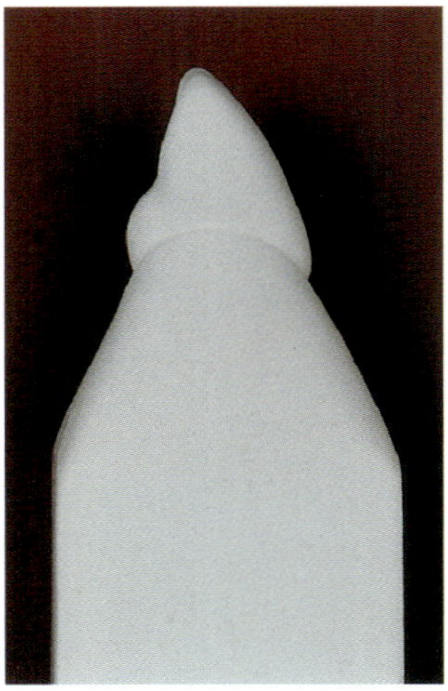

근심면

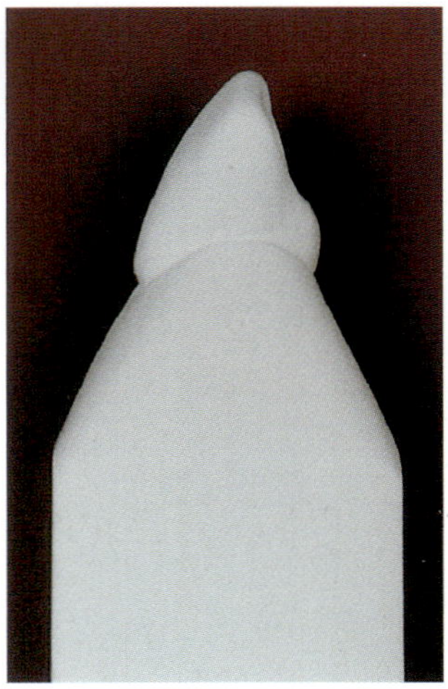

원심면

그림 6-28 하악 좌측 견치

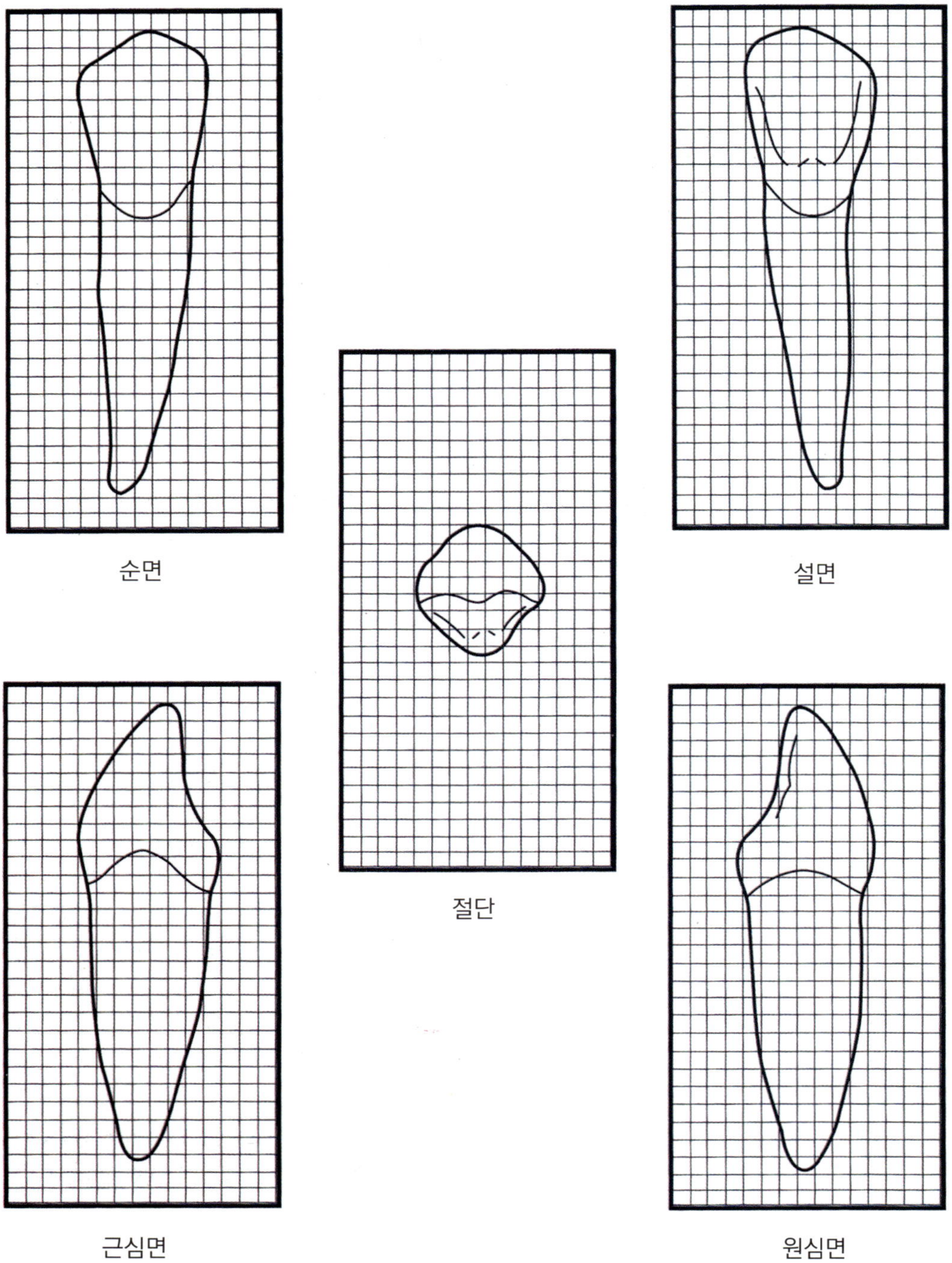

그림 6-29 하악 우측 견치

Ⅱ 소구치(Premolar)

1. 상악 제1소구치(Maxillary first premolar)

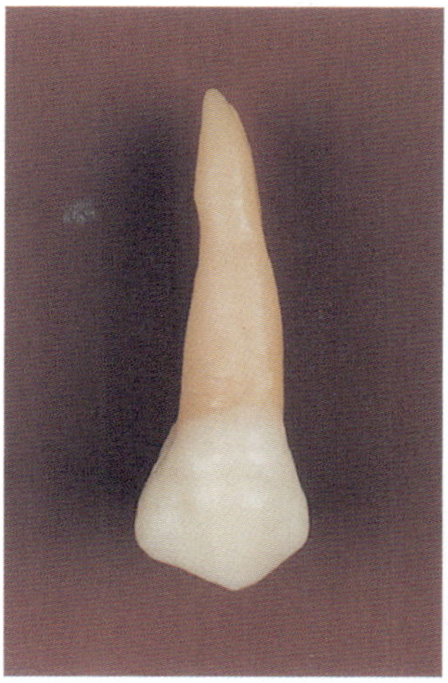

협면

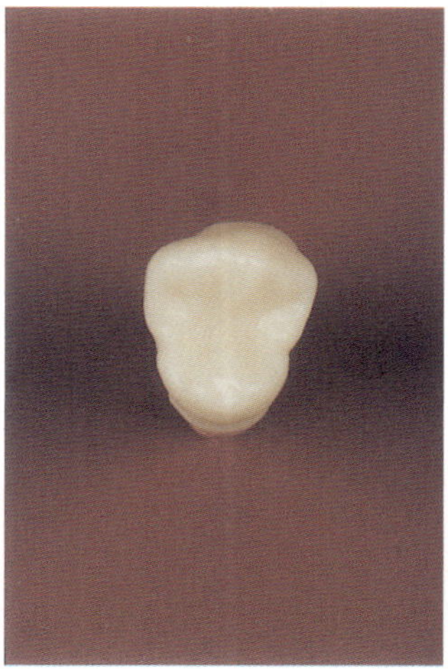

교합면

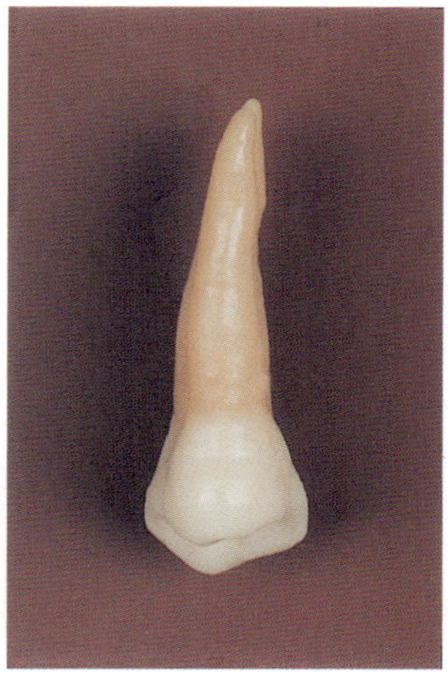

설면

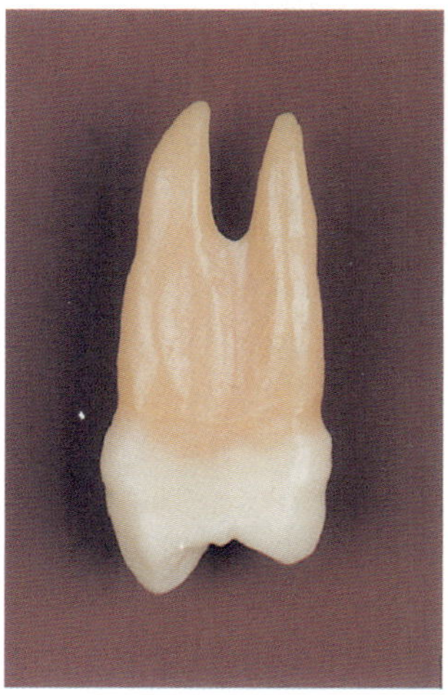

근심면

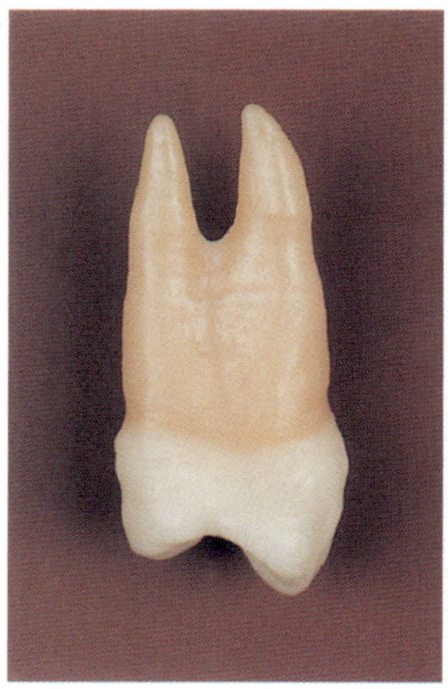

원심면

그림 7-1 **상악 우측 제1소구치**

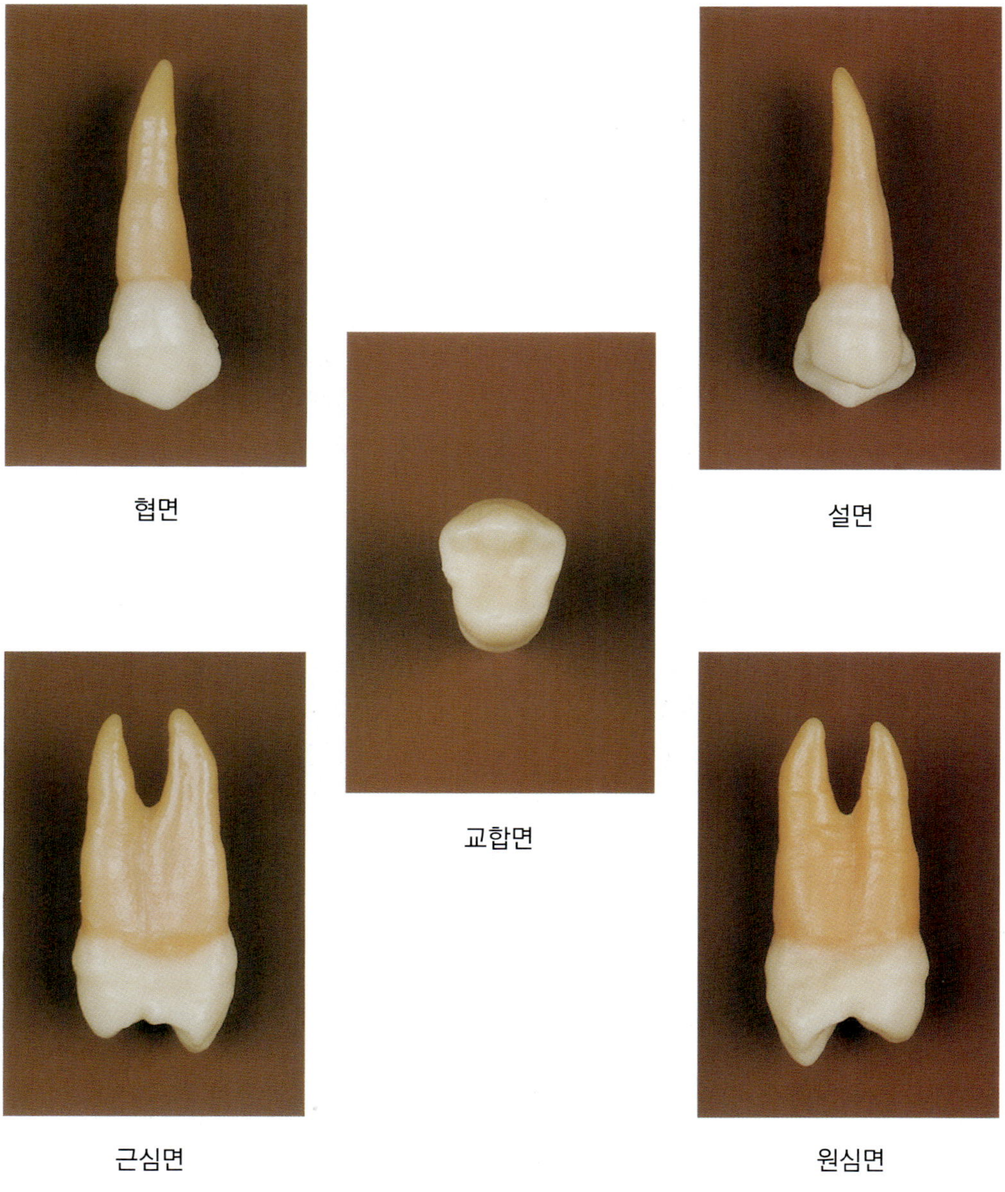

그림 7-2 **상악 좌측 제1소구치**

1) 이론의 요약

(1) 협면(Buccal surface)

4개의 연으로 구성되며 외형은 견치와 같이 5각형이다. 교합연은 협측교두정이 근원심 중앙에서 약간 원심에 위치해서 근심교합연이 원심교합연보다 길고 경사도도 크다. 또 근심교합우각은 둔각을 나타내고 원심교합우각은 예각을 나타낸다. 이러한 현상은 견치 또는 다른 소구치와는 다른 점이다.

2개의 협면구에 의해 3개의 엽을 형성하며 이 중에서 중앙협측엽의 발육이 양호 하다. 협면융선이 근원심 중앙에서 약간 원심에 위치해 있어 근심반부와 원심반부로 나누어 보면 근심반부가 더 넓다.

(2) 설면(Lingual surface)

외형은 협면보다 근원심경이 작아서 치관은 설측으로 좁아져 있고 설측엽의 발육이 양호하여 전체적으로 둥근편이며 설측교두정은 근심에 위치한다.

교합면의 설측교두가 협측교두의 길이보다 약 1mm정도 짧아 설측에서는 협측이 보이나 교두정은 협측보다 둔하고 중앙에서 약간 근심측에 위치해 근심교합연이 짧다.

(3) 접촉면(Contact surface)

외형은 4개의 연으로 구성되며 근심면은 원심면보다 넓고 편평하며 치경부위가 함몰되어 있다. 근심면의 접촉점은 교합 1/3부위와 중앙 1/3부위의 경계이다.

원심면은 근심면과 비슷하고 원심변연융선의 발육이 근심보다 약하여 접촉점은 접촉부위가 비교적 넓고 근심보다 좀 더 협측과 교합측에 있다.

(4) 교합면(Occlusal surface)

외형은 근원심경보다 협설경이 더 크고 난원형에 가까운 6각형의 형태로 나타난다. 협측교두정이 중앙에서 약간 원심에 위치해 근심협측연이 길고 원심협측연이 짧다. 그리고 설측교두정은 중앙보다 약간 근심측에 위치한다.

상악 제1소구치에서는 근심우각은 둔각을 그리고 원심우각은 예각을 나타내 우각과 연의 길이에서 소구치의 일반적인 사항과는 반대되는 현상이 나타난다.

중심구에 의해 협설교두로 나뉘며 중심구는 협설의 중앙보다 약간 설측에 위치하여 협측의 근원심 폭은 약간 넓고 설측의 폭은 좁아 협측교두와 설측교두의 비는 약 3:2 정도이다.

2) 도해

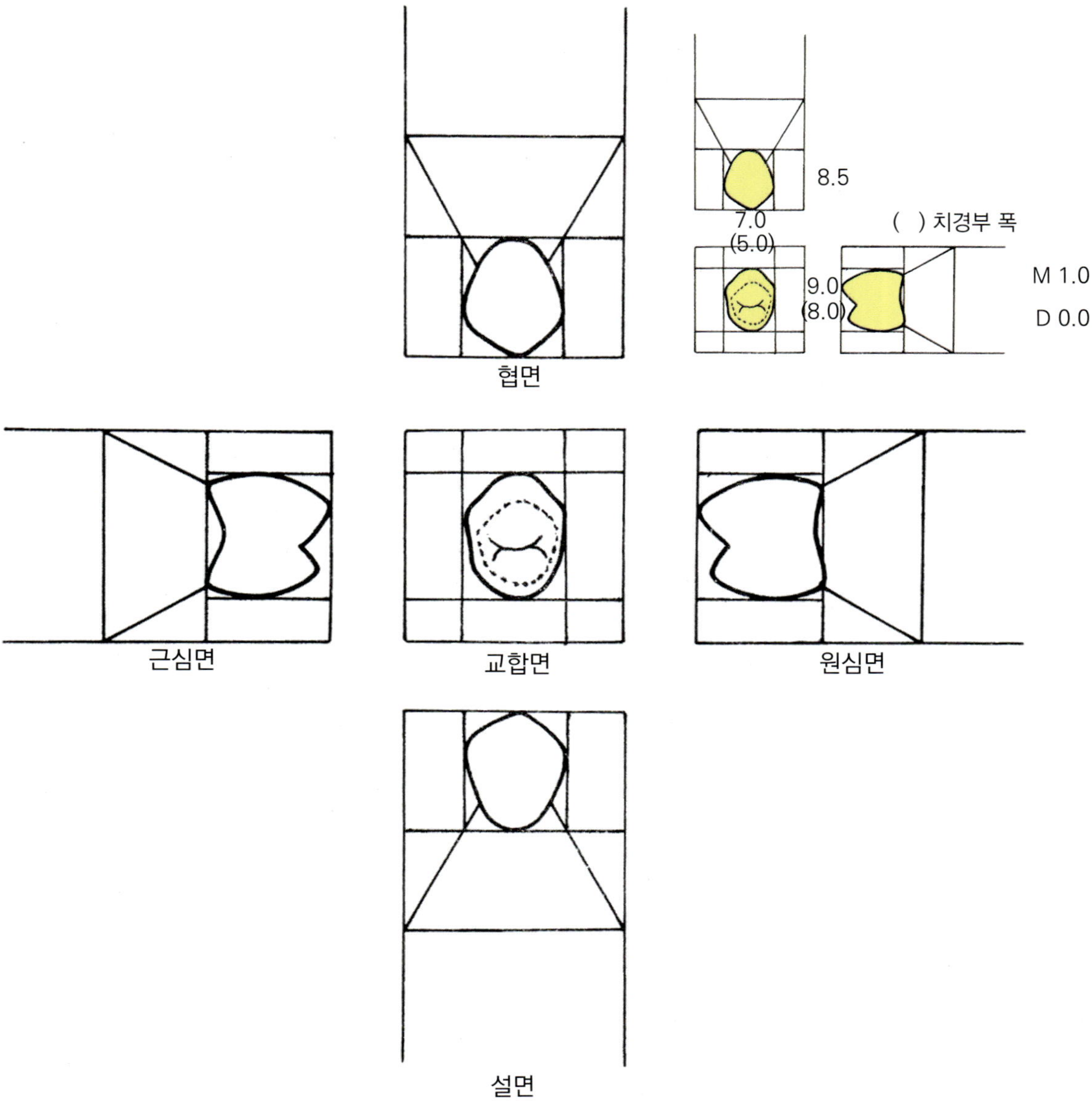

그림 7-3 상악 좌측 제1소구치

3) 조각 과정

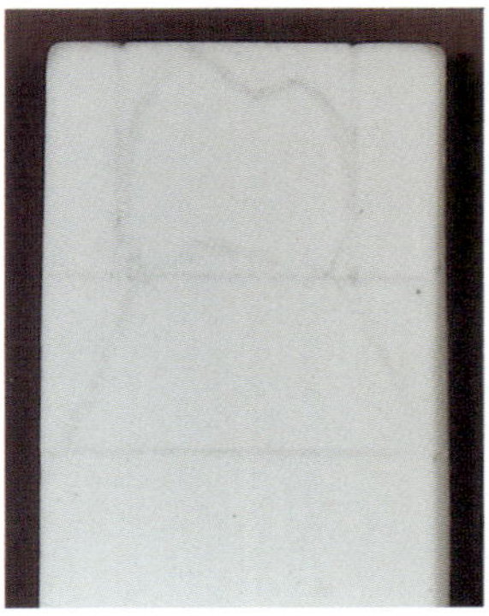

그림 7-4
근심면에 그려져 있는 외형

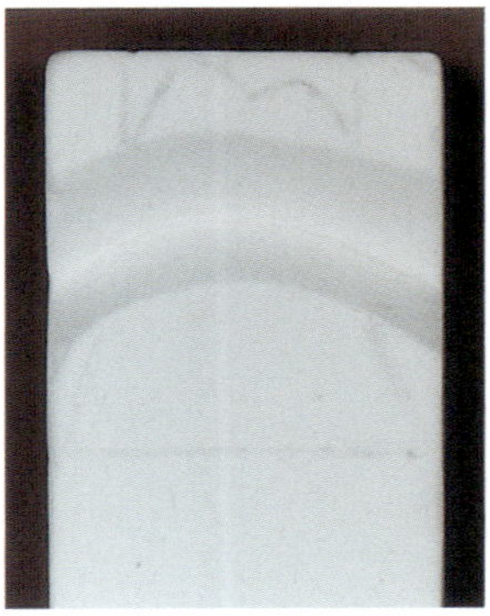

그림 7-5
근심면의 치경연을 중심으로 V자로 삭제하여 치경연을 형성한다.

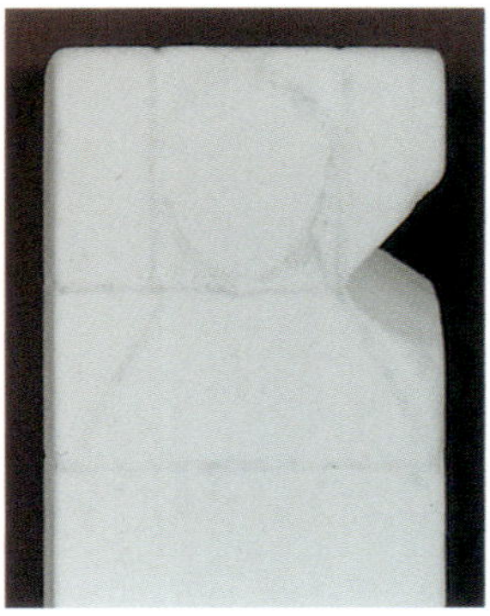

그림 7-6
삭제한 후 협면의 형태 그리고 근심면의 치경연 깊이

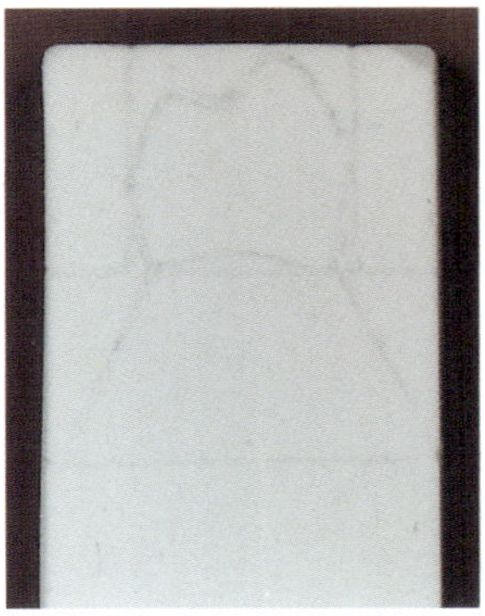

그림 7-7
원심면에 그려져 있는 외형

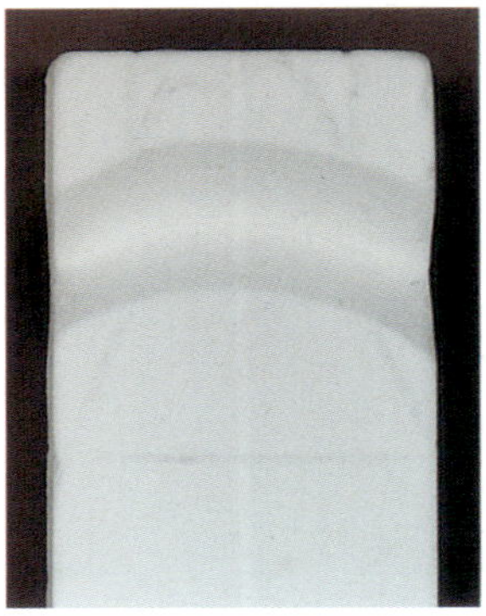

그림 7-8
원심면의 치경연을 중심으로 V자로 삭제하여 치경연을 형성한다.

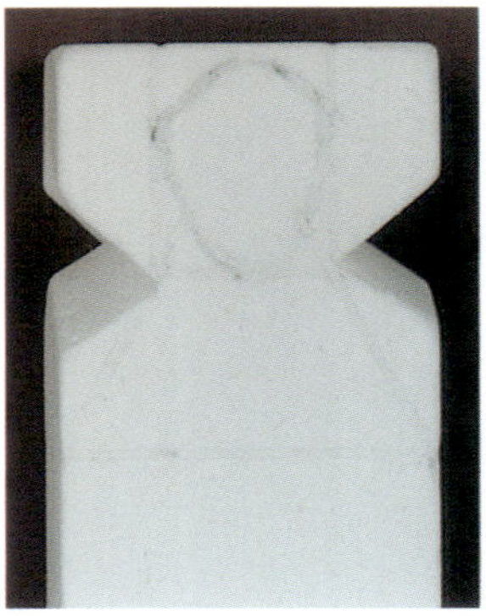

그림 7-9
삭제한 후 설면의 형태 그리고 원심면의 치경연 깊이

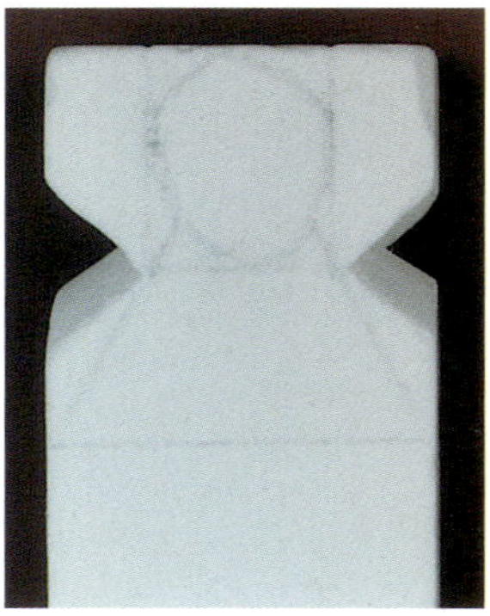

그림 7-10
협면의 외형을 중심으로 삭제한다.

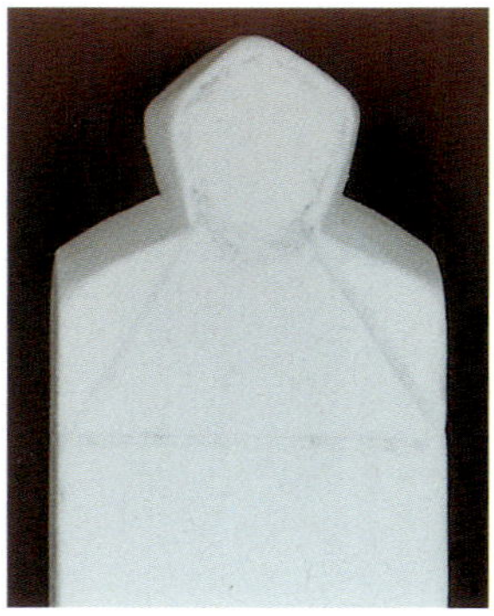

그림 7-11
삭제한 후 협면의 형태

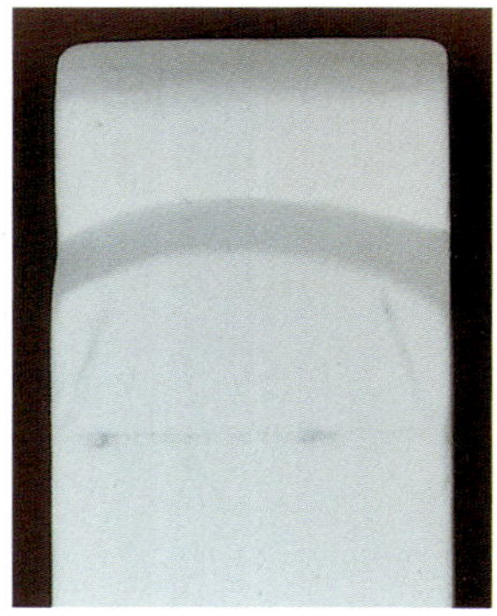

그림 7-12
삭제한 후 근심면의 형태

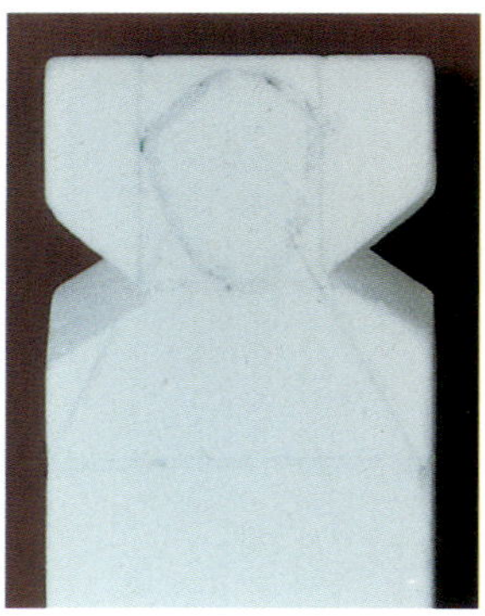

그림 7-13
설면의 외형을 중심으로 삭제한다.

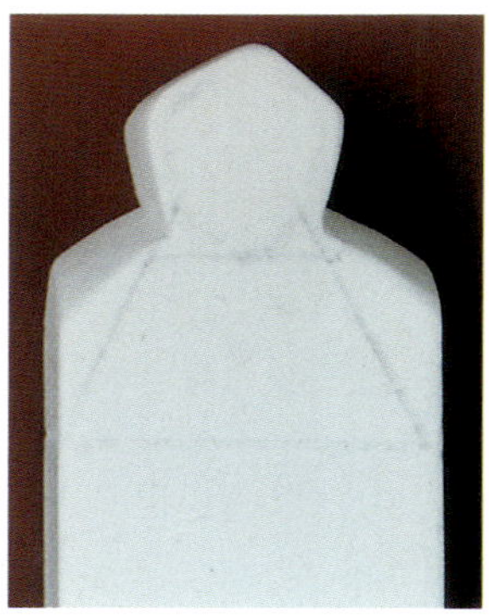

그림 7-14
삭제한 후 설면의 형태

그림 7-15
삭제한 후 원심면의 형태

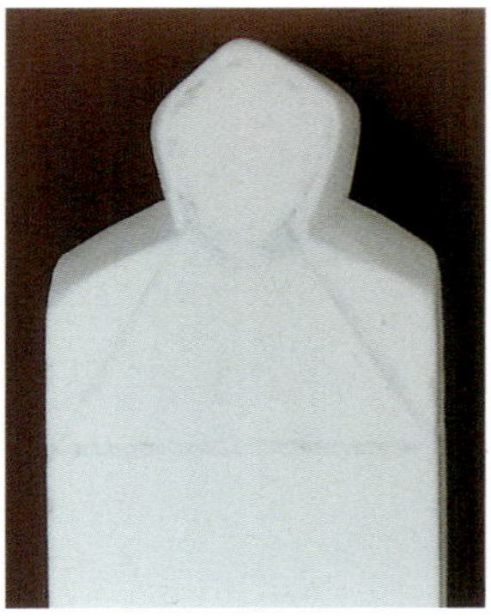

▮ 그림 7-16
협면의 치경연을 중심으로 V자로 삭제하여 치경연을 형성한다.

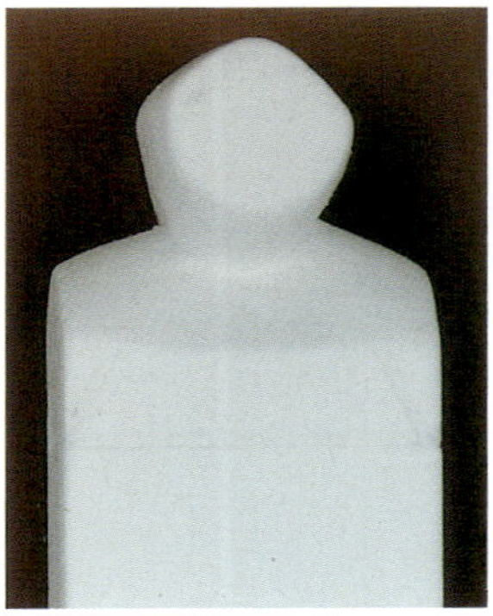

▮ 그림 7-17
삭제한 후 협면의 형태

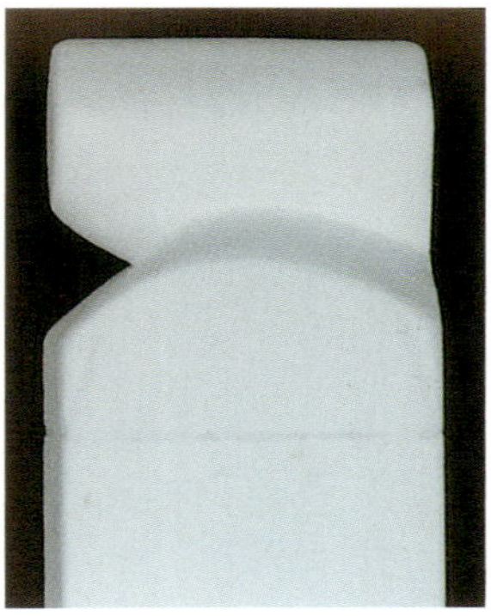

▮ 그림 7-18
삭제한 후 근심면의 형태 그리고 협면의 치경연 깊이

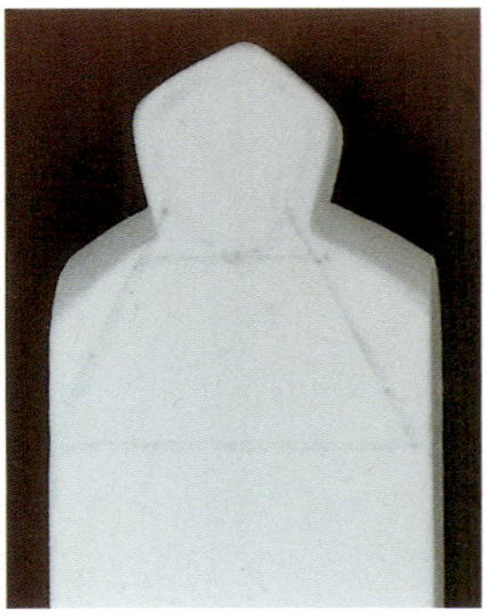

▮ 그림 7-19
설면의 치경연을 중심으로 V자로 삭제하여 치경연을 형성한다.

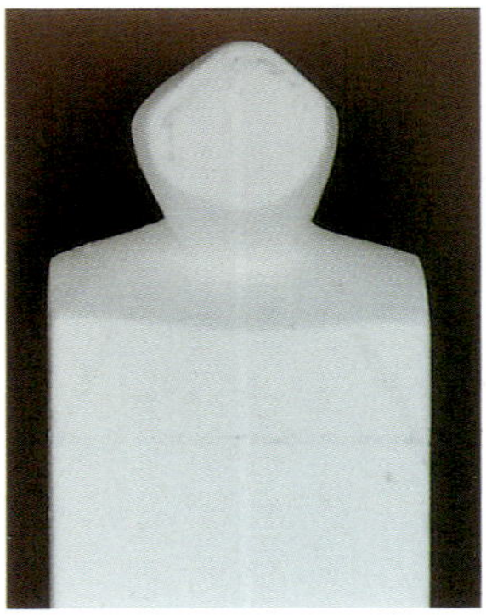

▮ 그림 7-20
삭제한 후 설면의 형태

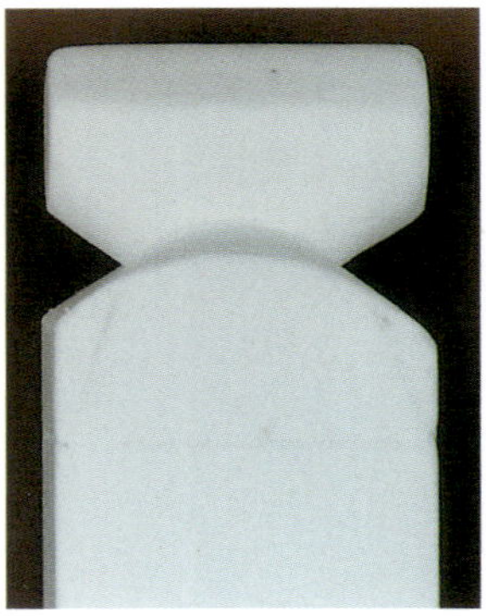

▮ 그림 7-21
삭제한 후 원심면의 형태 그리고 설면의 치경연 깊이

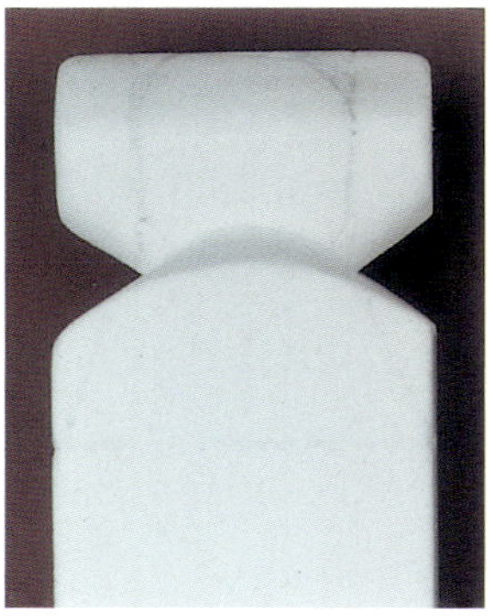

▌그림 7-22
교합면에서 협설의 폭을 연장하여 협측연과 설측연을 다시 그린다.
(협설교두정을 연결)

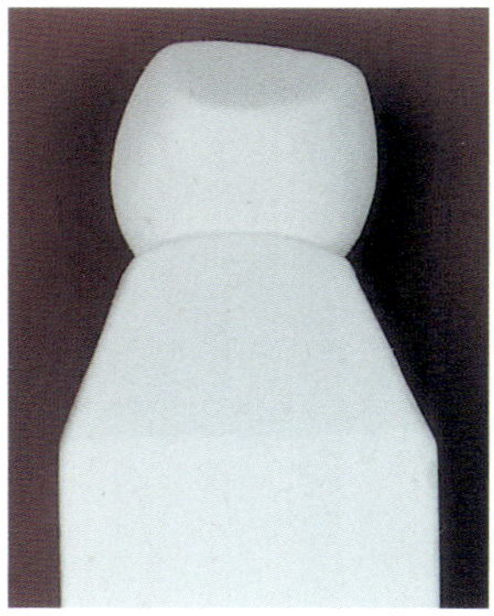

▌그림 7-23
삭제한 후 근심면의 형태

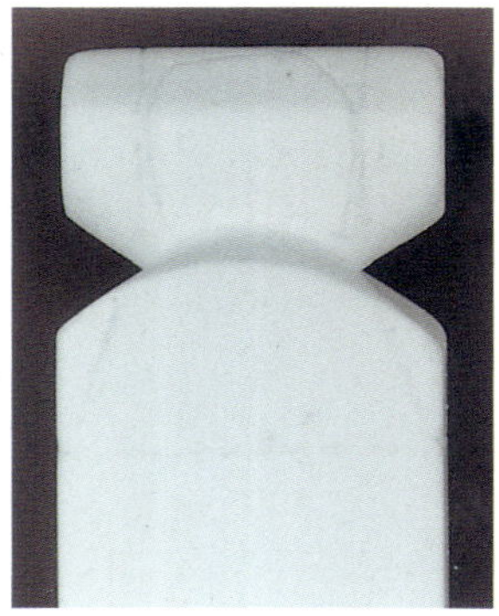

▌그림 7-24
교합면에서 협설의 폭을 연장하여 협측연과 설측연을 다시 그린다.
(협설교두정을 연결)

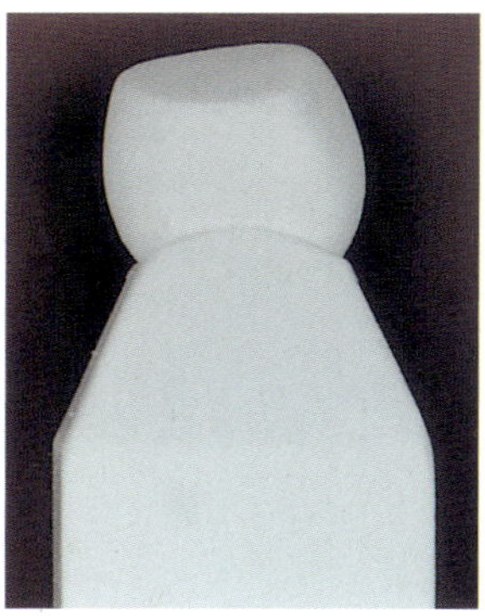

▌그림 7-25
삭제한 후 원심면의 형태

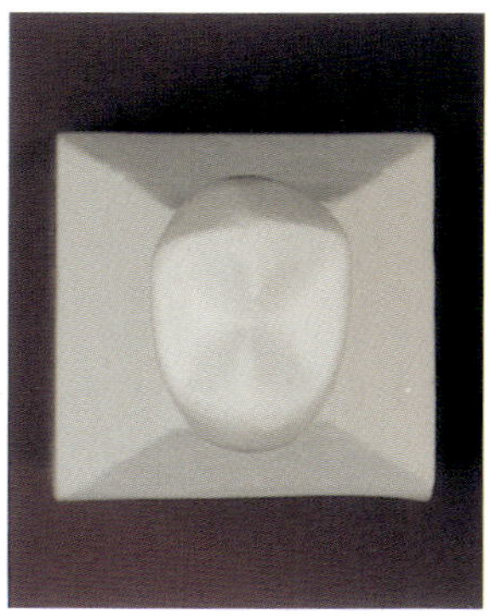

▌그림 7-26
치관의 길이, 근원심 폭, 협설의 폭을 확인하고 교합면에 융선과 발육구를 중심으로 전체적인 윤곽을 형성한다.

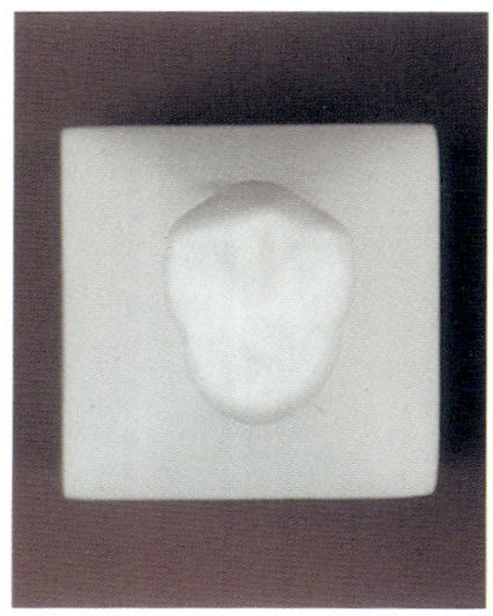

▌그림 7-27
각 치면의 남겨둔 부분을 삭제하여 둥글게 한 다음 각 치면을 다듬어 완성한다.

4) 완성

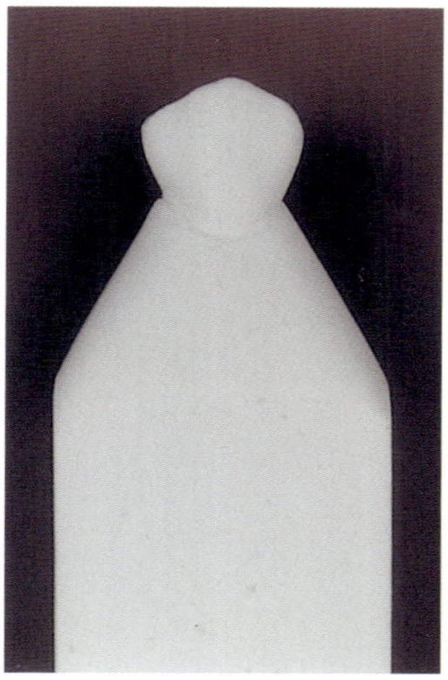

협면

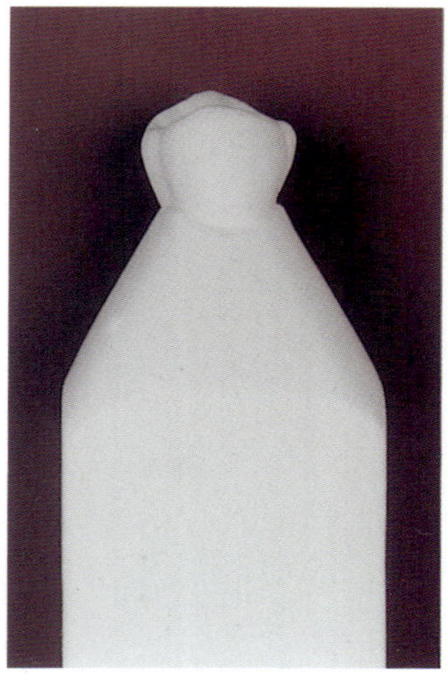

설면

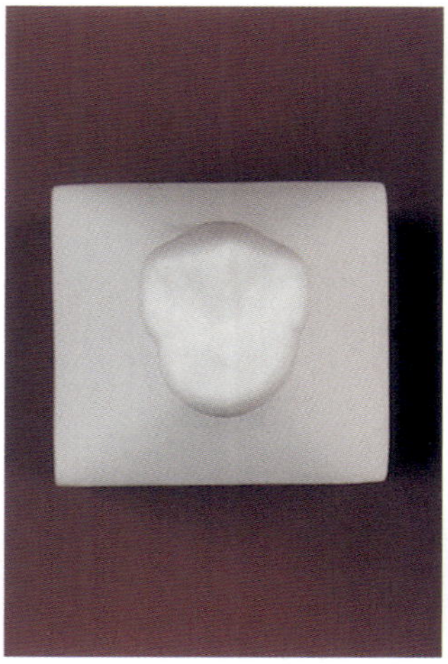

교합면

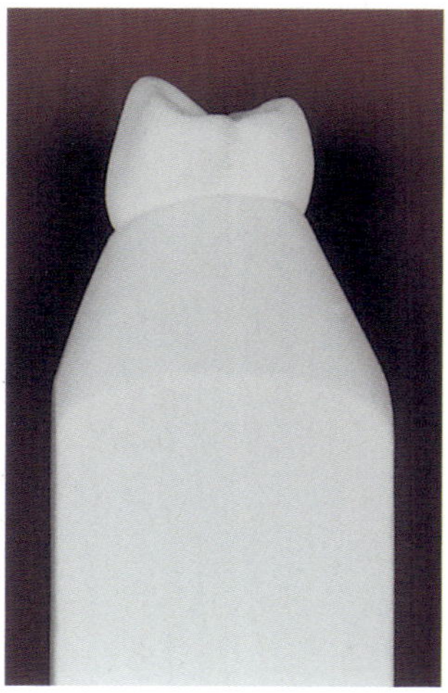

근심면

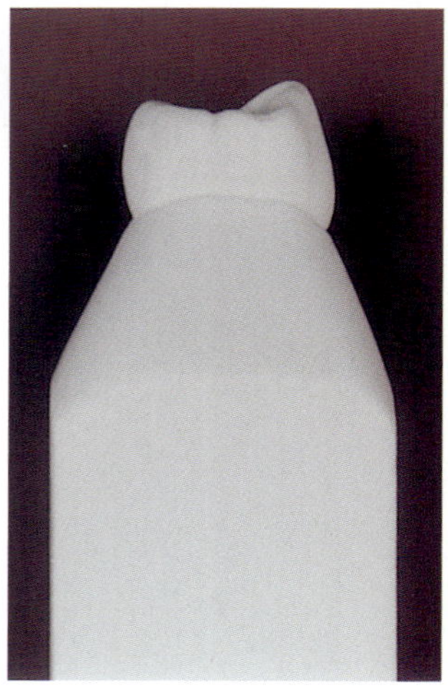

원심면

그림 7-28 상악 좌측 제1소구치

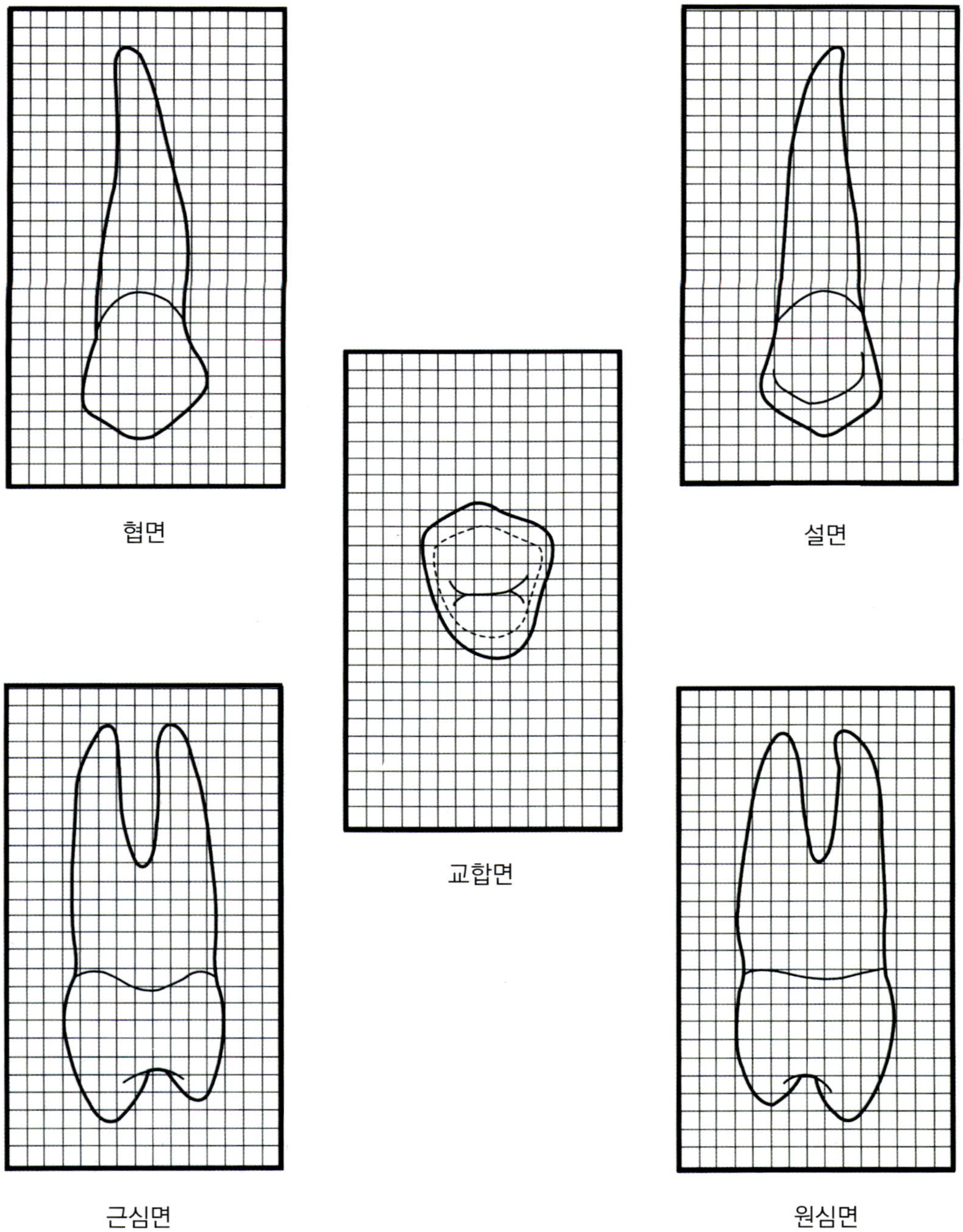

그림 7-29 **상악 우측 제1소구치**

2. 상악 제2소구치(Maxillary second premolar)

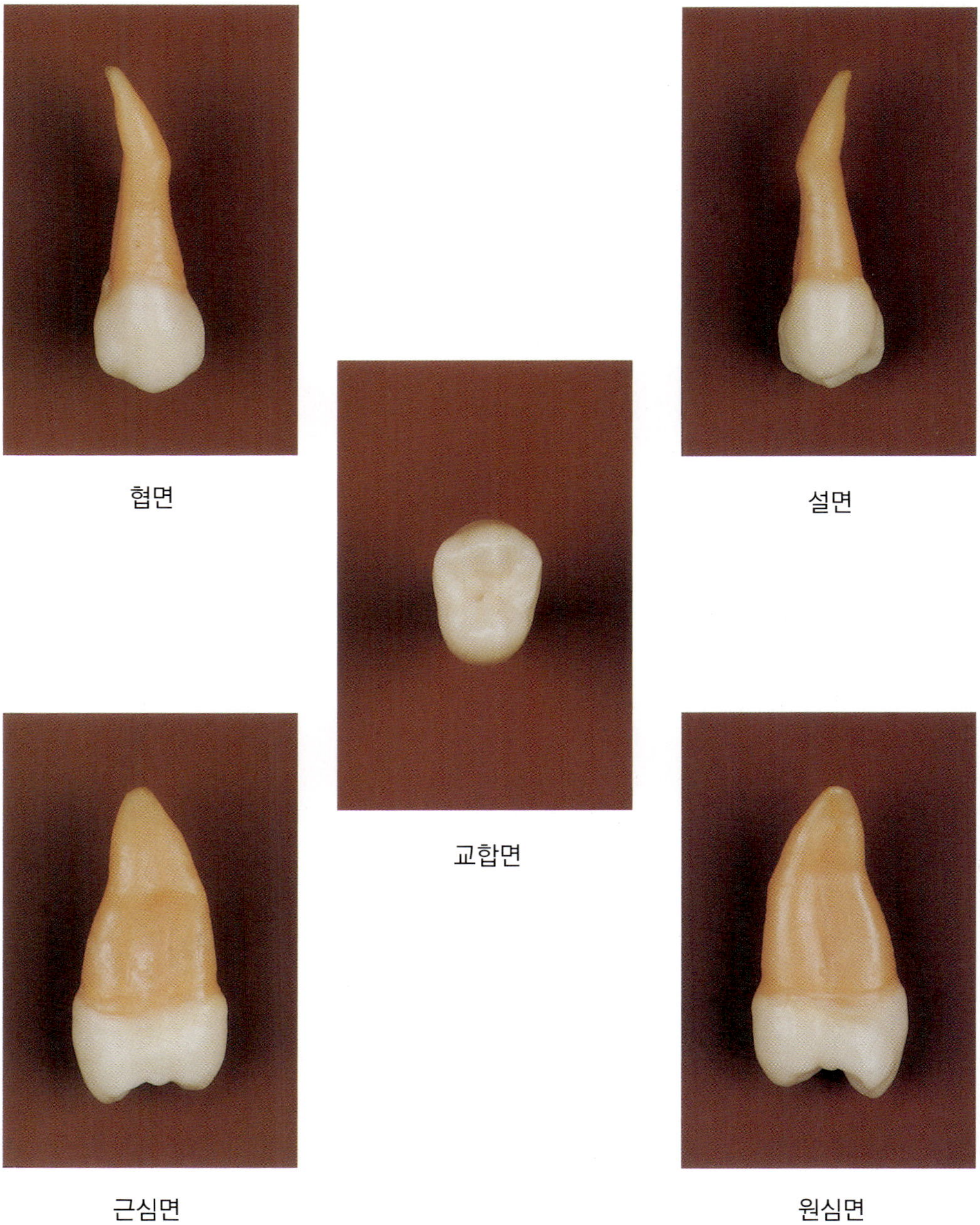

그림 8-1 상악 우측 제2소구치

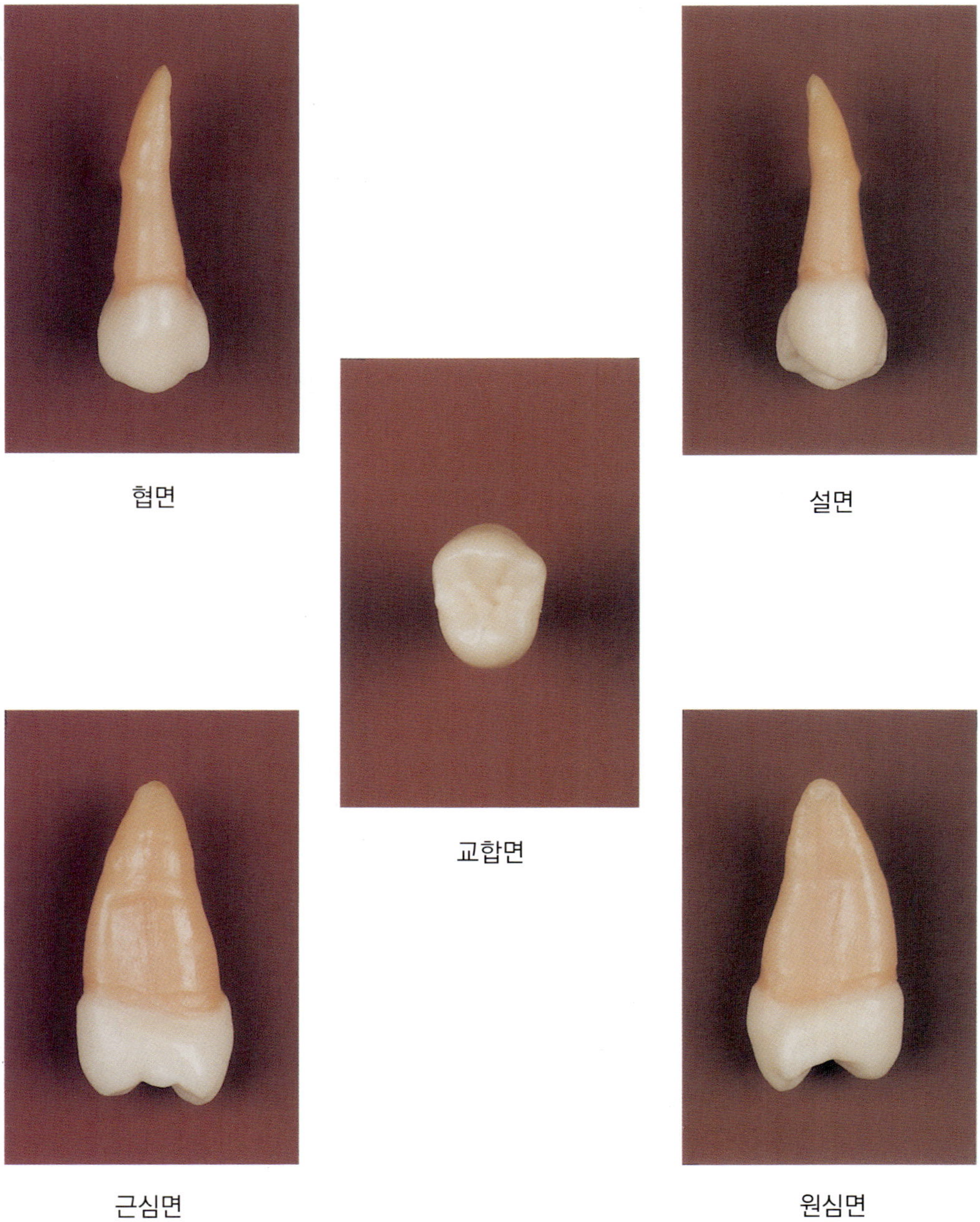

그림 8-2 상악 좌측 제2소구치

1) 이론의 요약

(1) 협면(Buccal surface)

상악 제1소구치와 비슷하나 예리하지 않고 전체적으로 둥글며 발육구나 엽의 상태가 약하다.

협측교두정이 상악 제1소구치와는 달리 중앙에 있거나 혹은 근심에 위치해서 근심교합연이 같거나 짧고 협면 융선은 제1소구치에 비해 뚜렷하지 않으며 중앙이나 약간 근심에 위치해서 근심반부가 원심반부와 같거나 좁다.

근심연은 거의 직선적이며 길고 원심연은 곡선적이며 짧다.

근원심우각은 거의 비슷하나 원심우각이 더 둔한 편이다.

(2) 설면(Lingual surface)

설측엽의 발육이 양호하여 소구치 중 설측교두의 발육이 양호한 치아로 협설교두 길이가 비슷하나 설측교두정은 상악 제1소구치가 근심에 위치한데 비해 상악 제2소구치는 중앙에 위치해 있다.

설면융선 역시 분명하지 않고 전체적인 외형은 둥글다.

(3) 접촉면(Contact surface)

외형은 4개의 연으로 구성되며 근심면은 중심구를 중심으로 협측반부와 설측반부는 거의 비슷하고 협설교두 높이의 차이는 적고 교두정은 약간 둔한 편이다.

접촉점의 위치는 제1소구치보다 치경측에 더 가까이 있고 치경선 만곡은 약하다.

원심면은 근심면보다 약간 더 풍융하고 접촉점은 변연융선 아래에서 치경측에 가까이 위치하며 치경선 만곡은 근심면에 비해 직선적이다.

(4) 교합면(Occlusal surface)

외형은 제1소구치와 비슷하고 근원심경이 협측에서 설측으로 조금 좁혀진 상태이며 근원심협측우각도 제1소구치보다 둥근 편이므로 협설경이 긴 타원형이다.

중심구는 근원심으로 짧고 교합면의 중앙에 위치해 협설교두의 크기는 거의 비슷하다.

협측교두정의 위치는 약간 근심이거나 중앙에 설측교두정은 거의 중앙에 위치한다. 협설의 삼각융선이 1개의 횡주융선을 형성하며 근원심의 거의 중앙에 위치하나 교합면의 융선이나 발육구의 발육은 제1소구치보다 약해 뚜렷하지 않다.

2) 도해

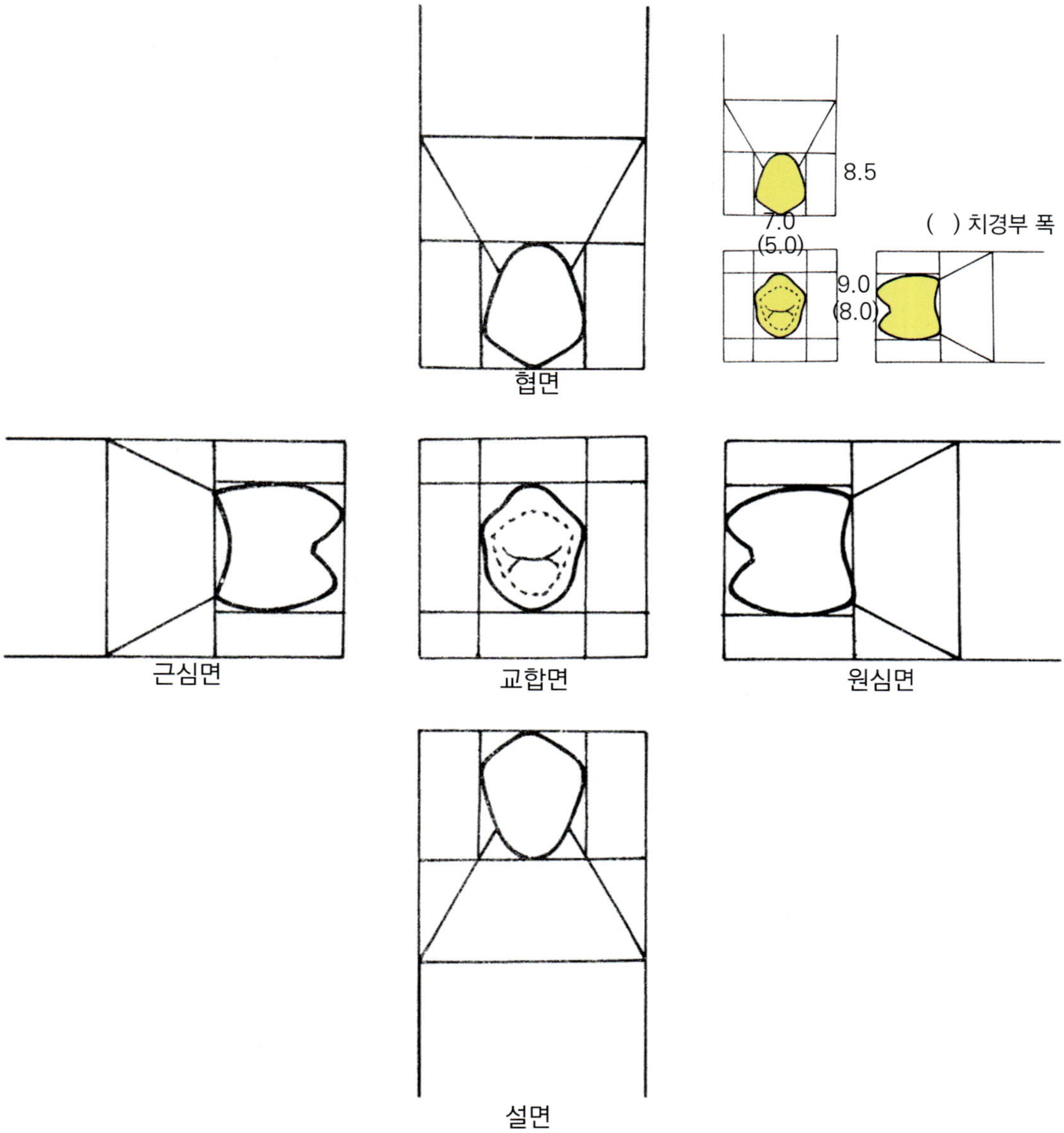

▌그림 8-3 **상악 좌측 제2소구치**

3) 조각 과정

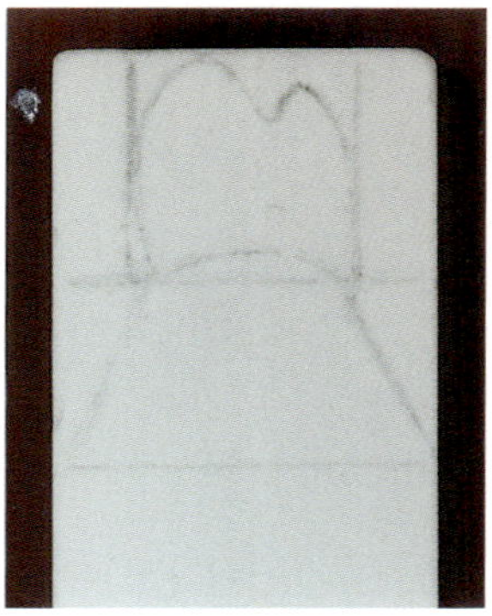

그림 8-4
근심면에 그려져 있는 외형

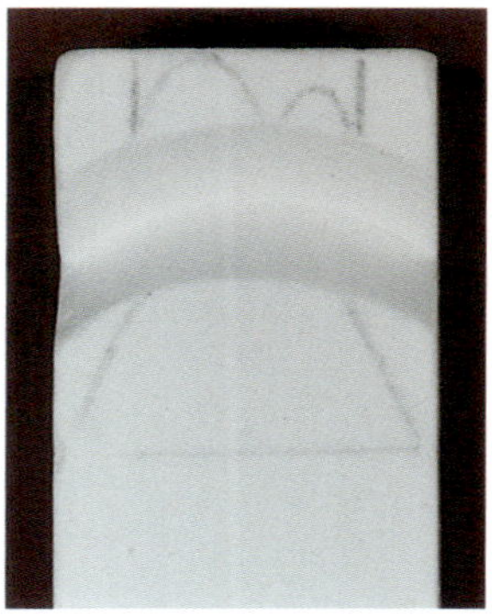

그림 8-5
근심면의 치경연을 중심으로 V자로 삭제하여 치경연을 형성한다.

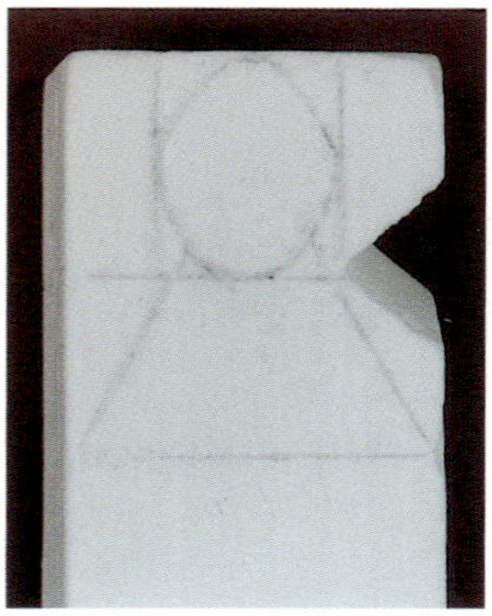

그림 8-6
삭제한 후 협면의 형태 그리고 근심면의 치경연 깊이

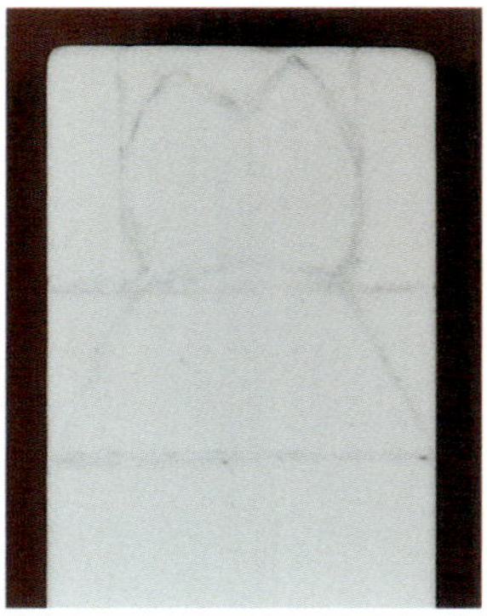

그림 8-7
원심면에 그려져 있는 외형

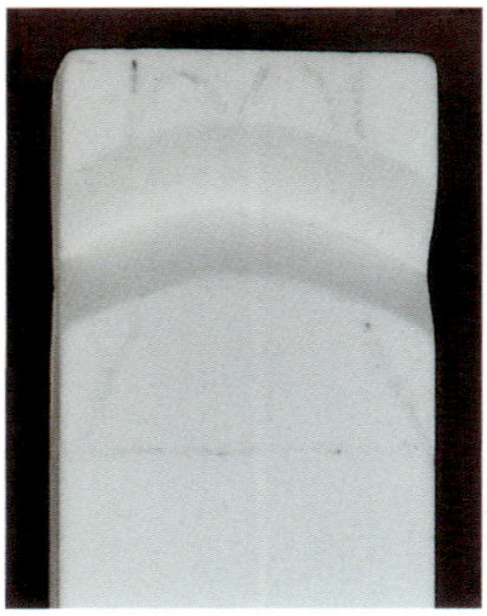

그림 8-8
원심면의 치경연을 중심으로 V자로 삭제하여 치경연을 형성한다.

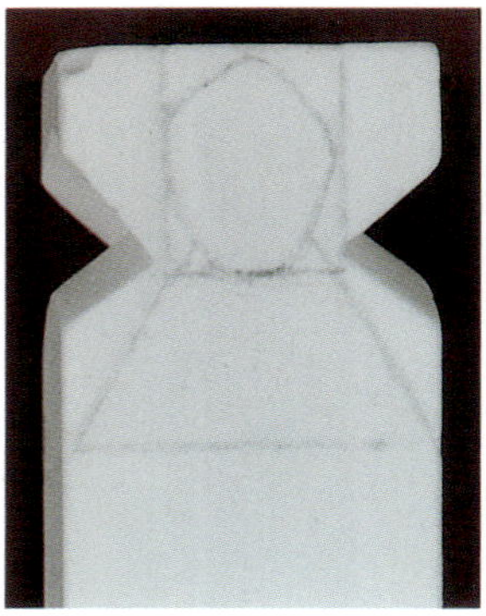

그림 8-9
삭제한 후 설면의 형태 그리고 원심면의 치경연 깊이

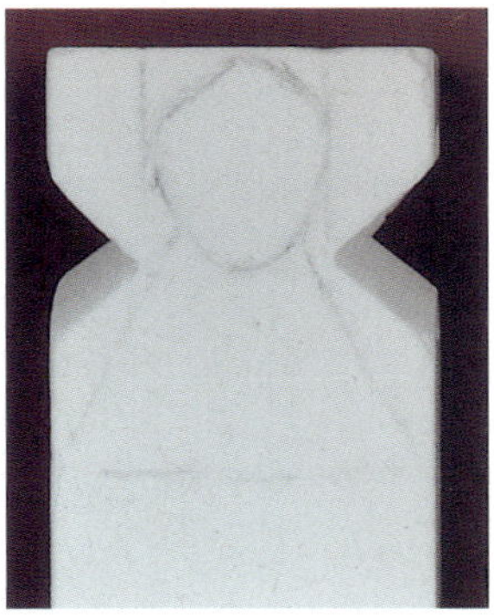

▌그림 8-10
협면의 외형을 중심으로 삭제 한다.

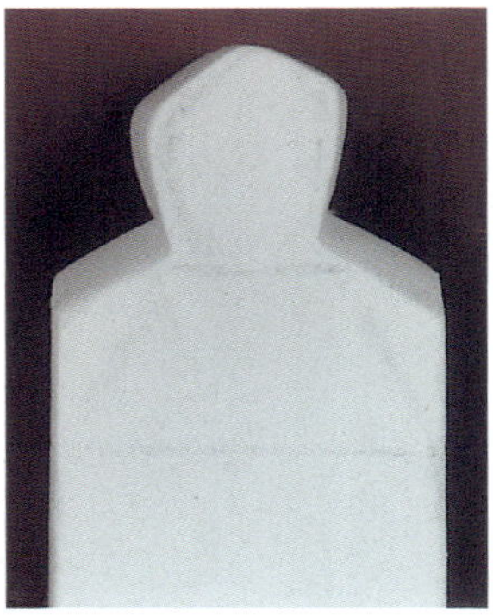

▌그림 8-11
삭제한 후 협면의 형태

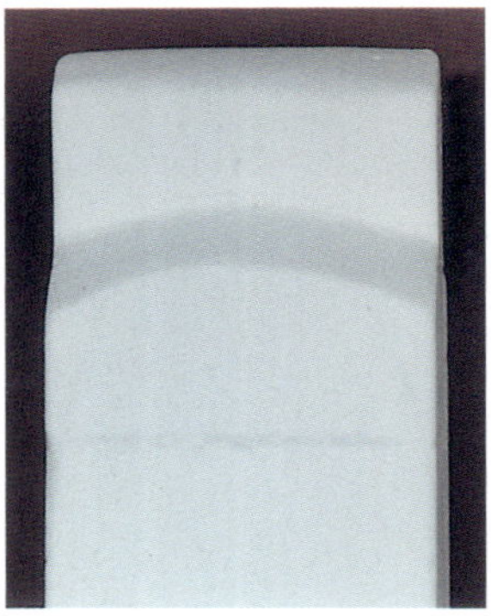

▌그림 8-12
삭제한 후 근심면의 형태

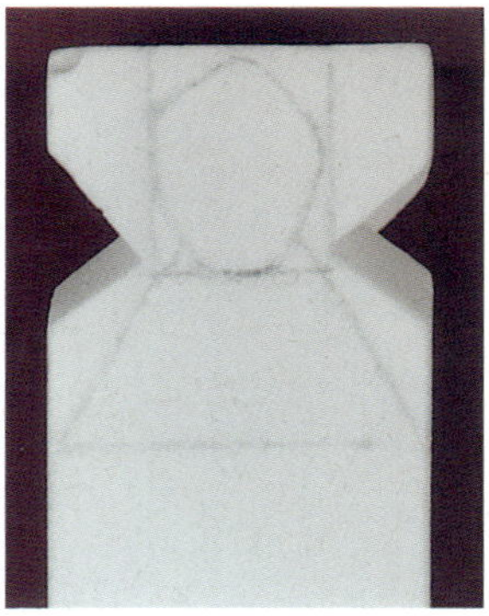

▌그림 8-13
설면의 외형을 중심으로 삭제 한다.

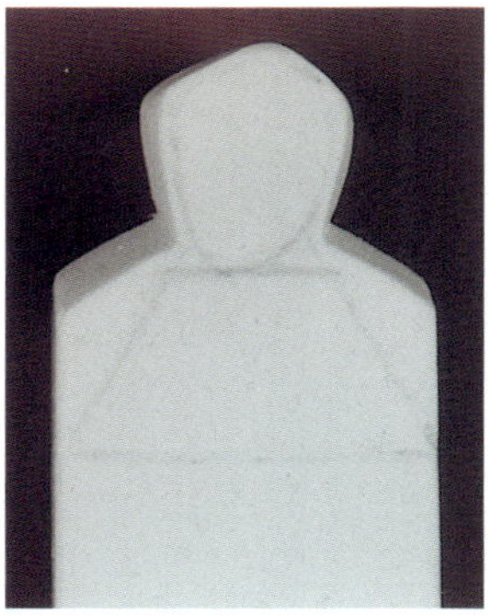

▌그림 8-14
삭제한 후 설면의 형태

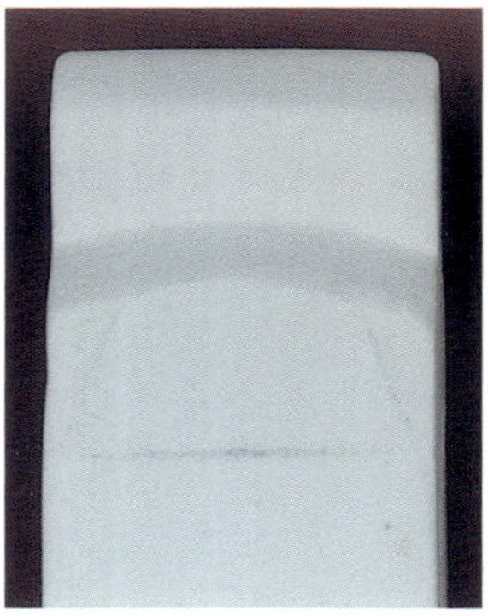

▌그림 8-15
삭제한 후 원심면의 형태

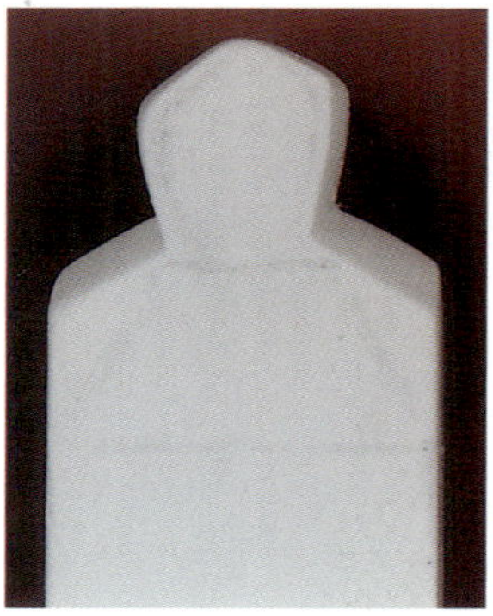

그림 8-16
협면의 치경연을 중심으로 V자로 삭제하여 치경연을 형성한다.

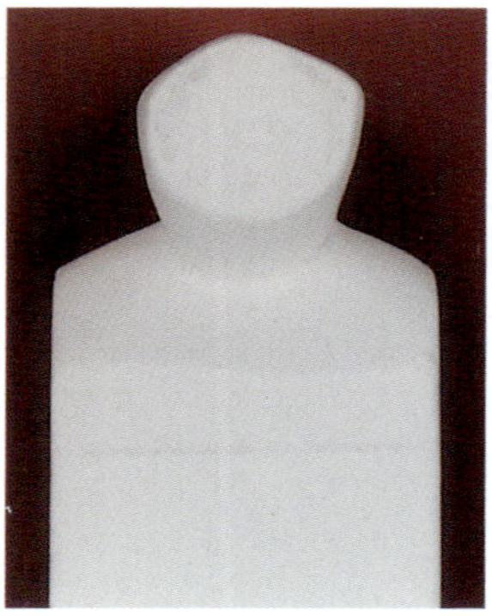

그림 8-17
삭제한 후 협면의 형태

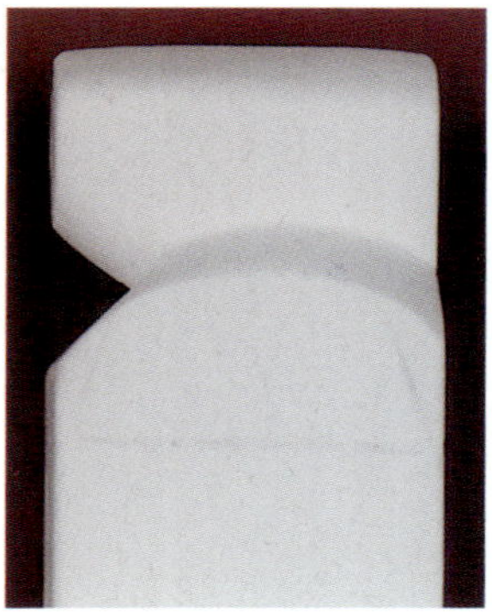

그림 8-18
삭제한 후 근심면의 형태 그리고 협면의 치경연 깊이

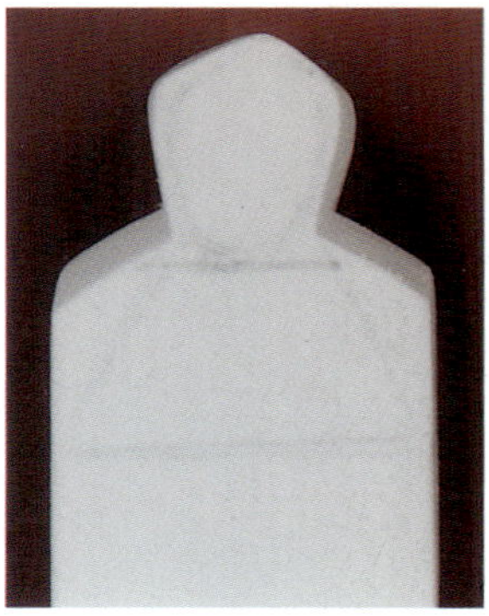

그림 8-19
설면의 치경연을 중심으로 V자로 삭제하여 치경연을 형성한다.

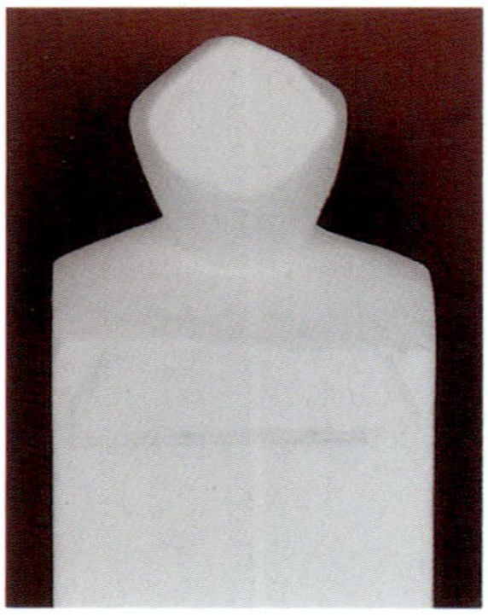

그림 8-20
삭제한 후 설면의 형태

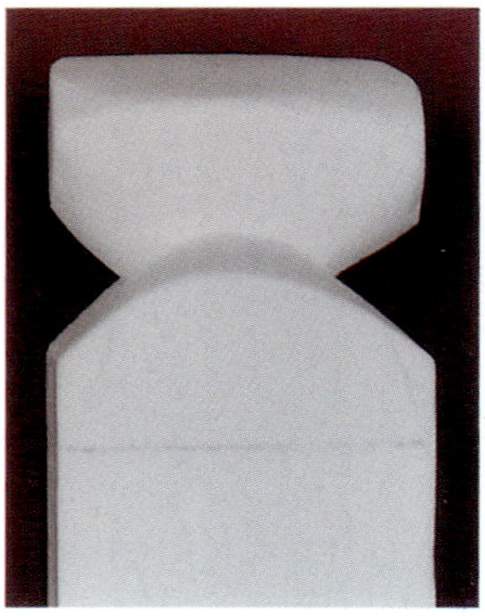

그림 8-21
삭제한 후 원심면의 형태 그리고 설면의 치경연 깊이

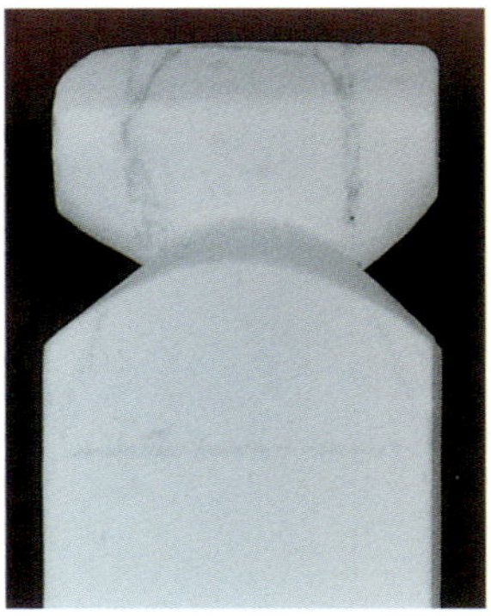

▌그림 8-22

교합면에서 협설의 폭을 연장하여 협측연과 설측연을 다시 그린다.
(협설교두정을 연결)

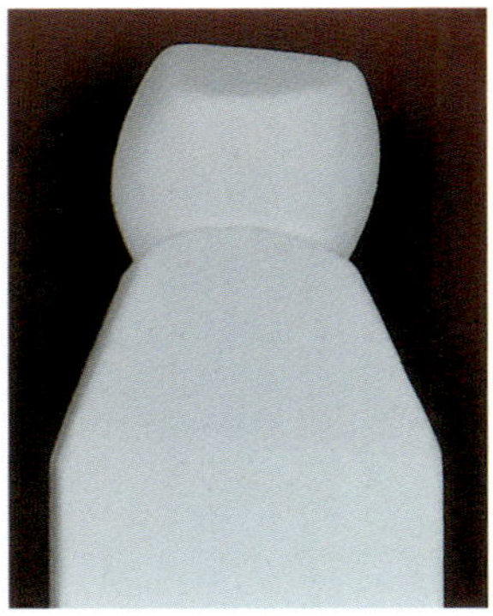

▌그림 8-23

삭제한 후 근심면의 형태

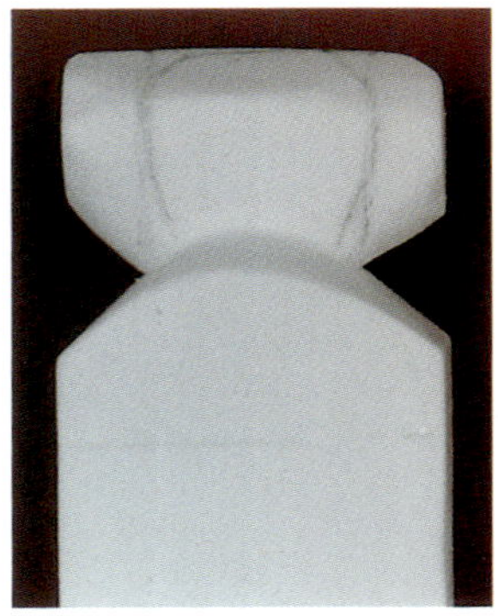

▌그림 8-24

교합면에서 협설의 폭을 연장하여 협측연과 설측연을 다시 그린다.
(협설교두정을 연결)

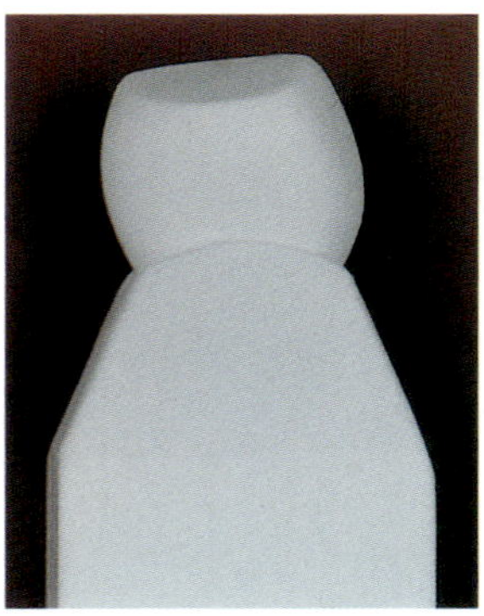

▌그림 8-25

삭제한 후 원심면의 형태

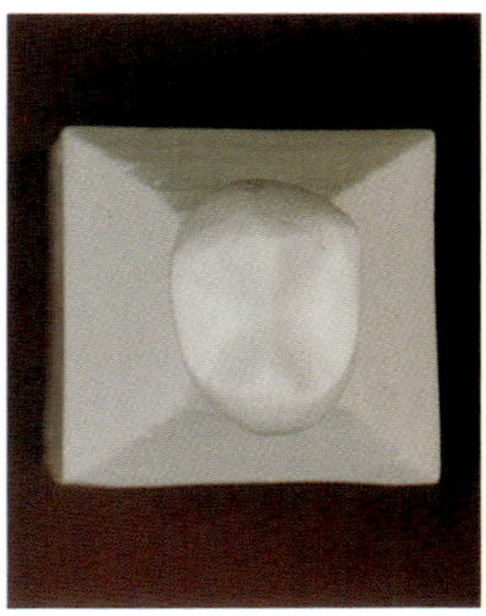

▌그림 8-26

치관의 길이, 근원심 폭, 협설의 폭을 확인하고 교합면에 융선과 발육구를 중심으로 전체적인 윤곽을 형성한다.

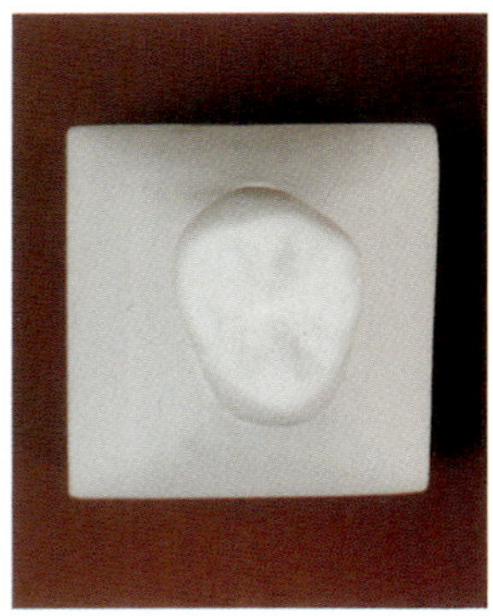

▌그림 8-27

각 치면의 남겨둔 부분을 삭제하여 둥글게 한 다음 각 치면을 다듬어 완성한다.

4) 완성

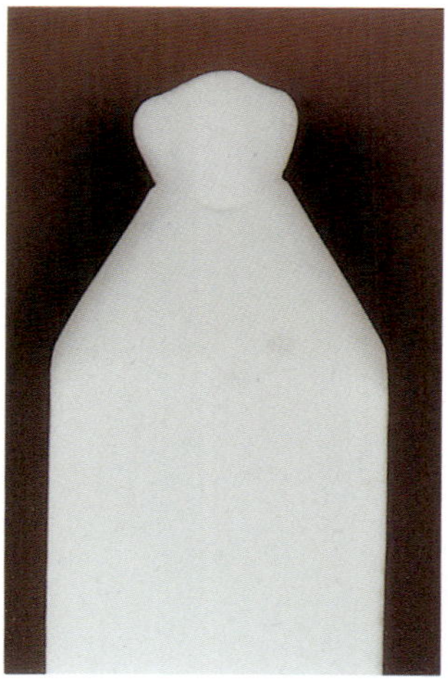

협면

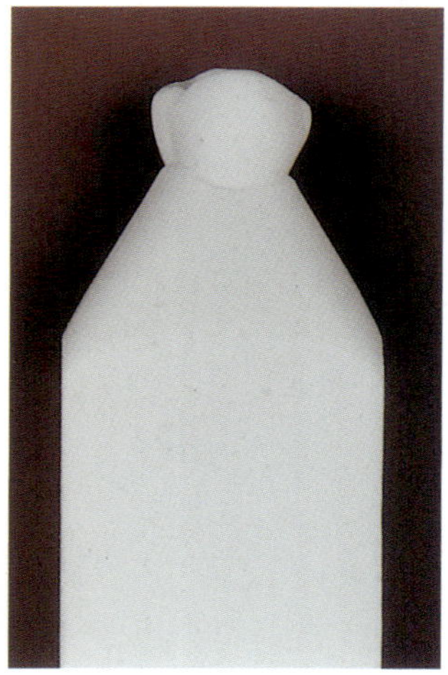

설면

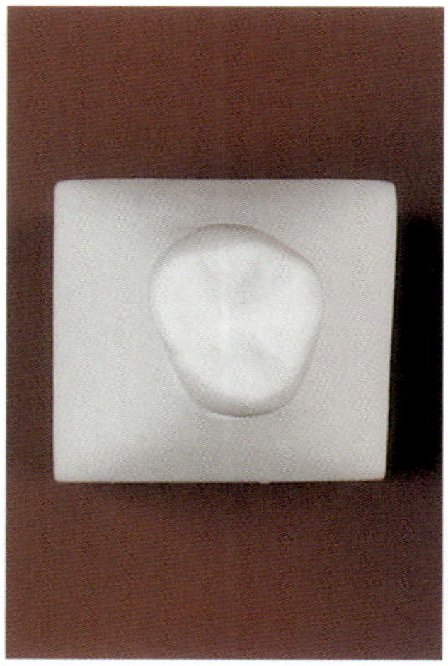

교합면

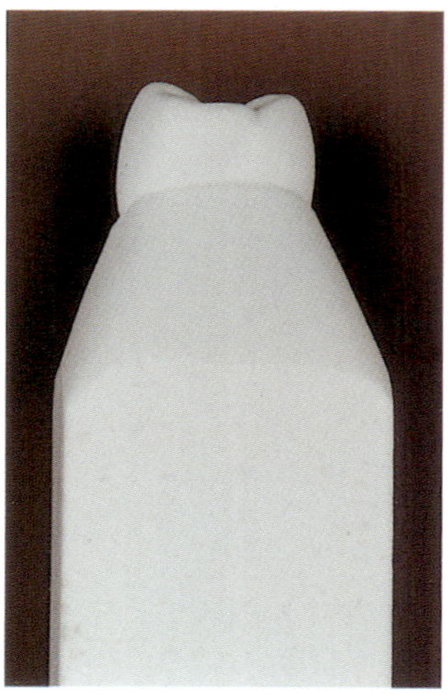

근심면

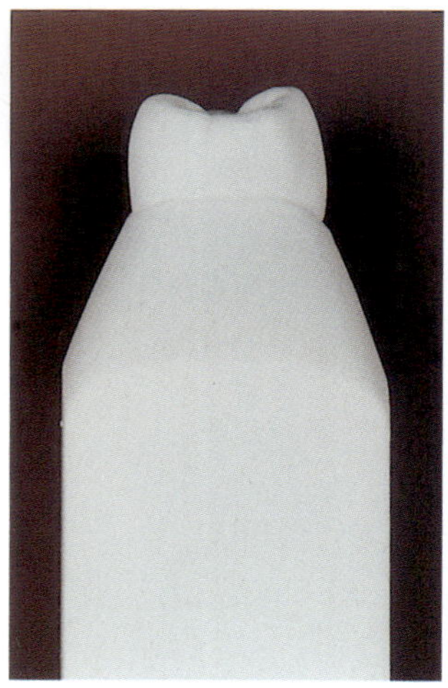

원심면

그림 8-28 상악 좌측 제2소구치

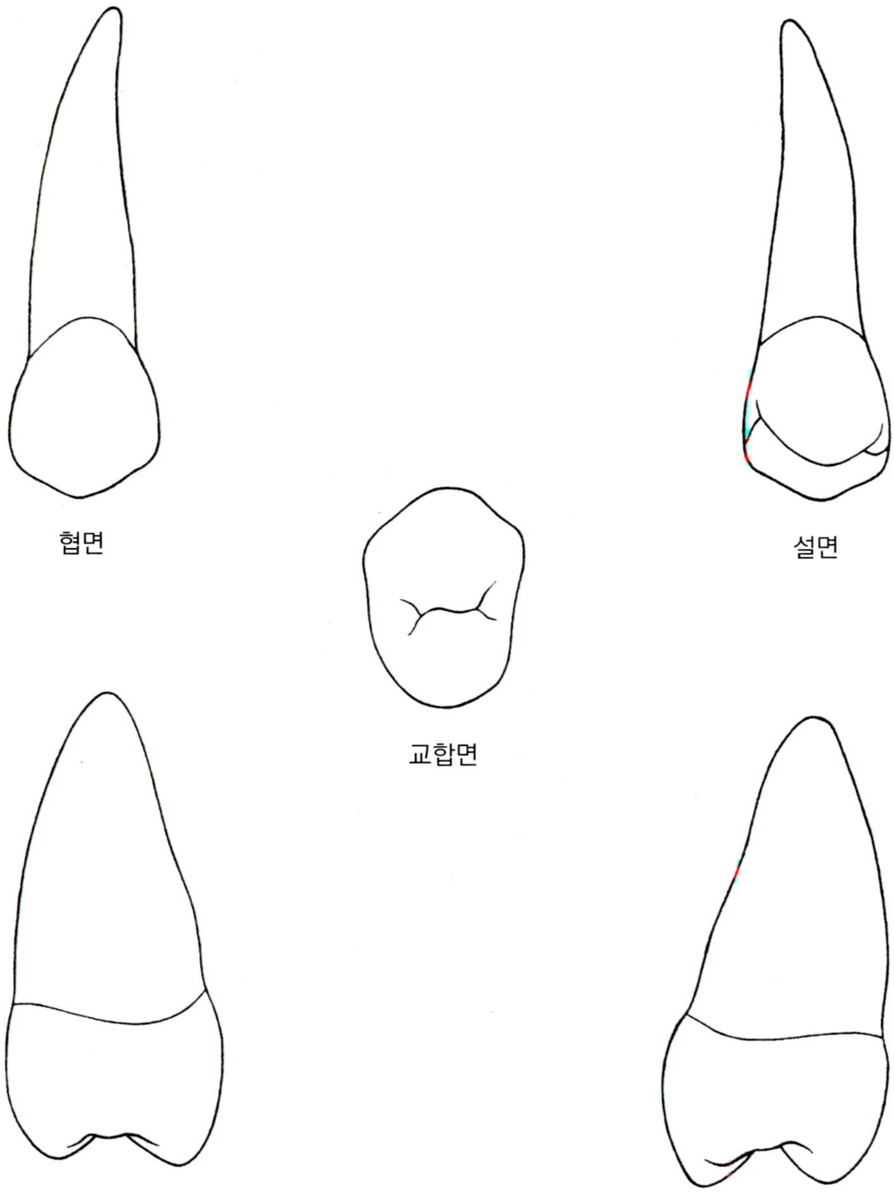

▌그림 8-29 **상악 좌측 제2소구치**

3. 하악 제1소구치(Mandibular first premolar)

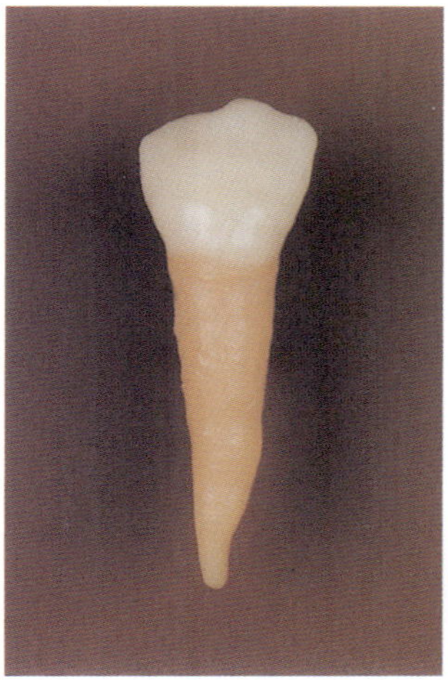

협면

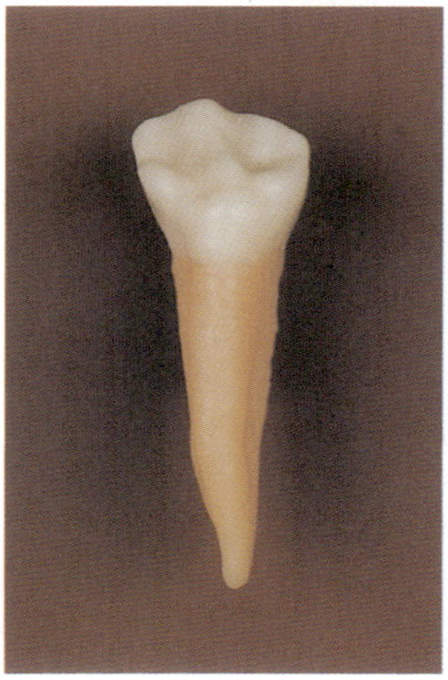

설면

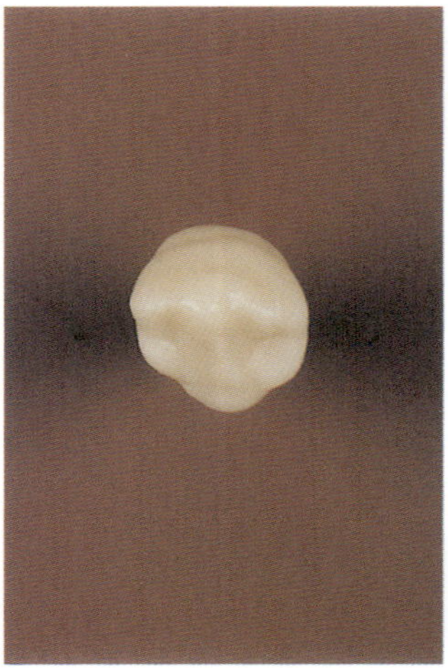

교합면

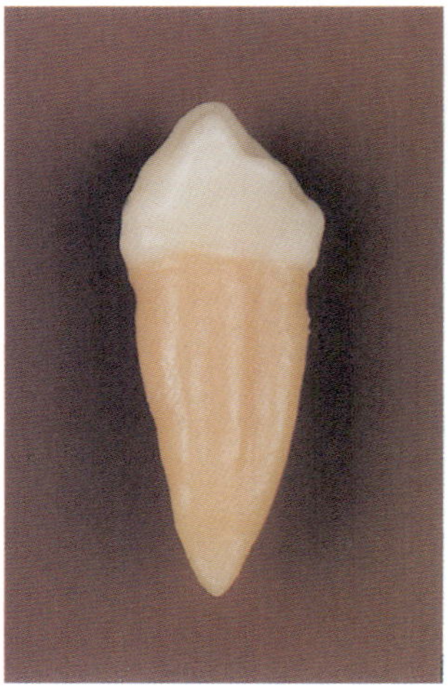

근심면

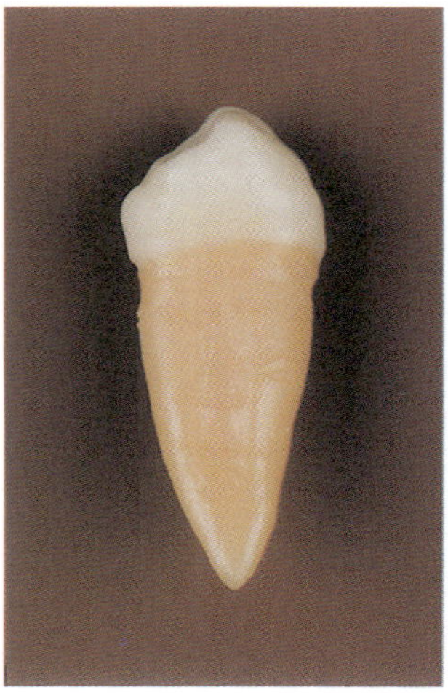

원심면

그림 9-1 하악 우측 제1소구치

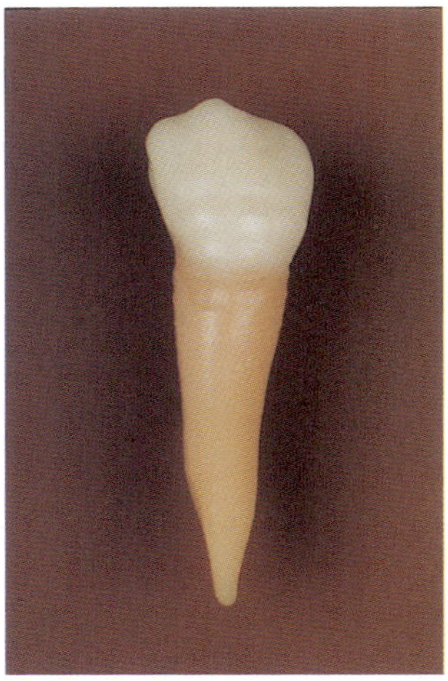

협면

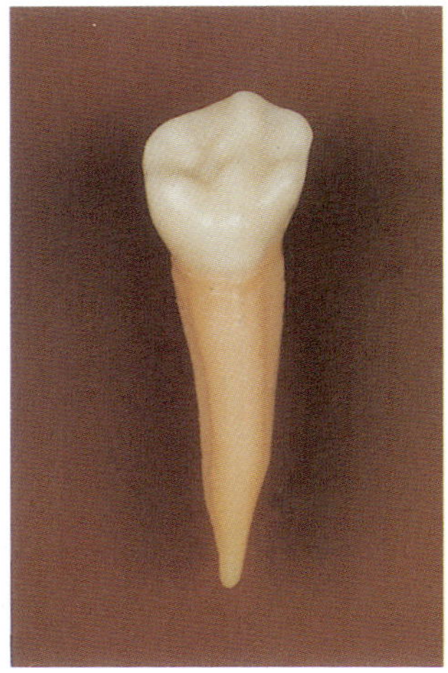

설면

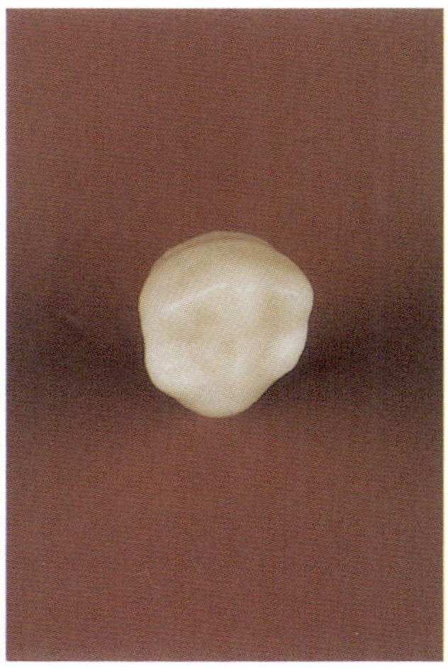

교합면

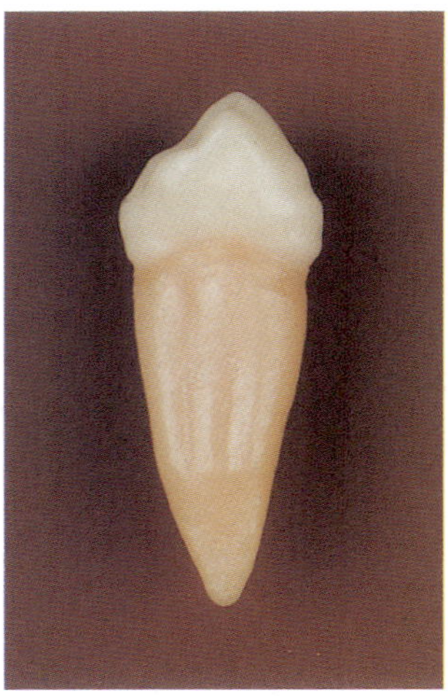

근심면

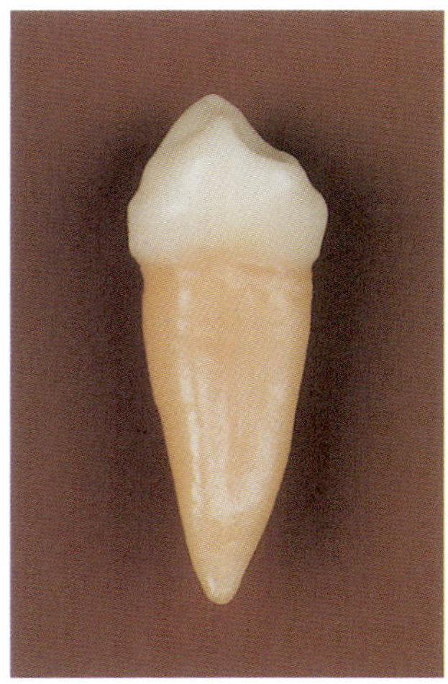

원심면

그림 9-2 하악 좌측 제1소구치

1) 이론의 요약

(1) 협면(Buccal surface)

4개의 연으로 구성되며 교합연의 협측교두정이 상악 제1소구치와 달리 근원심의 중앙에서 약간 근심에 위치해 근심교합연이 짧고 원심교합연이 길다.

협면은 2개의 발육구에 의해 3개의 엽으로 이루어져 있고 중앙협측엽의 발육이 양호하여 협측교두정이 예리하며 협면융선은 교두정에서 치경부로 하행하고 있다.

(2) 설면(Lingual surface)

설측엽으로 이루어진 설측교두는 근원심경이 협측에서 설측으로 폭이 좁아져 협측교두보다 작아 설면에서 대부분의 교합면과 근원심면을 볼 수 있다.

설측교두는 견치의 발육이 양호한 설면결절과 비슷해서 소구치의 기능보다는 오히려 견치에 가깝고 설면의 근원심연도 협면보다 짧아서 교합면은 설측 경사가 심하다.

설측교두정은 예리하고 협측과 같이 근심에 위치하며 설측삼각융선은 협측삼각융선과 만난다.

(3) 접촉면(Contact surface)

근심면의 외형은 장사방형으로 협측교두정은 설측경사가 심하고 교두정은 치경의 협설폭 중앙에 위치한다. 접촉점은 교합 1/3부위와 중앙 1/3부위의 경계에서 협측에 위치한다.

원심면은 근심면과 거의 비슷하나 원심변연융선의 발육상태가 양호하며 접촉점은 좀 더 치경측으로 내려가 있고 접촉부위가 더 넓고 거의 협설폭 중앙에 위치한다.

(4) 교합면(Occlusal surface)

외형은 다이아몬드형이며 협측연이 가장 길다.

협측교두는 높고 치경 1/3부분에서 설측을 향하여 강하게 경사되어 교두정은 협설의 협측 1/3부분에 위치해 있어 교합면을 보면 전방 1/3부분은 협측이 연장되어 있고 실제의 교합면은 후방 2/3부분만 나타난다.

설측은 발육이 약하여 작은 부분으로 나타나며 협설교두정은 예리하고 모두 근심에 위치해 있다.

교두정에서 협설로 삼각융선이 주행하는데 2개의 삼각융선이 만나 횡주융선을 형성하고 이 융선을 중심으로 근심반부와 원심반부로 나뉘며 원심반부가 더 넓다.

2) 도해

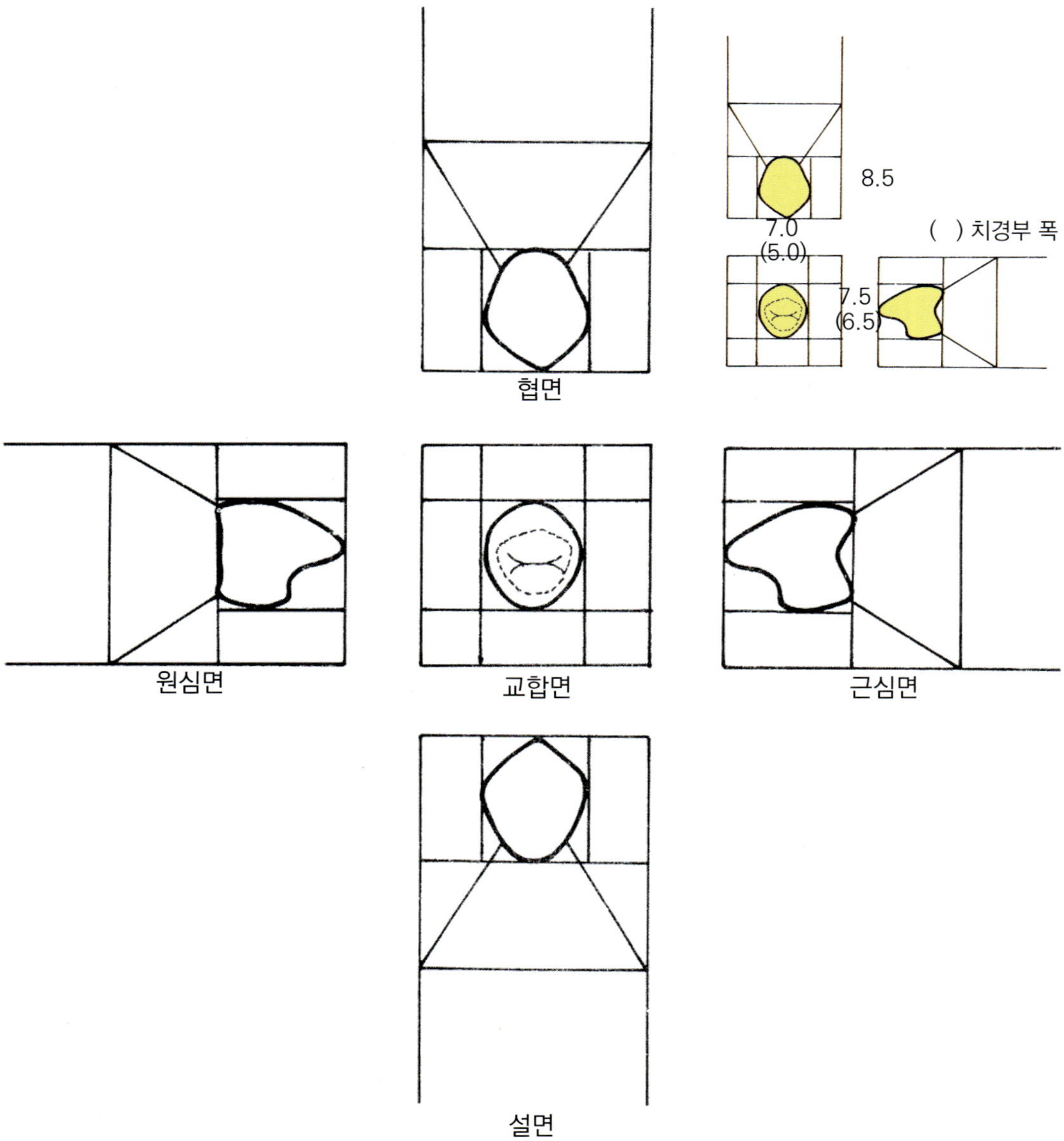

그림 9-3 **하악 좌측 제1소구치**

3) 조각 과정

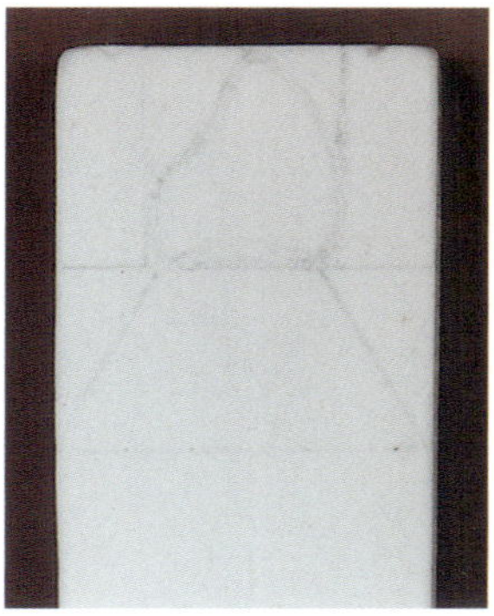

그림 9-4
근심면에 그려져 있는 외형

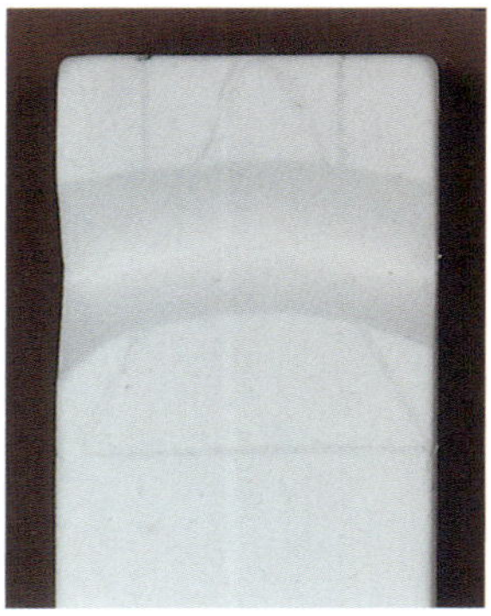

그림 9-5
근심면의 치경연을 중심으로 V자로 삭제하여 치경연을 형성한다.

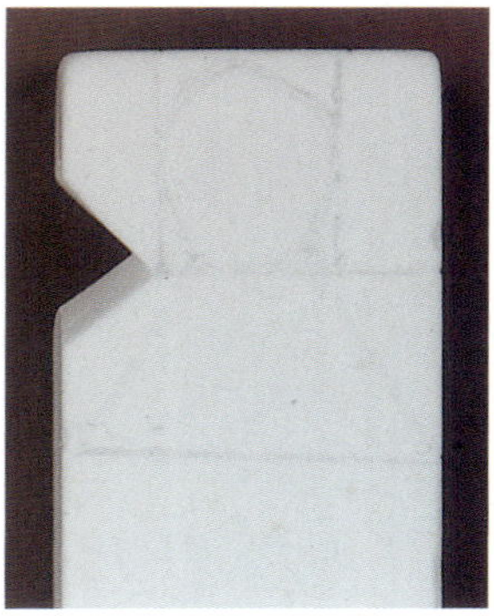

그림 9-6
삭제한 후 협면의 형태 그리고 근심면의 치경연 깊이

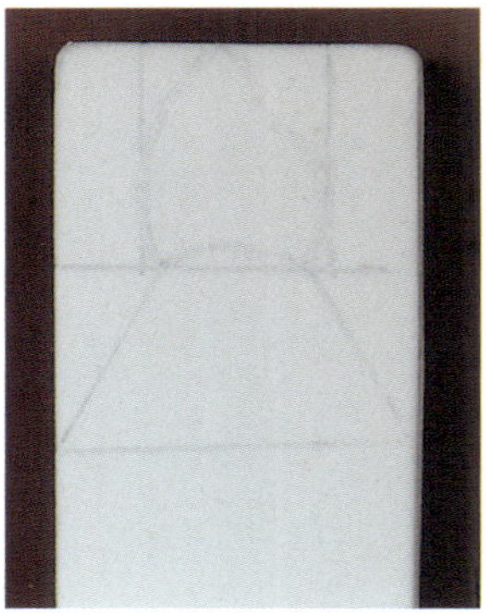

그림 9-7
원심면에 그려져 있는 외형

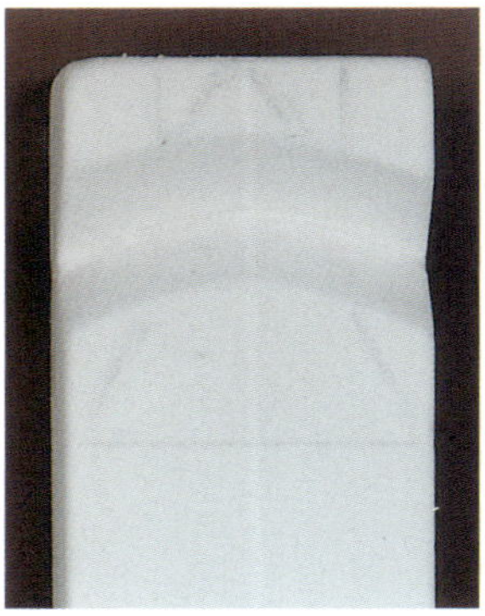

그림 9-8
원심면의 치경연을 중심으로 V자로 삭제하여 치경연을 형성한다.

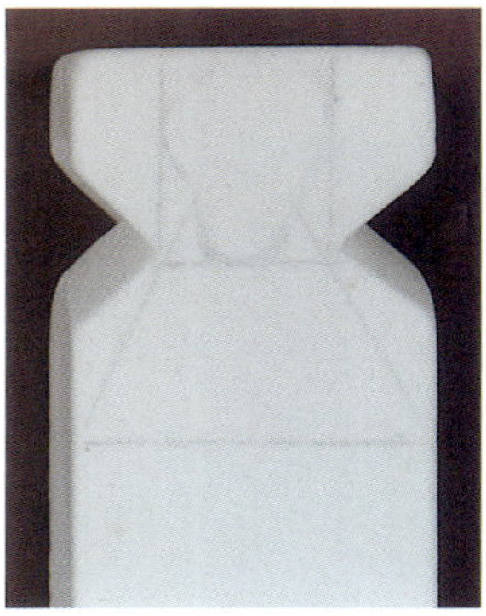

그림 9-9
삭제한 후 설면의 형태 그리고 원심면의 치경연 깊이

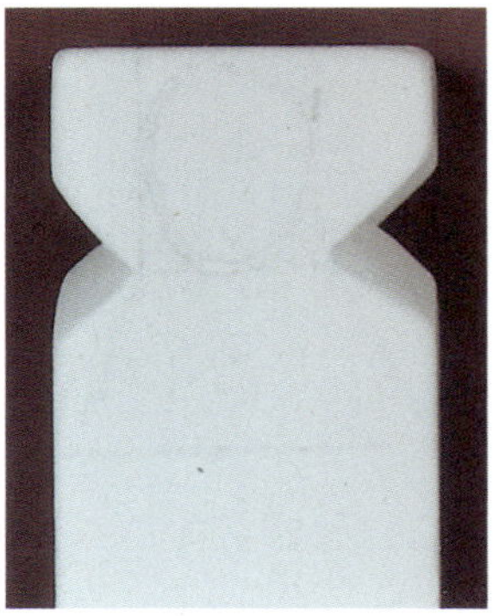

그림 9-10
협면의 외형을 중심으로 삭제한다.

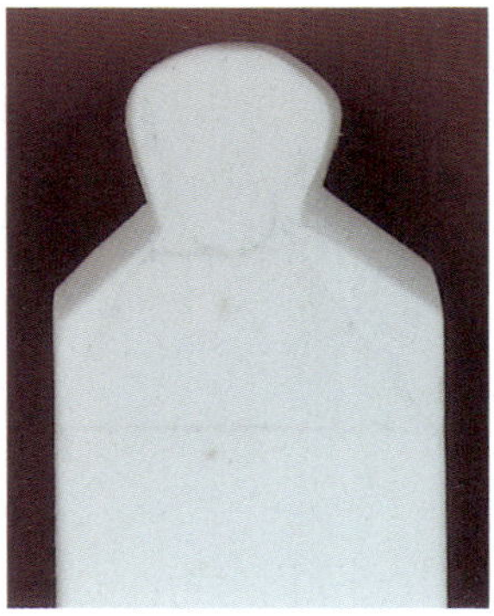

그림 9-11
삭제한 후 협면의 형태

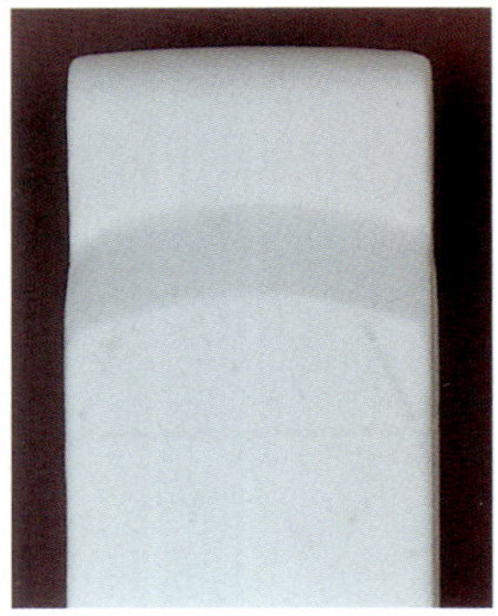

그림 9-12
삭제한 후 근심면의 형태

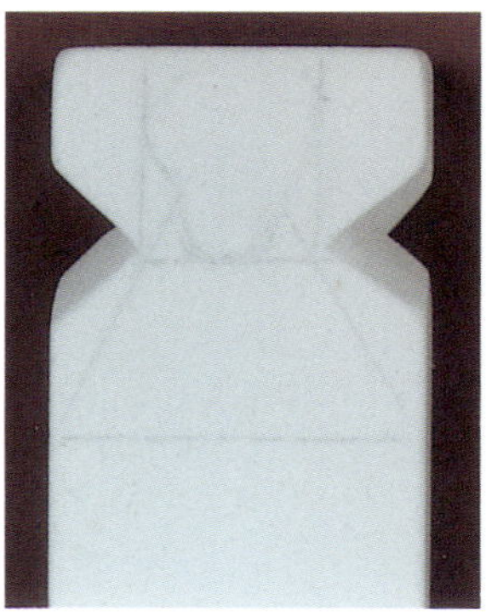

그림 9-13
설면의 외형을 중심으로 삭제한다.

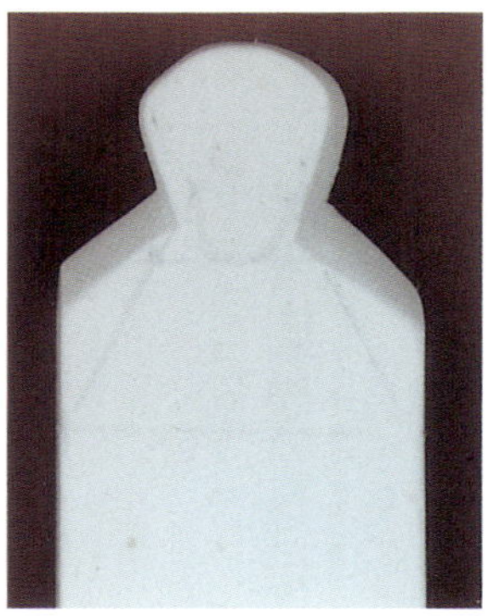

그림 9-14
삭제한 후 설면의 형태

그림 9-15
삭제한 후 원심면의 형태

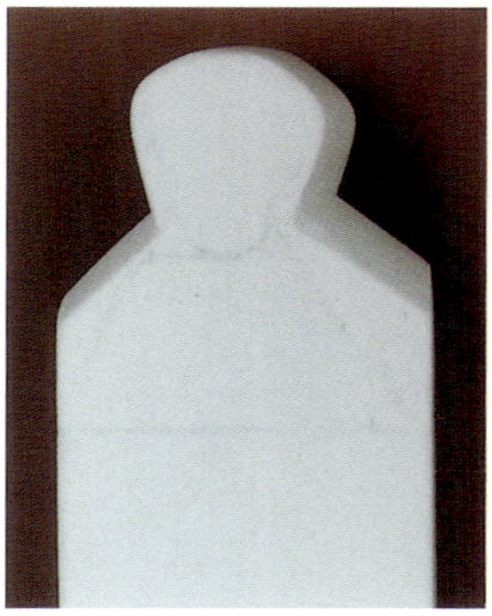

▮ 그림 9-16
협면의 치경연을 중심으로 V자로 삭제하여 치경연을 형성한다.

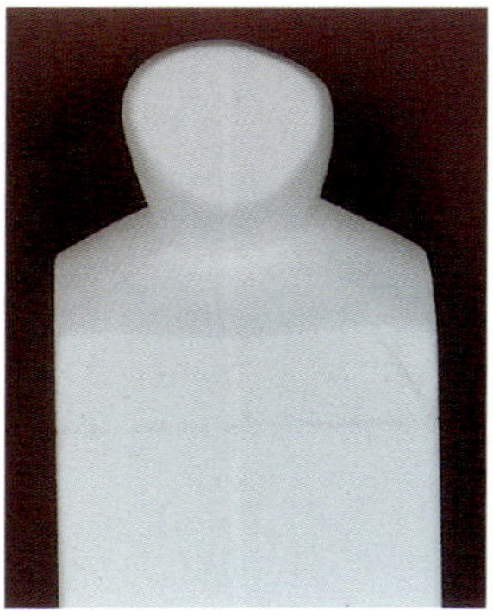

▮ 그림 9-17
삭제한 후 협면의 형태

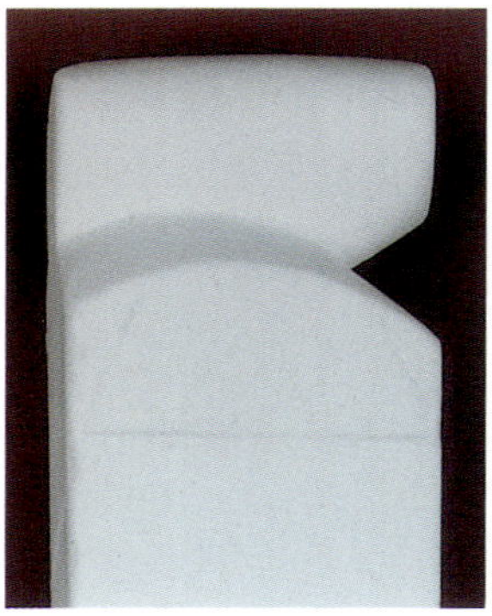

▮ 그림 9-18
삭제한 후 근심면의 형태 그리고 협면의 치경연 깊이

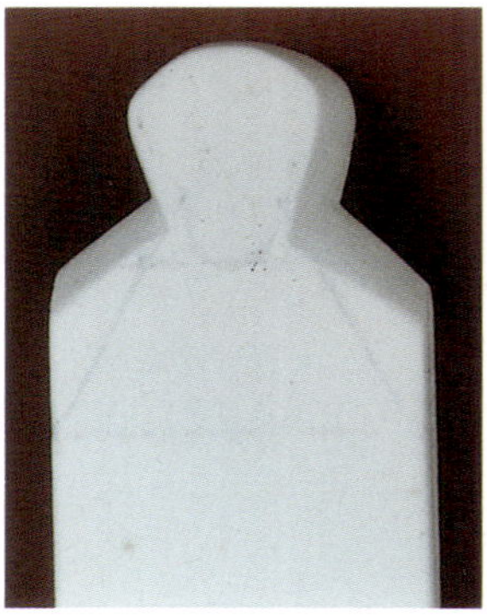

▮ 그림 9-19
설면의 치경연을 중심으로 V자로 삭제하여 치경연을 형성한다.

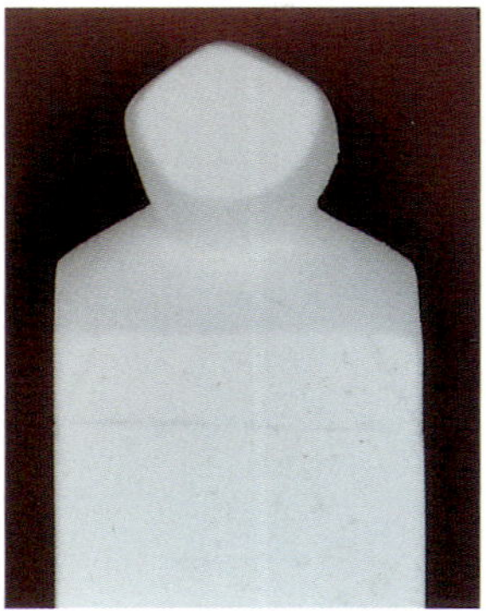

▮ 그림 9-20
삭제한 후 설면의 형태

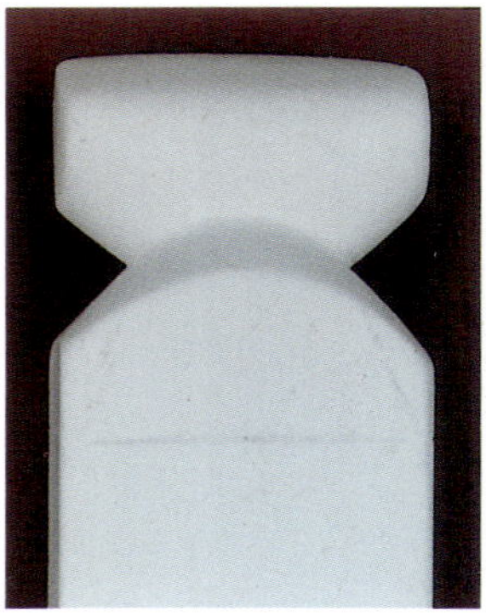

▮ 그림 9-21
삭제한 후 원심면의 형태 그리고 설면의 치경연 깊이

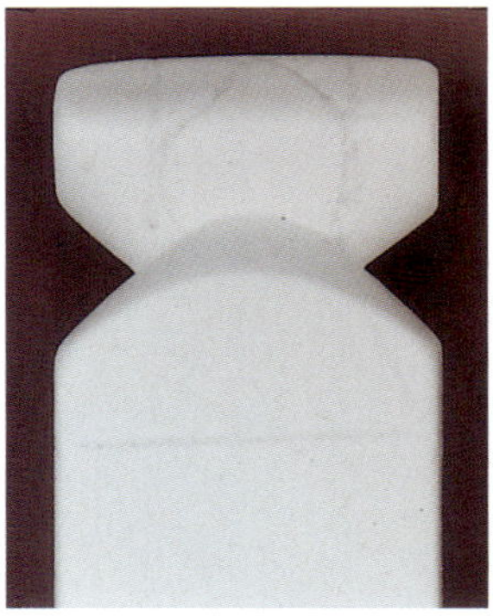

▮ 그림 9-22
교합면에서 협설의 폭을 연장하여 협측연과 설측연을 다시 그린다.
(협설교두정을 연결)

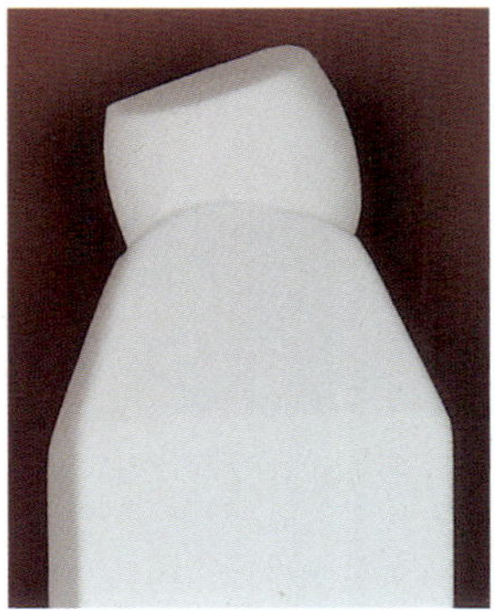

▮ 그림 9-23
삭제한 후 근심면의 형태

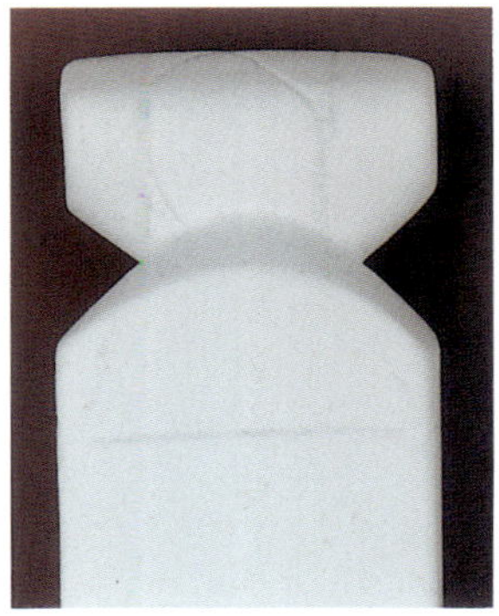

▮ 그림 9-24
교합면에서 협설의 폭을 연장하여 협측연과 설측연을 다시 그린다.
(협설교두정을 연결)

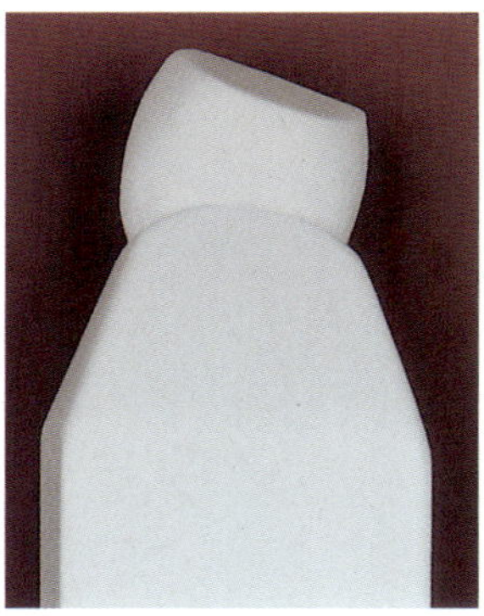

▮ 그림 9-25
삭제한 후 원심면의 형태

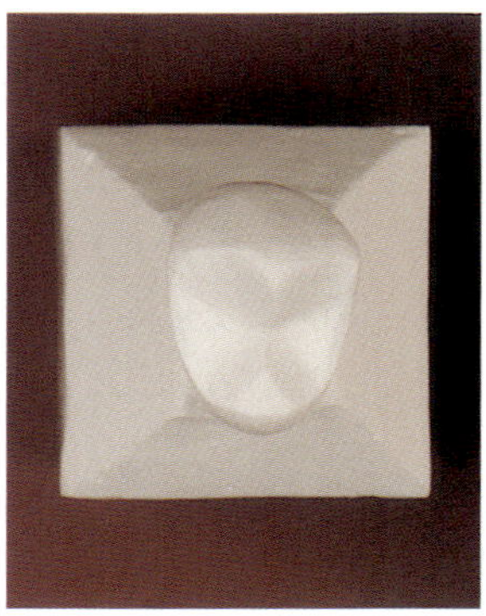

▮ 그림 9-26
치관의 길이, 근원심 폭, 협설의 폭을 확인하고 교합면에 융선과 발육구를 중심으로 전체적인 윤곽을 형성한다.

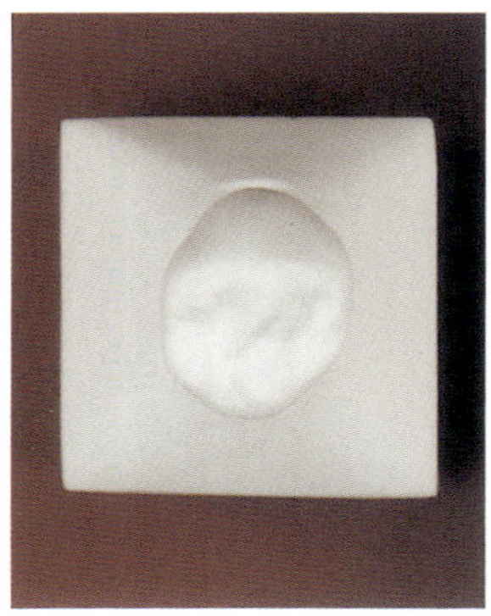

▮ 그림 9-27
각 치면의 남겨둔 부분을 삭제하여 둥글게 한 다음 각 치면을 다듬어 완성한다.

4) 완성

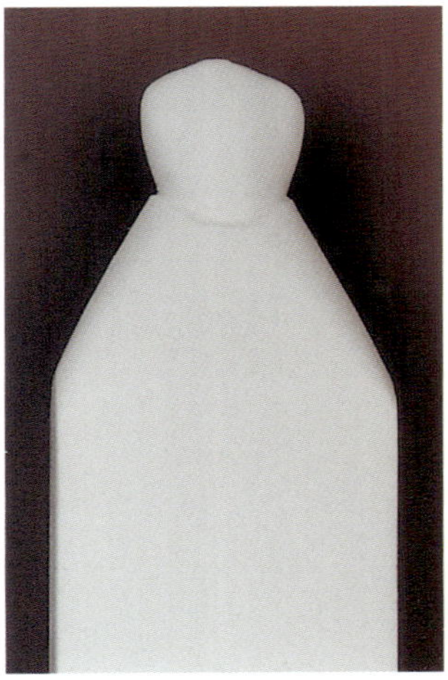

협면

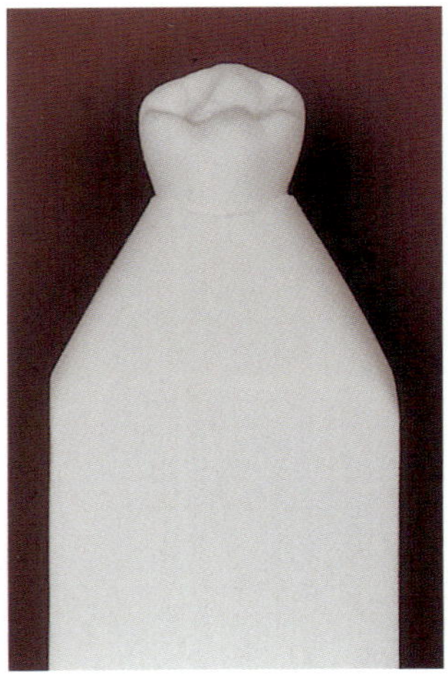

설면

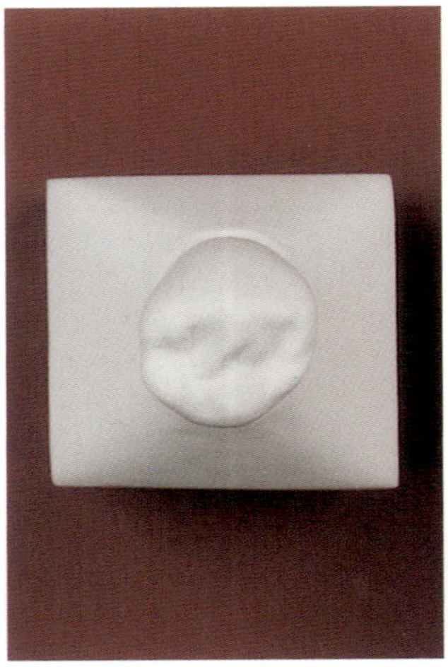

교합면

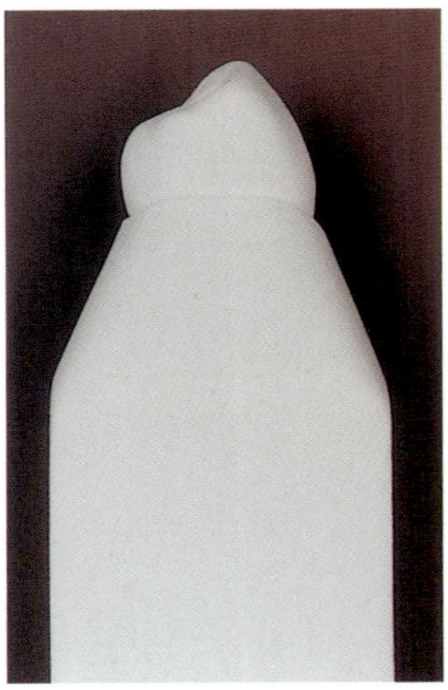

근심면

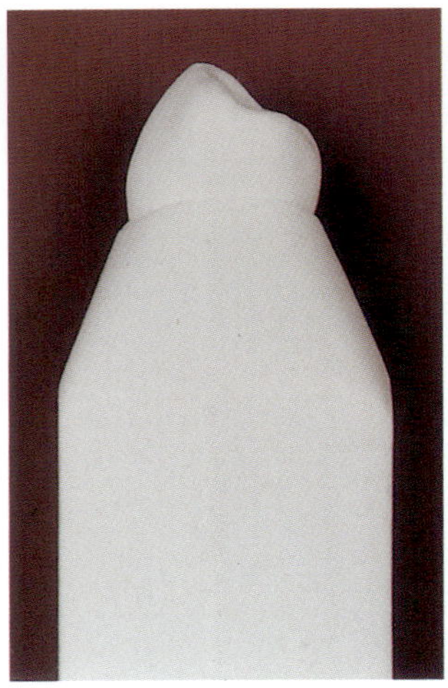

원심면

그림 9-28 **하악 좌측 제1소구치**

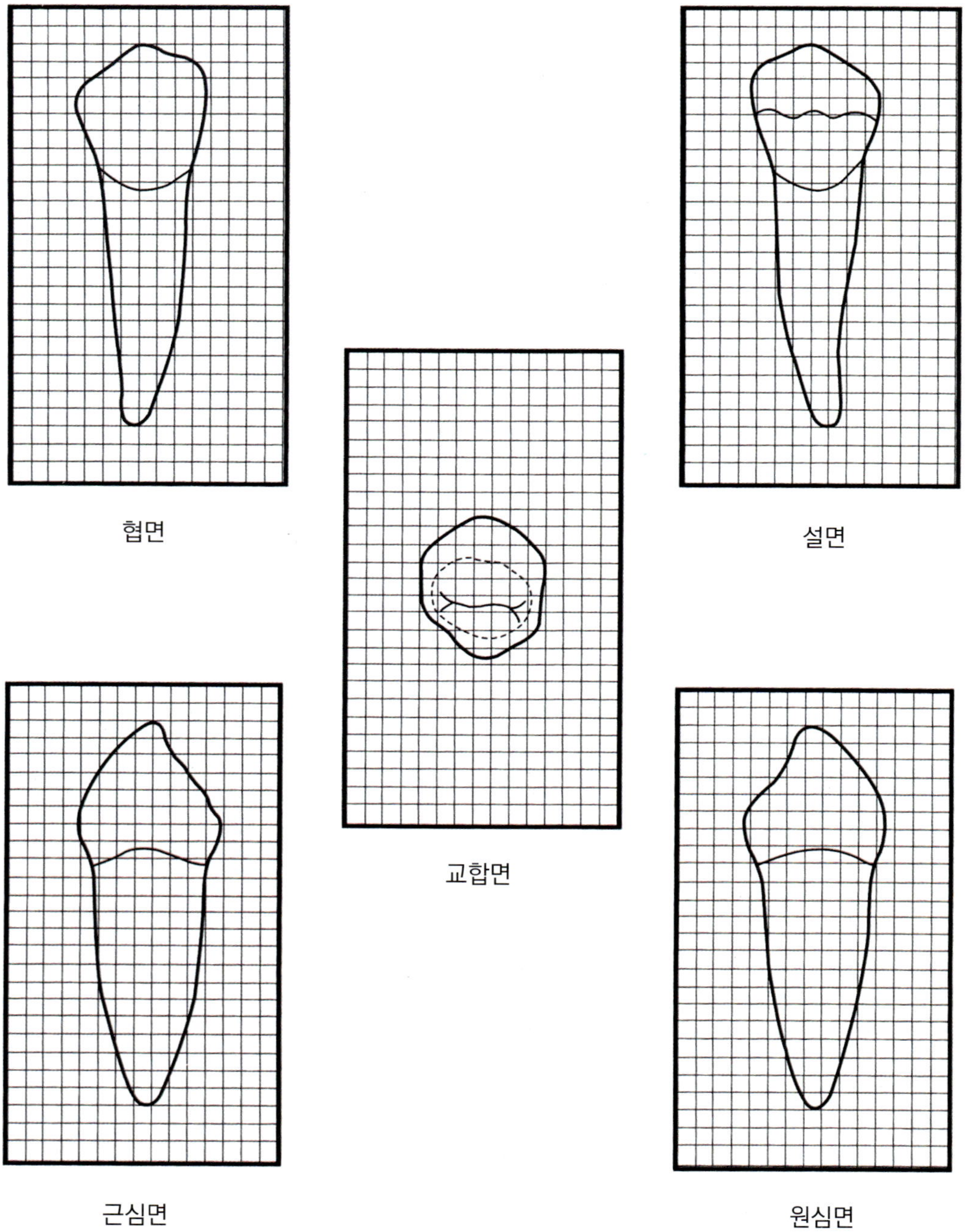

그림 9-29 하악 우측 제1소구치

4. 하악 제2소구치(Mandibular second premolar)

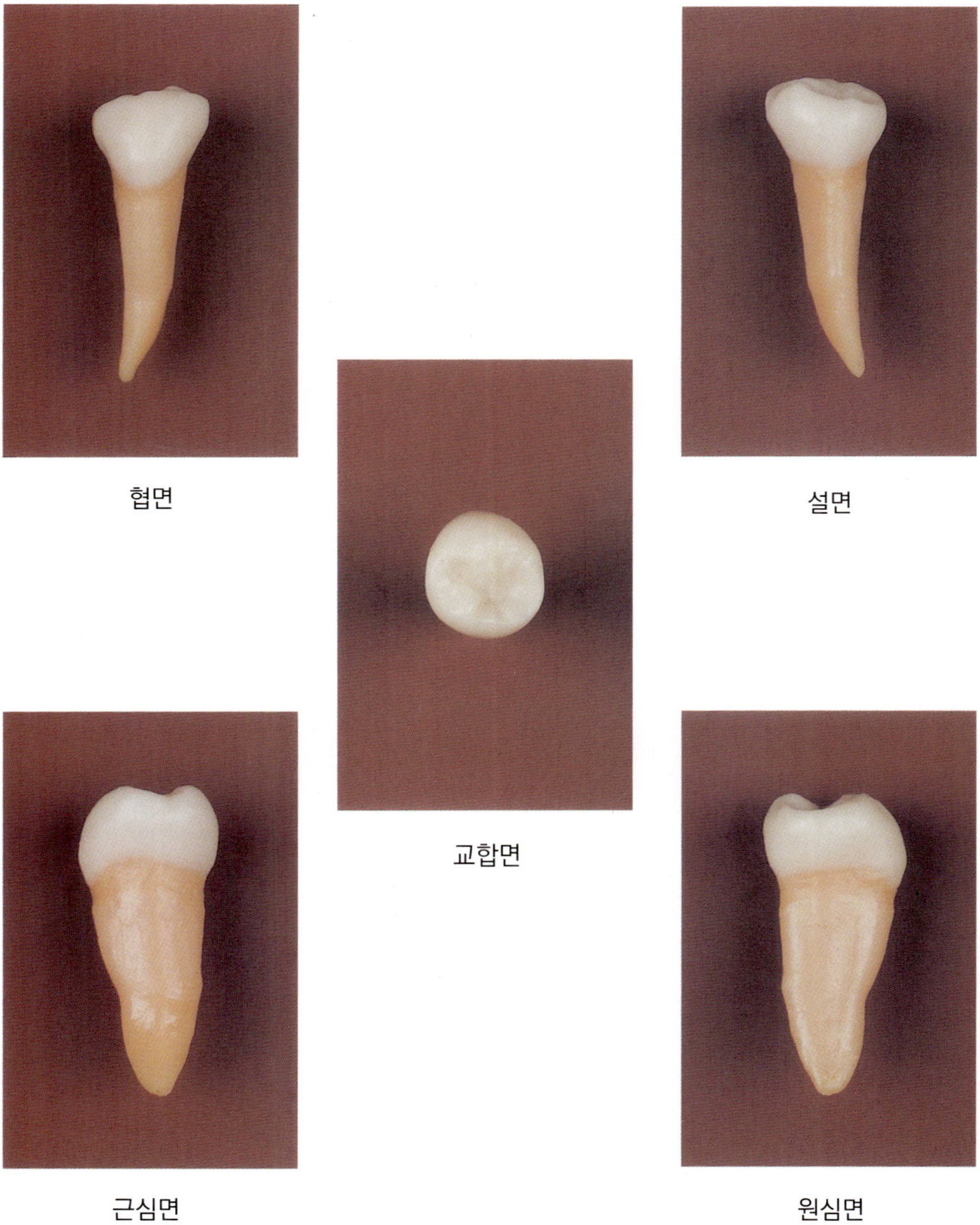

그림 10-1 하악 우측 제2소구치

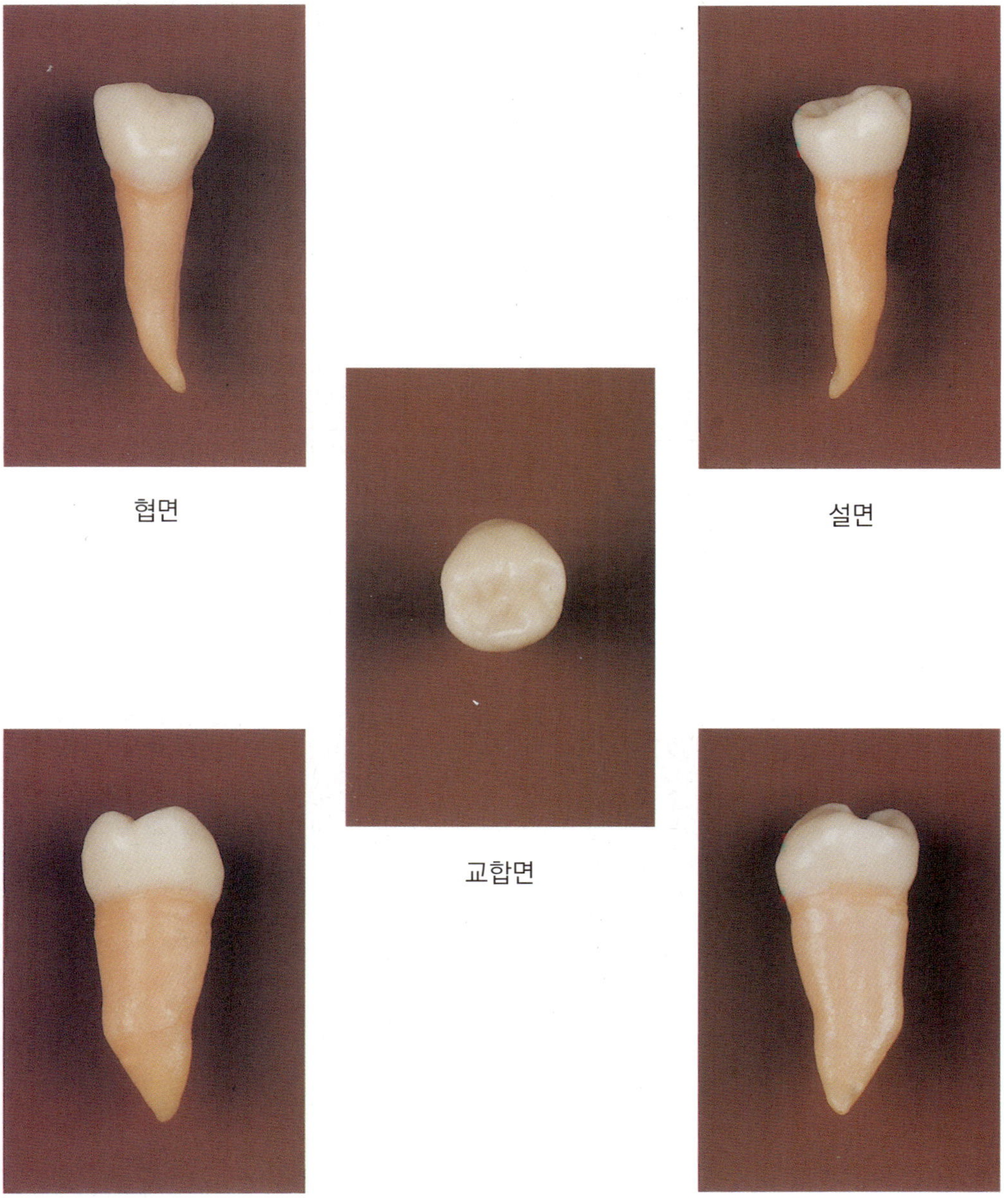

그림 10-2 하악 좌측 제2소구치

1) 이론의 요약

(1) 협면(Buccal surface)

하악 제1소구치의 외형과 비슷하나 협측교두의 길이는 짧고 교두정은 약간 둔하나 발육상태는 양호하다. 협측교두정이 약간 근심에 위치해 근심교합연은 짧고 원심교합연은 길며 근심교합연과 원심교합연의 경사도는 완만하다.

(2) 설면(Lingual surface)

하악 제1소구치의 비기능적인 설측교두에 비해 하악 제2소구치는 설측엽의 발달로 설측교두의 길이도 길고 면 전체도 넓다.

2교두형은 협측과 설측에 각각 하나의 교두가 있고 설측교두가 조금 작으며 설측구는 나타나지 않는다.

3교두형인 경우는 잘 발달된 협측교두와 발육이 좋은 설면은 설측구에 의해 근심설측교두와 원심설측교두로 나누어지고 설측의 2교두중에서 근심설측교두가 더 길고 넓다. 이것은 설측구가 근원심 중앙에서 약간 원심에 위치하고 있기 때문이다.

(3) 접촉면(Contact surface)

근심면의 외형은 하악 제1소구치와 비슷하나 협설경이 넓고 발육상태도 양호하여 제2소구치보다 더 크다. 접촉점의 위치는 교합 1/3부위와 중앙 1/3부위의 경계선에서 약간 협면의 교합측에 있다.

원심면은 근심면과 거의 비슷하며 크기가 조금 작고 원심변연융선이 근심변연융선보다 교두정에서 더 멀리 위치하여 접촉점은 근심면과 같은 높이에 있다.

(4) 교합면(Occlusal surface)

하악 제2소구치는 형태적 변화가 비교적 많은 치아로서 발육구의 형태가 H자형, U자형인 2교두형과 Y자형으로 된 3교두형으로 나누어진다.

2교두형은 근원심연이 설측으로 좁아져 근원심설측능각이 둥글어 설측연이 둥근 형태를 보인다. 잘 발육된 협측교두와 설측교두의 삼각융선이 만나 횡주융선을 이루며 협측교두가 설측에 비해 크다.

3교두형은 하악 제2소구치에서 많이 볼 수 있으며 설측연의 모양이 각진 형태를 보이고 Y자형의 발육구에 의해 협측교두가 가장 크고 다음은 근심설측교두, 원심설측교두의 순으로 나타난다.

2) 도해

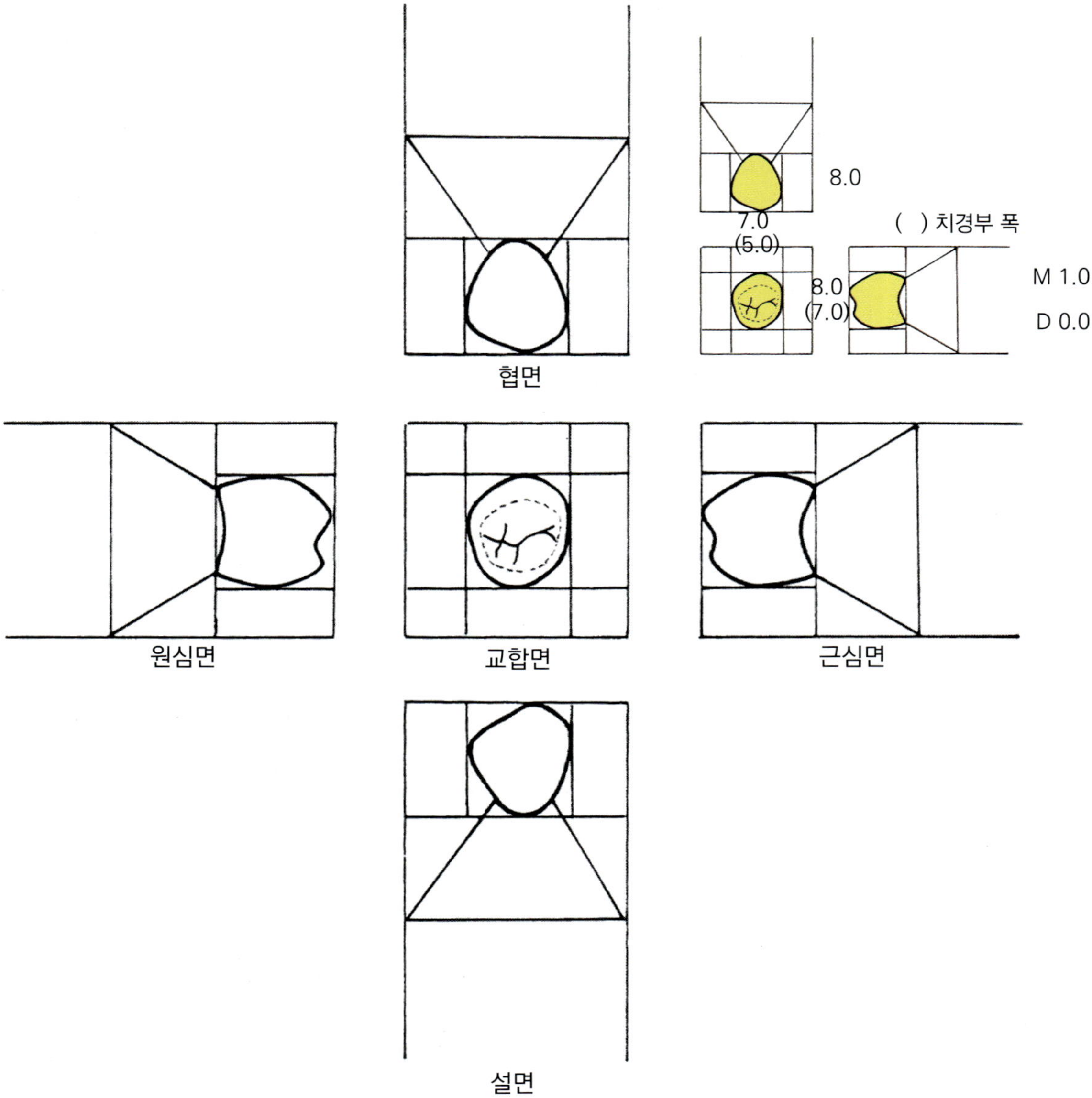

그림 10-3 하악 좌측 제2소구치

3) 조각 과정

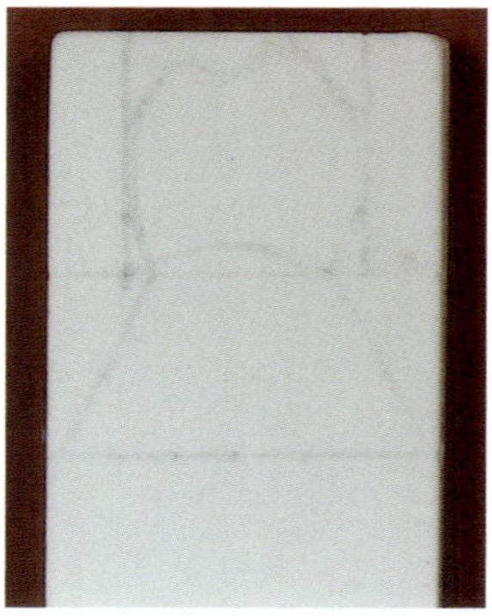

▌그림 10-4
근심면에 그려져 있는 외형

▌그림 10-5
근심면의 치경연을 중심으로 V자로 삭제하여 치경연을 형성한다.

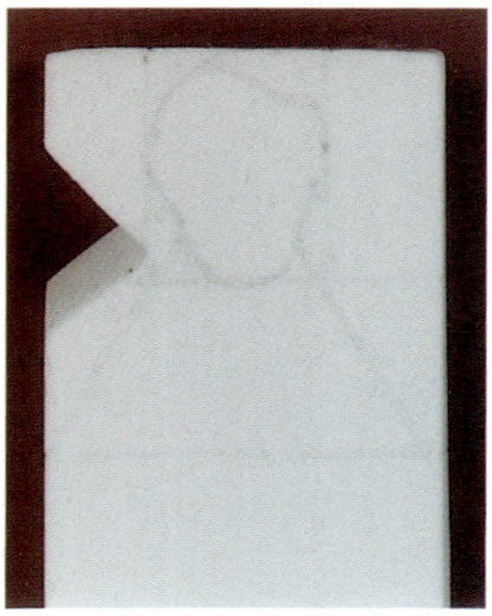

▌그림 10-6
삭제한 후 협면의 형태 그리고 근심면의 치경연 깊이

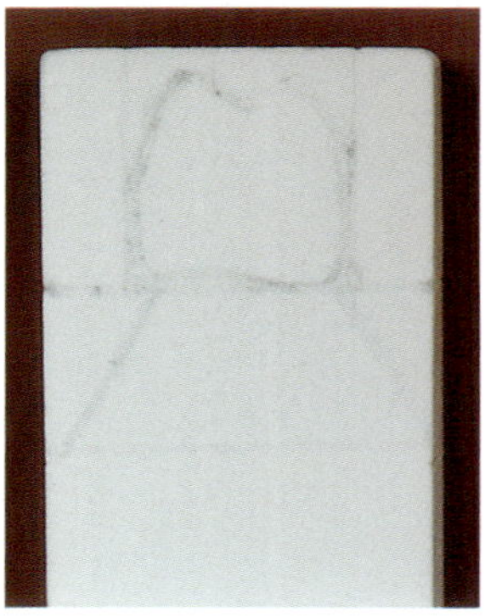

▌그림 10-7
원심면에 그려져 있는 외형

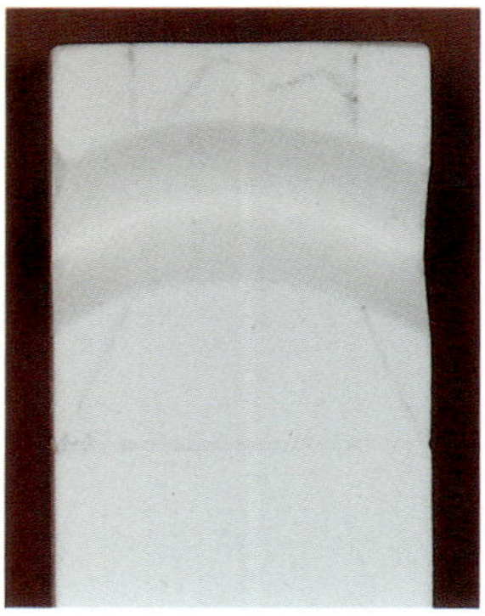

▌그림 10-8
원심면의 치경연을 중심으로 V자로 삭제하여 치경연을 형성한다.

▌그림 10-9
삭제한 후 설면의 형태 그리고 원심면의 치경연 깊이

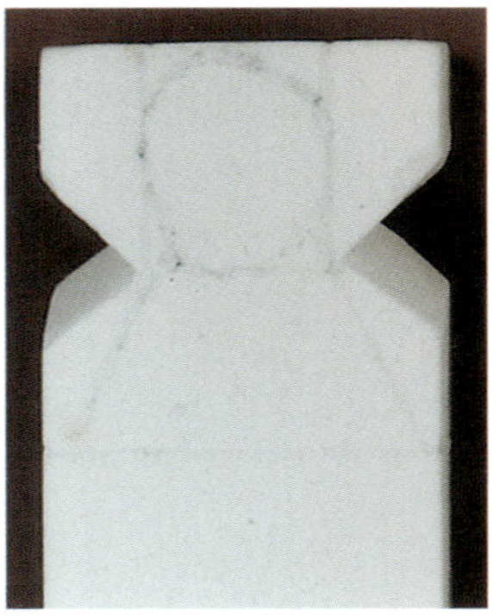

▌그림 10-10
협면의 외형을 중심으로 삭제 한다.

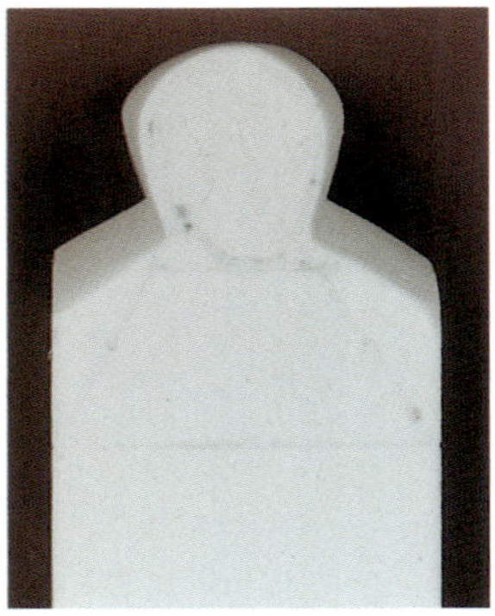

▌그림 10-11
삭제한 후 협면의 형태

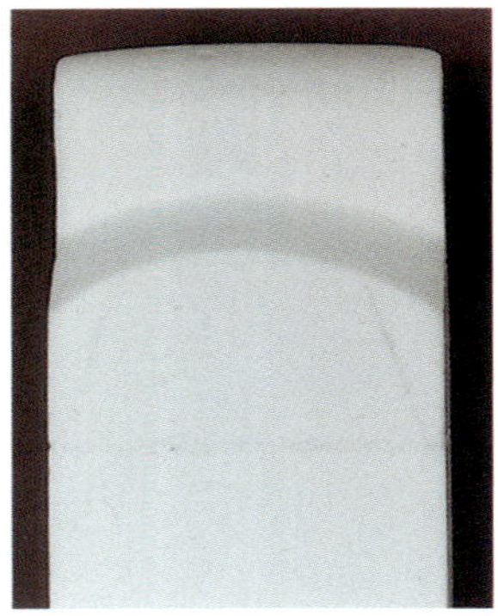

▌그림 10-12
삭제한 후 근심면의 형태

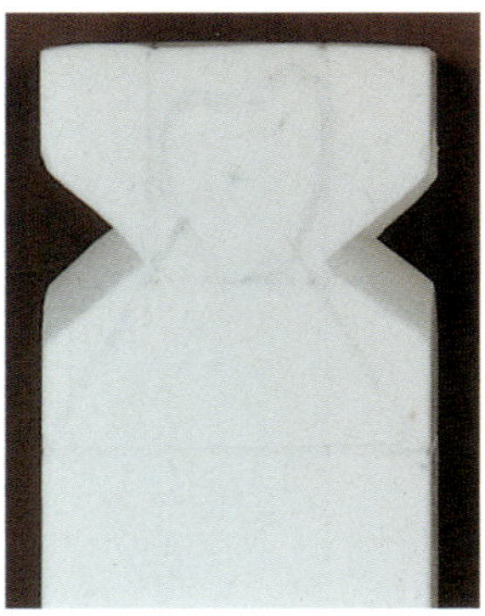

▌그림 10-13
설면의 외형을 중심으로 삭제 한다.

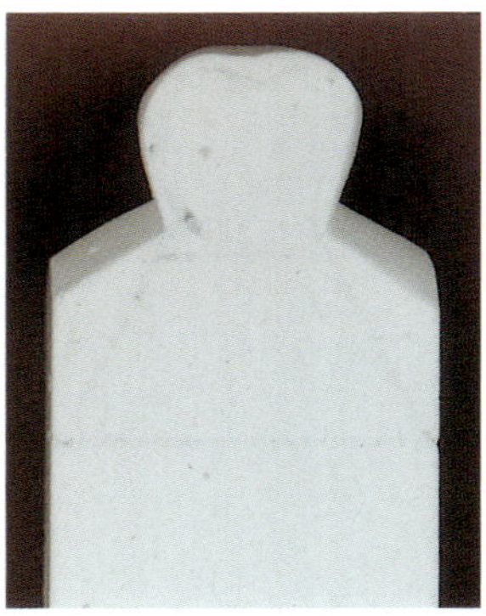

▌그림 10-14
삭제한 후 설면의 형태

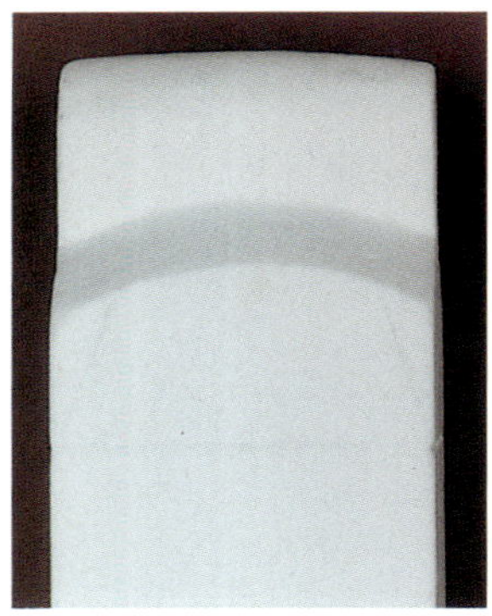

▌그림 10-15
삭제한 후 원심면의 형태

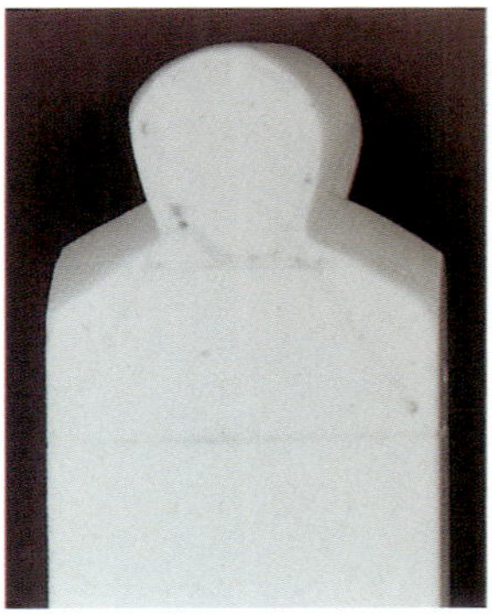

그림 10-16
협면의 치경연을 중심으로 V자로 삭제하여 치경연을 형성한다.

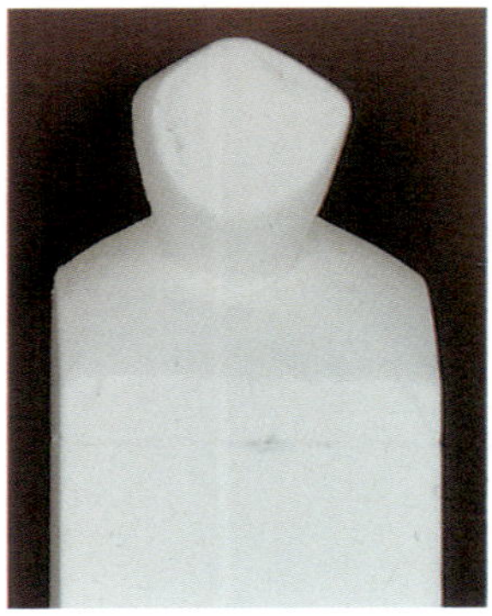

그림 10-17
삭제한 후 협면의 형태

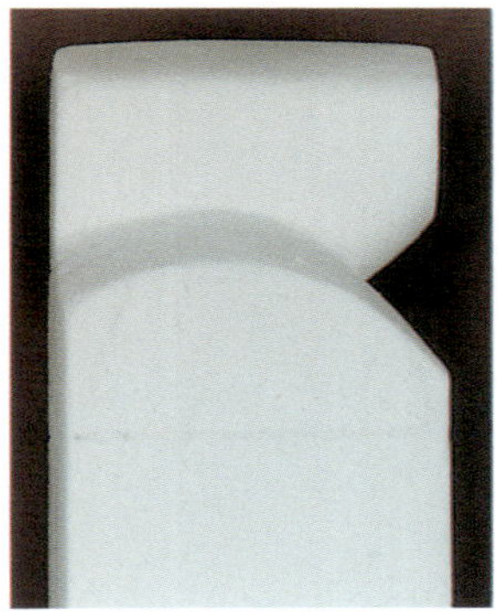

그림 10-18
삭제한 후 근심면의 형태 그리고 협면의 치경연 깊이

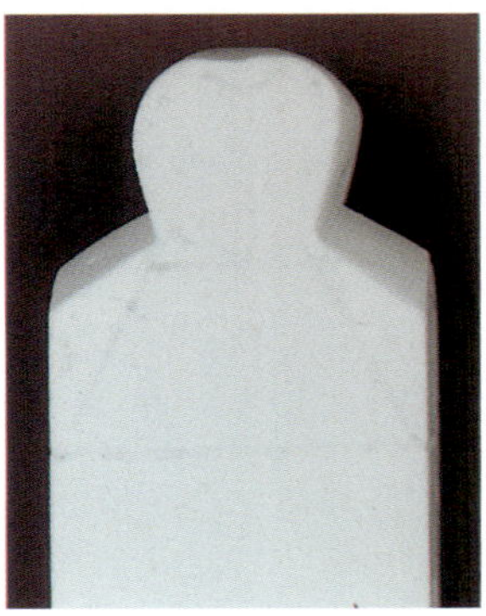

그림 10-19
설면의 치경연을 중심으로 V자로 삭제하여 치경연을 형성한다.

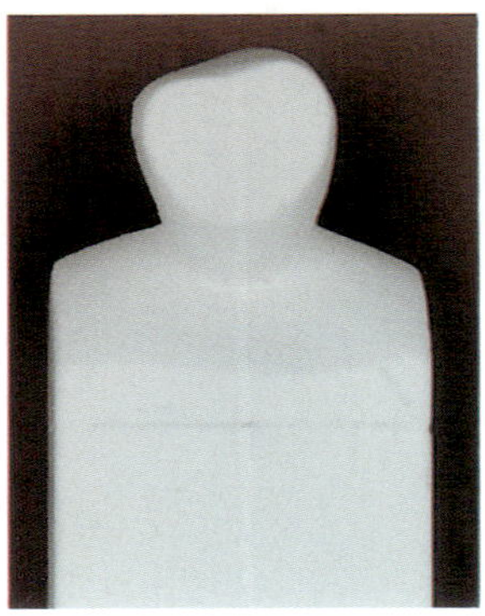

그림 10-20
삭제한 후 설면의 형태

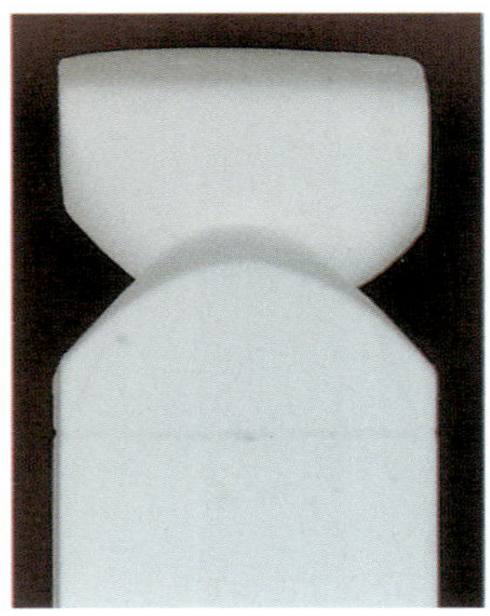

그림 10-21
삭제한 후 원심면의 형태 그리고 설면의 치경연 깊이

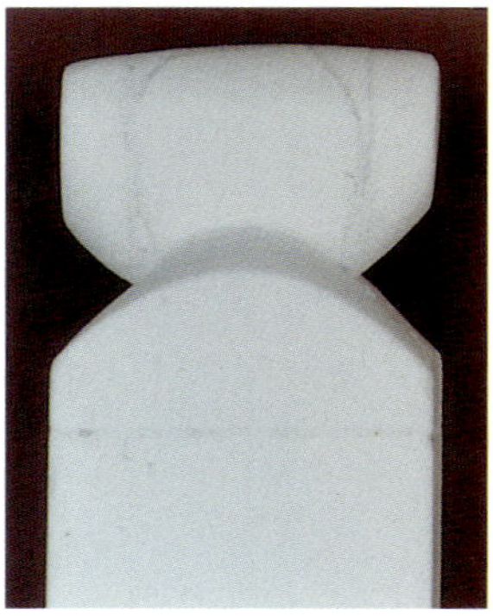

그림 10-22
교합면에서 협설의 폭을 연장하여 협측연과 설측연을 다시 그린다.
(협설교두정을 연결)

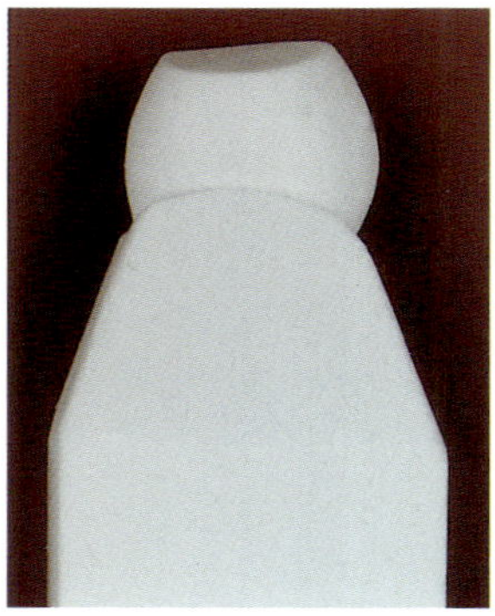

그림 10-23
삭제한 후 근심면의 형태

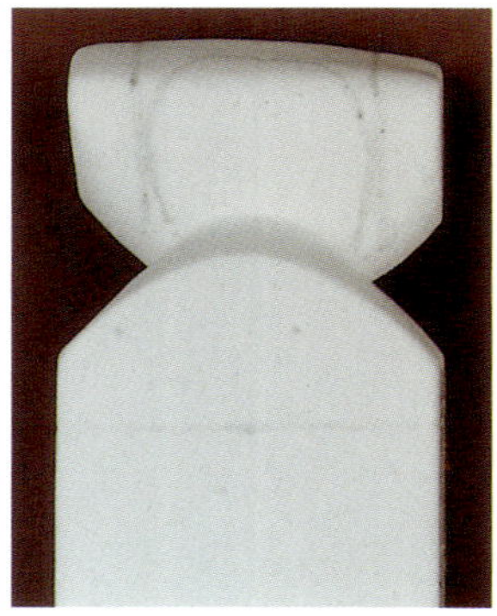

그림 10-24
교합면에서 협설의 폭을 연장하여 협측연과 설측연을 다시 그린다.
(협설교두정을 연결)

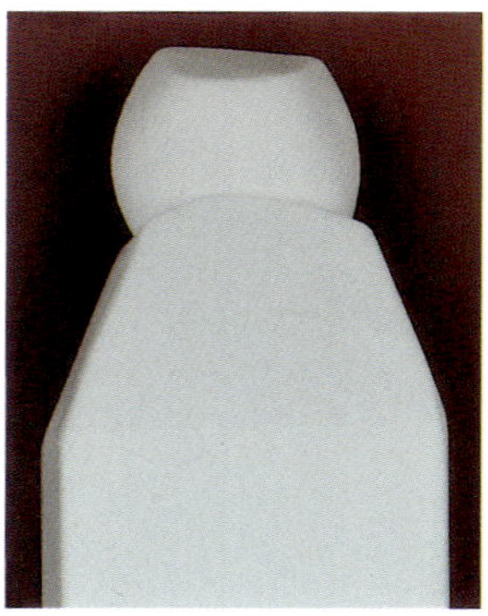

그림 10-25
삭제한 후 원심면의 형태

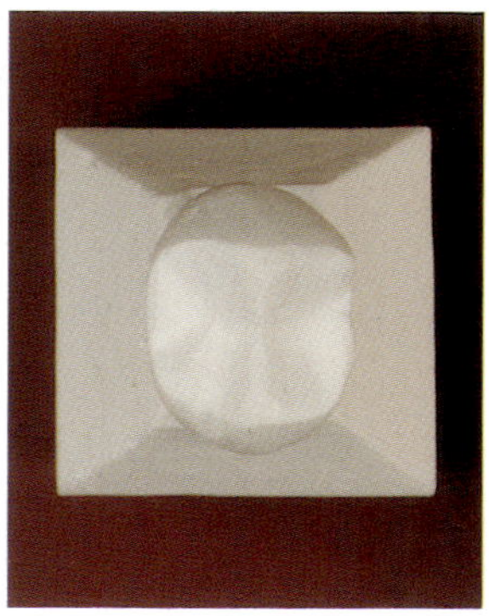

그림 10-26
치관의 길이, 근원심 폭, 협설의 폭을 확인하고 교합면에 융선과 발육구를 중심으로 전체적인 윤곽을 형성한다.

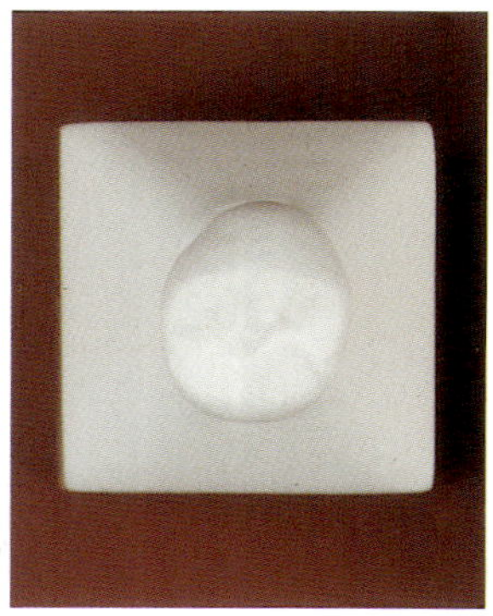

그림 10-27
각 치면의 남겨둔 부분을 삭제하여 둥글게 한 다음 각 치면을 다듬어 완성한다.

4) 완성

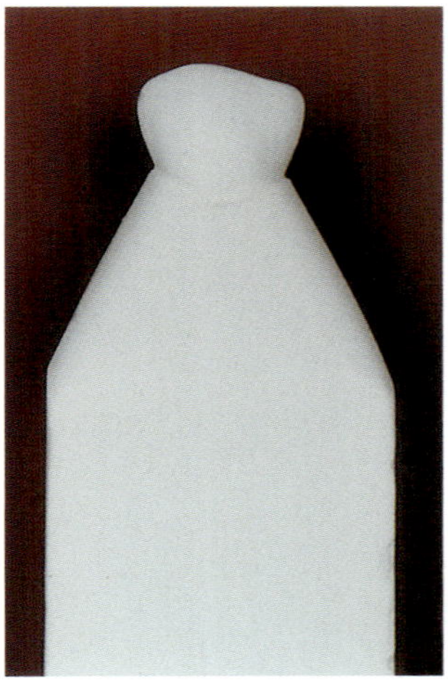

협면

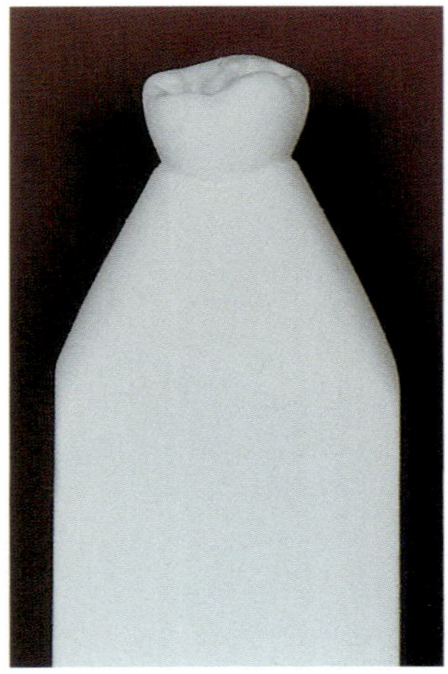

설면

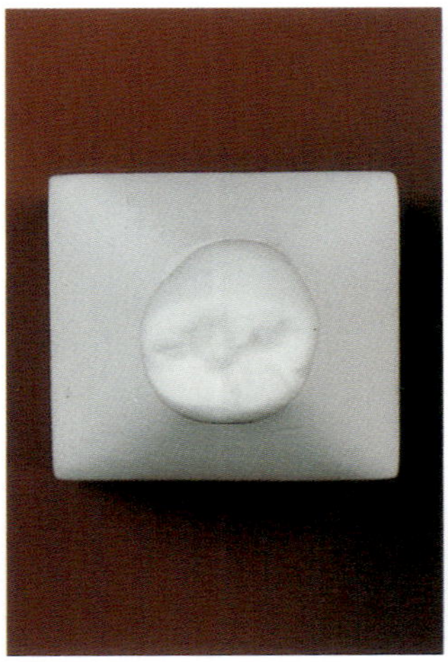

교합면

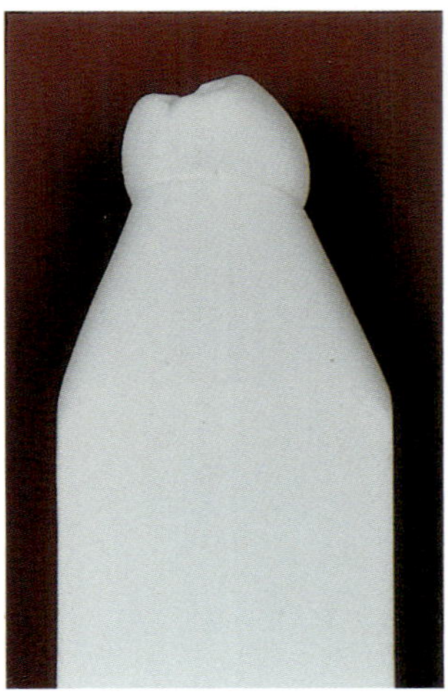

근심면

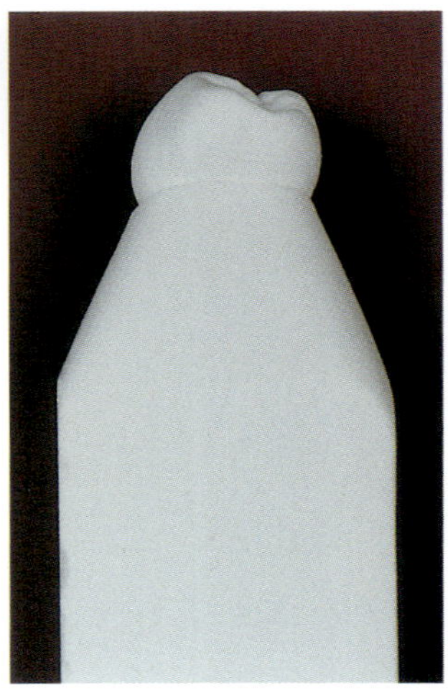

원심면

그림 10-28 하악 좌측 제2소구치

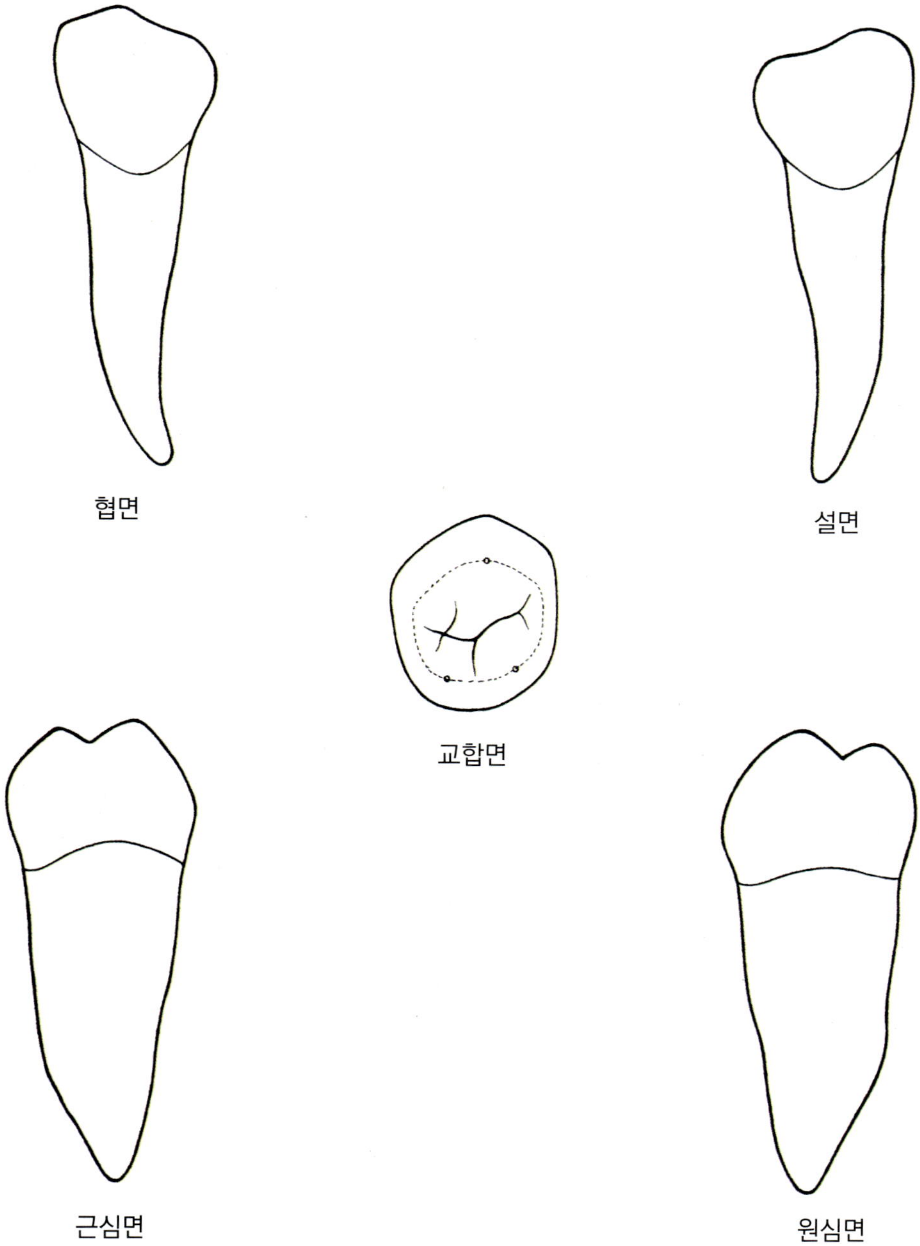

그림 10-29 하악 좌측 제2소구치

IV 대구치(Molar)

1. 상악 제1대구치(Maxillary first molar)

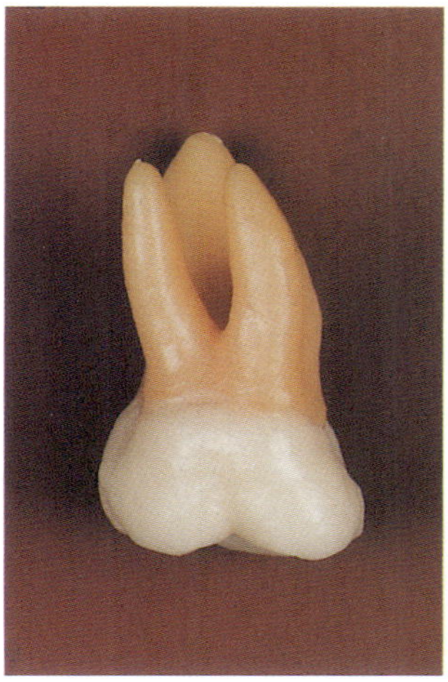

협면

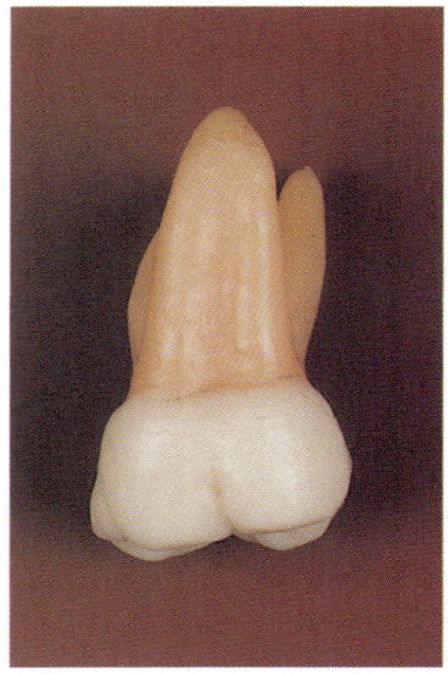

설면

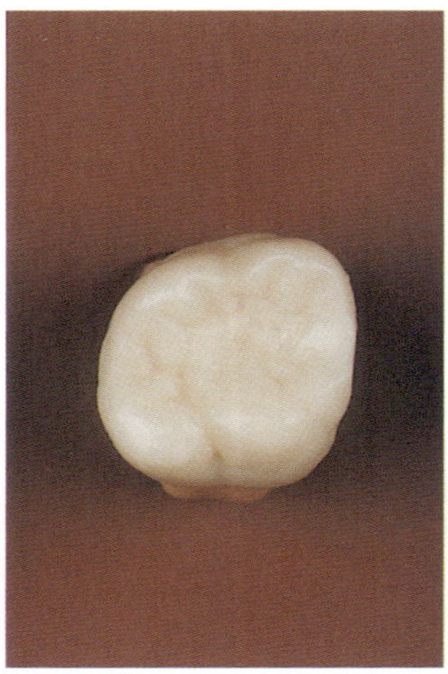

교합면

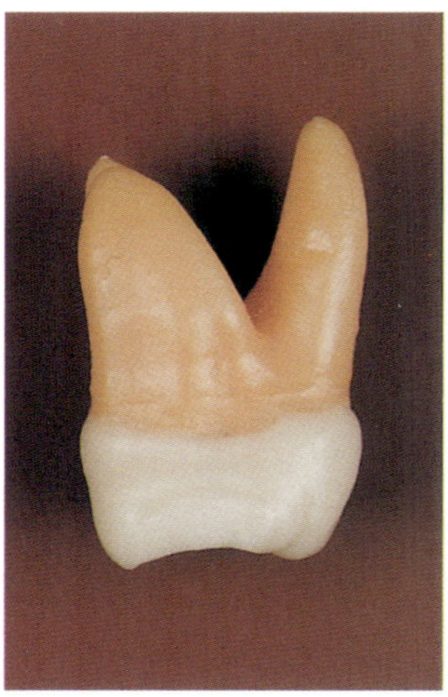

근심면

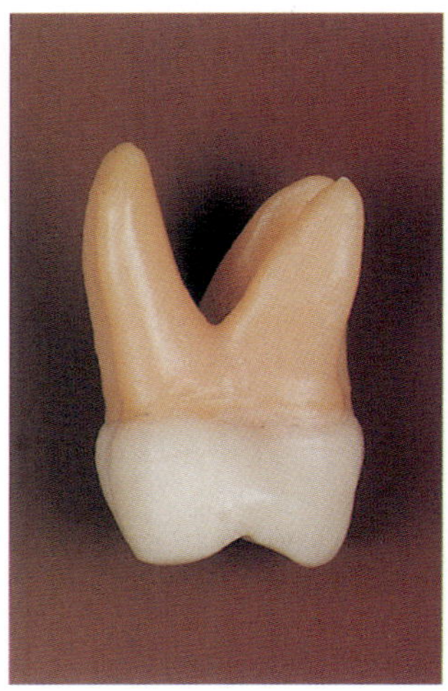

원심면

그림 11-1 **상악 우측 제1대구치**

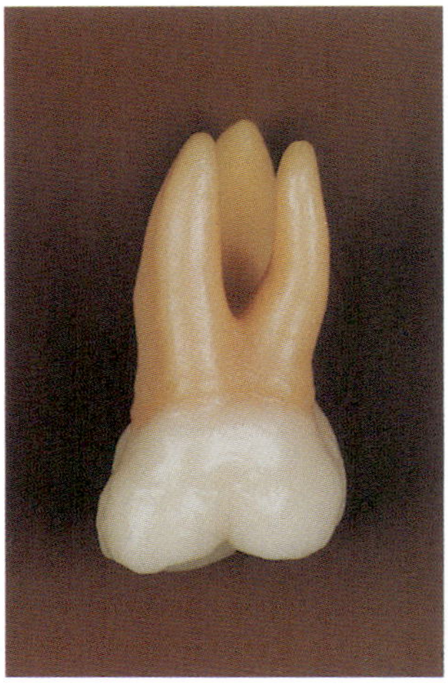

협면

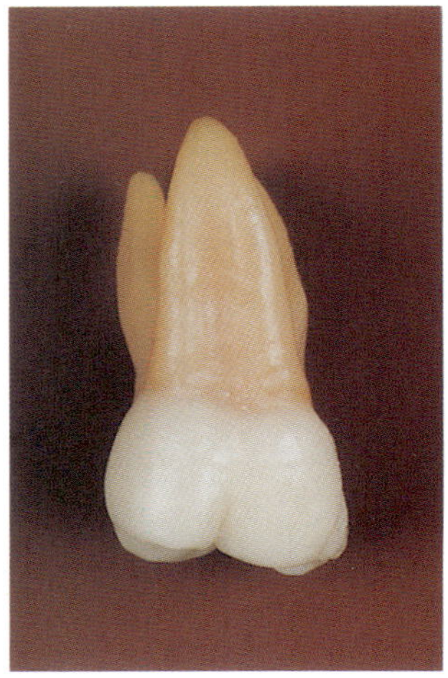

설면

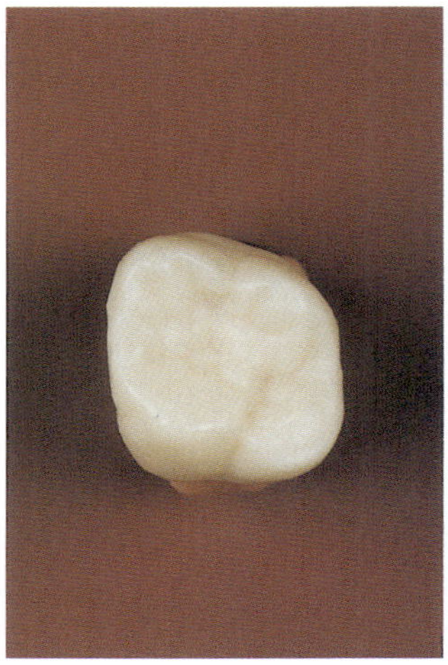

교합면

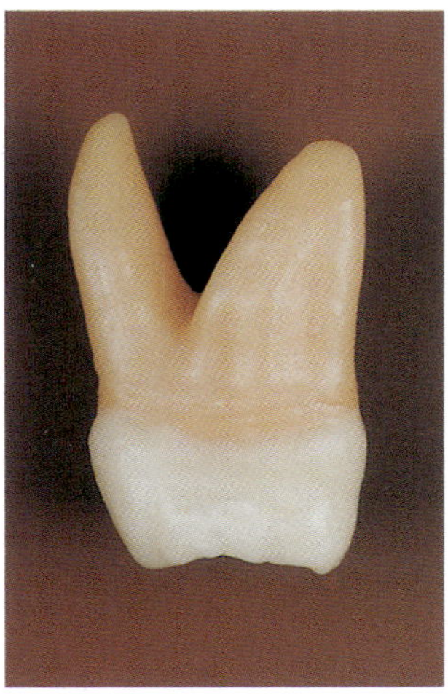

근심면

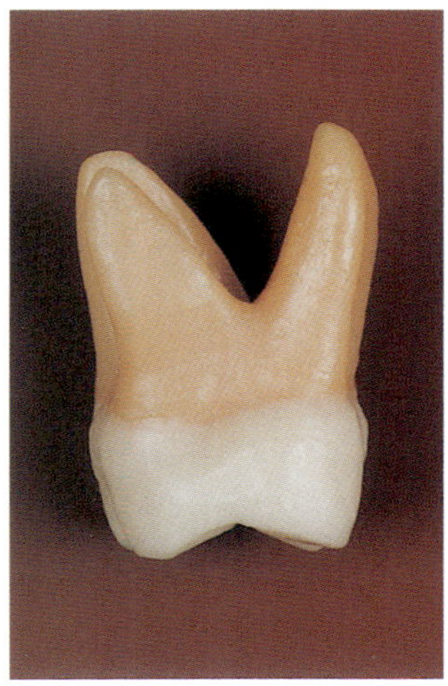

원심면

그림 11-2 상악 좌측 제1대구치

1) 이론의 요약

(1) 협면(Buccal surface)

외형은 사다리꼴 모양이며 교합연이 길고 치경연이 짧다. 협면구에 의해 근심협측교두와 원심협측교두로 나뉘어지며 협면구가 근원심경의 중앙에 있어 협측의 2교두는 비슷하나 근심협측교두가 조금 크며 원심협측교두는 조금 작다.

협면의 치경 1/3부위에서는 근원심 방향으로 융선이 나타나는데 이를 협면치경융선이라 한다.

(2) 설면(Lingual surface)

설면은 협면보다 더 풍융하고 협설경과 근원심경은 비슷하며 설면구에 의해 근심설측교두와 원심설측교두로 나눈다. 이 설면구는 근원심 중앙에서 시작하여 원심방향으로 급하게 경사져 있어 근심설측교두가 가장 크고 원심설측교두가 작다.

(3) 접촉면(Contact surface)

근심면은 4연으로 구성되며 협측연은 치경 1/3부위에서 최대풍융부를 이루고 교두정까지는 비스듬하게 연결된다. 또 설측연은 중앙 1/3부위가 가장 돌출되어 있어 교두정까지는 약간 풍융한 곡선을 이룬다.

접촉점의 위치는 변연융선 가까이 교합 1/3부위와 중앙 1/3부위의 경계에서 약간 협측에 있다. 원심면은 근심면과 비슷하나 협면이 근심에서 원심으로 좁아져 근심면의 협설경이 더 넓어 협면의 대부분을 볼수 있으며 접촉점은 협설로 길게 중앙 1/3부위에서 협설측에 걸쳐 있다.

(4) 교합면(Occlusal surface)

외형은 근원심경보다 협설경이 더 넓으며 불규칙적인 평행사변형의 모양을 하고 있다. 우각은 근심협측과 원심설측은 예각이고 근심설측과 원심협측은 둔각을 나타낸다.

3개의 발육구에 의해 4개의 교두로 나뉘어진다. 근심구와 원심구를 합하여 중심구라 하며 이 구에 의해 협측반부와 설측반부로 나뉘고 협면구에 의해 크기가 비슷한 근심협측교두와 원심협측교두로 나뉜다. 또 설측구가 원심에 위치해 있어 근심설측교두를 크게 하고 상대적으로 원심설측교두는 작게 한다.

협측교두는 대체로 길고 예리하며 설측교두는 짧고 둔하다.

근심설측교두의 삼각융선과 원심협측교두의 삼각융선이 비스듬히 연결되는데 이 융선을 사주융선이라 한다. 교합면에는 3개의 함몰부가 나타나며 각 와의 중심에는 점상의 함몰부인 소와가 존재한다.

2) 도해

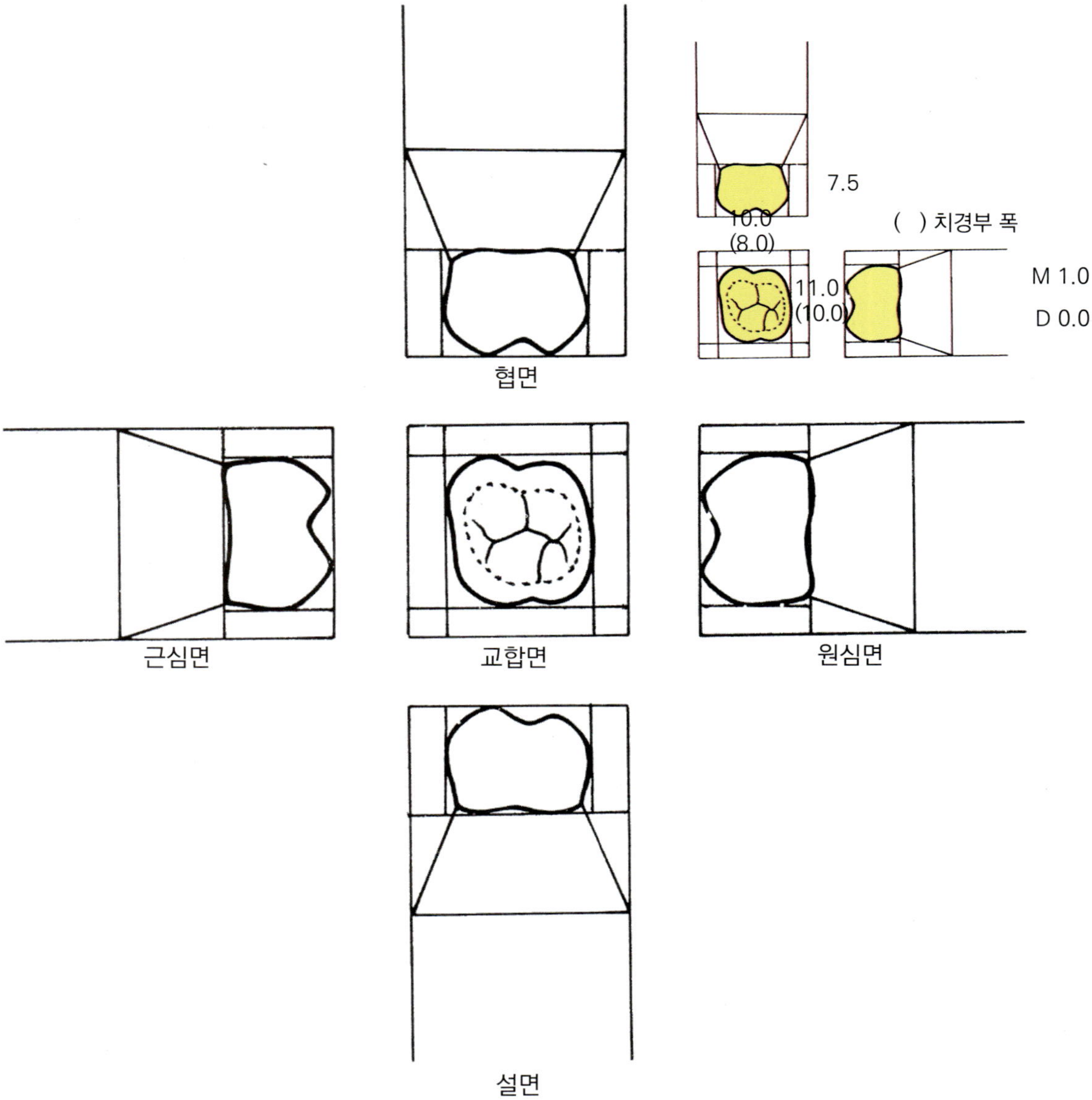

▌그림 11-3 **상악 좌측 제1대구치**

3) 조각 과정

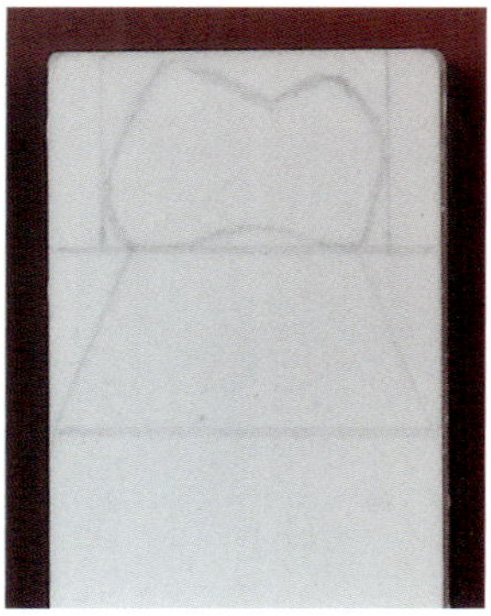

그림 11-4
근심면에 그려져 있는 외형

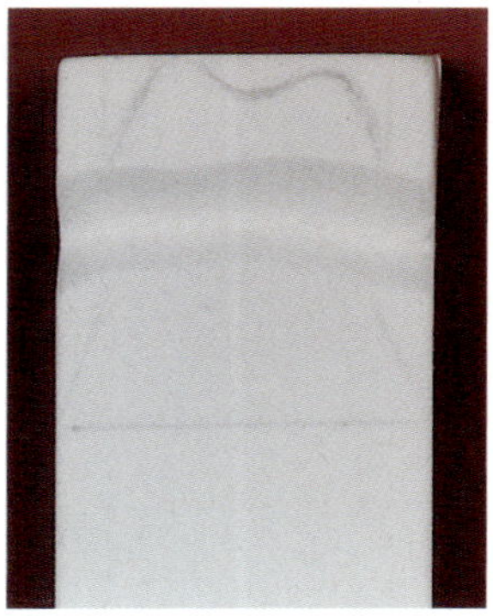

그림 11-5
근심면의 치경연을 중심으로 V자로 삭제하여 치경연을 형성한다.

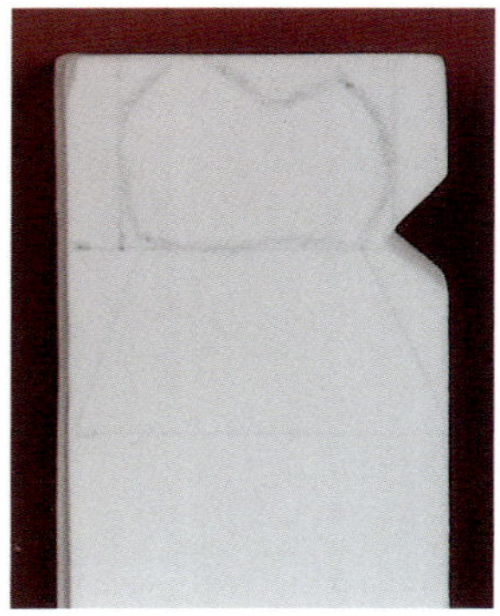

그림 11-6
삭제한 후 협면의 형태 그리고 근심면의 치경연 깊이

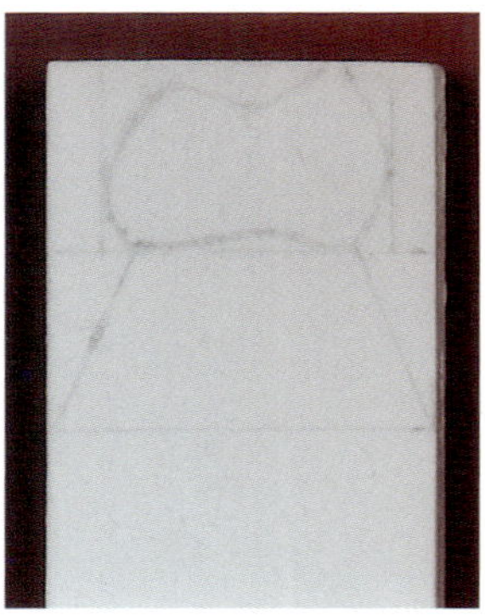

그림 11-7
원심면에 그려져 있는 외형

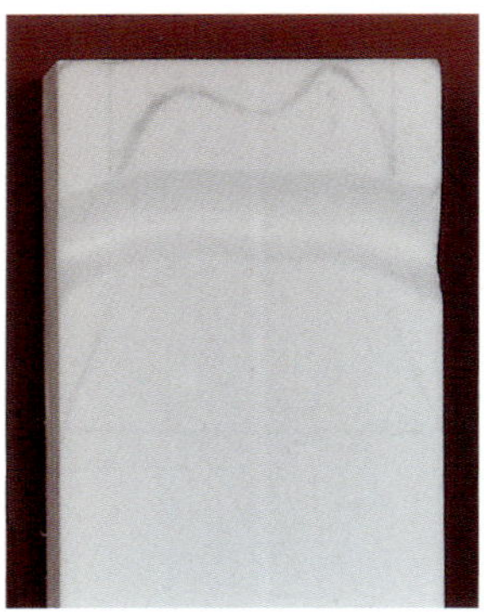

그림 11-8
원심면의 치경연을 중심으로 V자로 삭제하여 치경연을 형성한다.

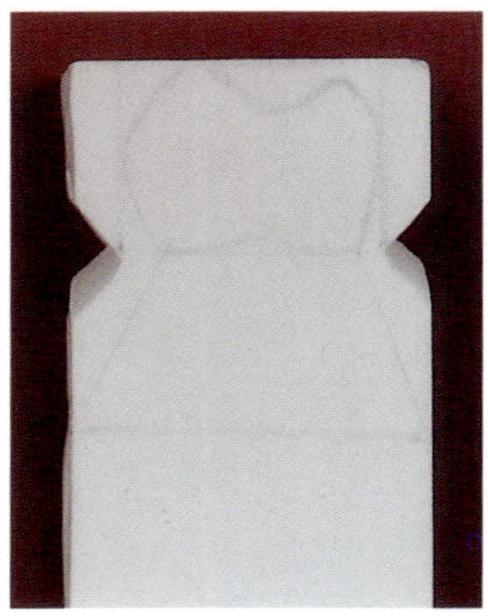

그림 11-9
삭제한 후 설면의 형태 그리고 원심면의 치경연 깊이

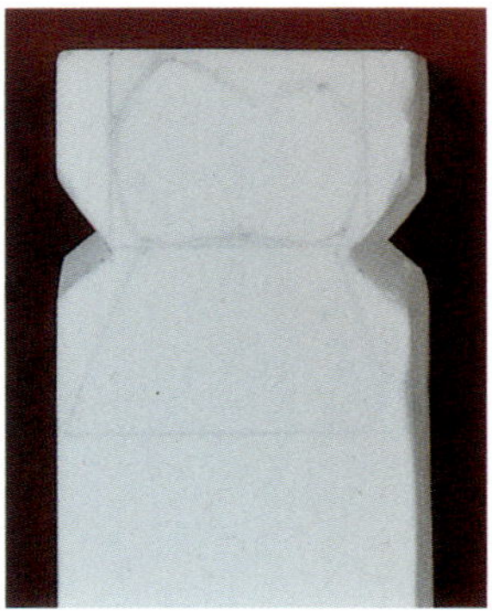

그림 11-10
협면의 외형을 중심으로 삭제한다.

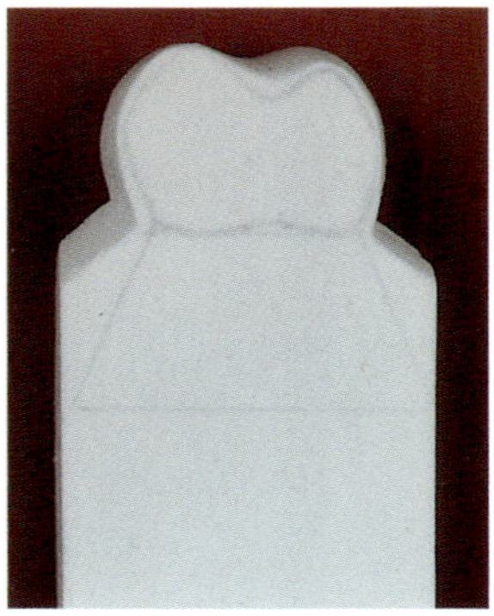

그림 11-11
삭제한 후 협면의 형태

그림 11-12
삭제한 후 근심면의 형태

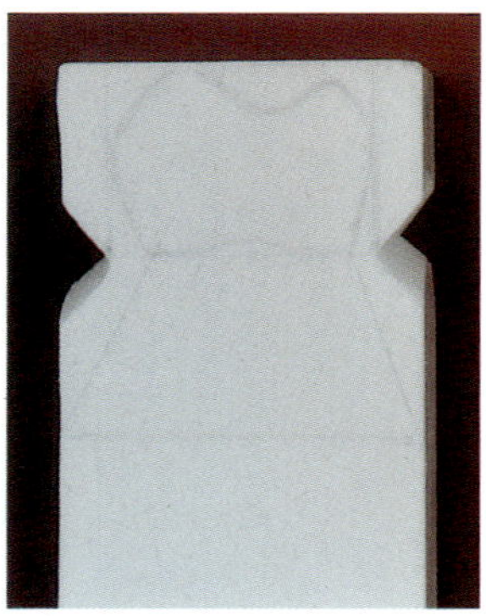

그림 11-13
설면의 외형을 중심으로 삭제한다.

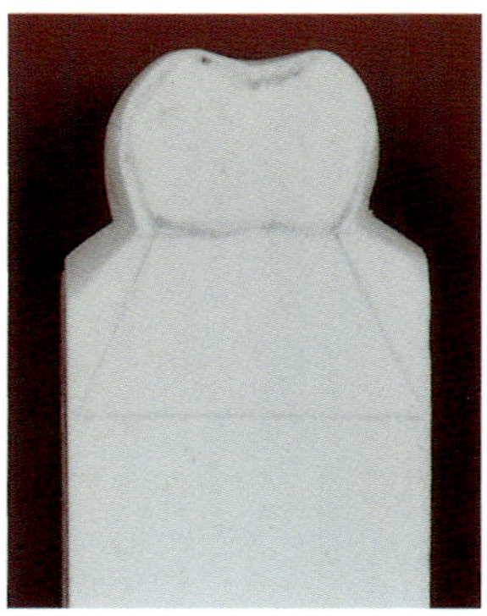

그림 11-14
삭제한 후 설면의 형태

그림 11-15
삭제한 후 원심면의 형태

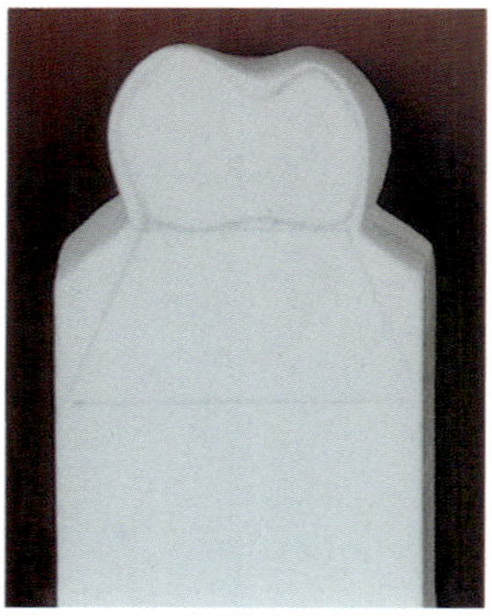

▌그림 11-16
협면의 치경연을 중심으로 V자로 삭제하여 치경연을 형성한다.

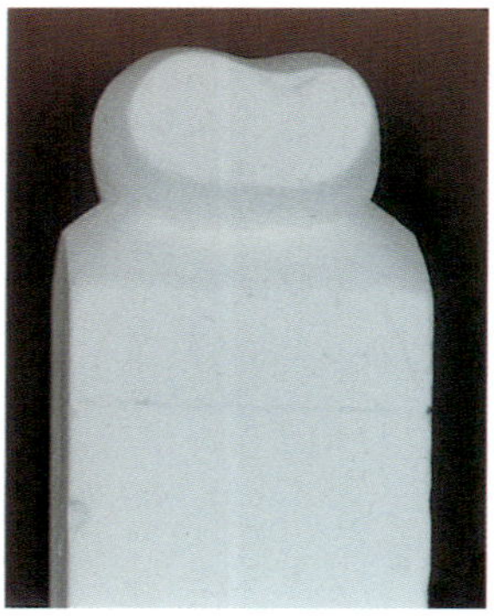

▌그림 11-17
삭제한 후 협면의 형태

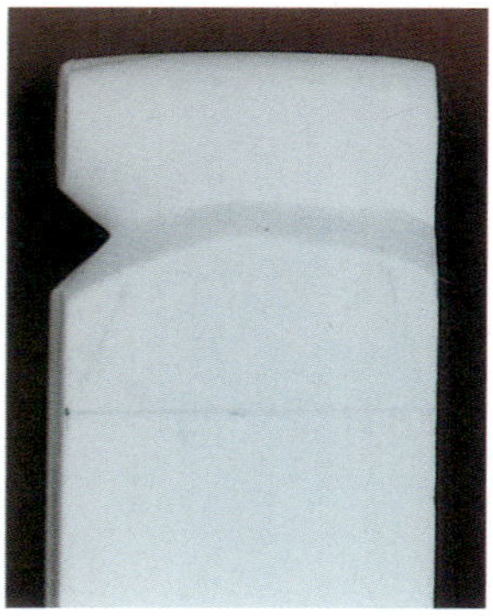

▌그림 11-18
삭제한 후 근심면의 형태 그리고 협면의 치경연 깊이

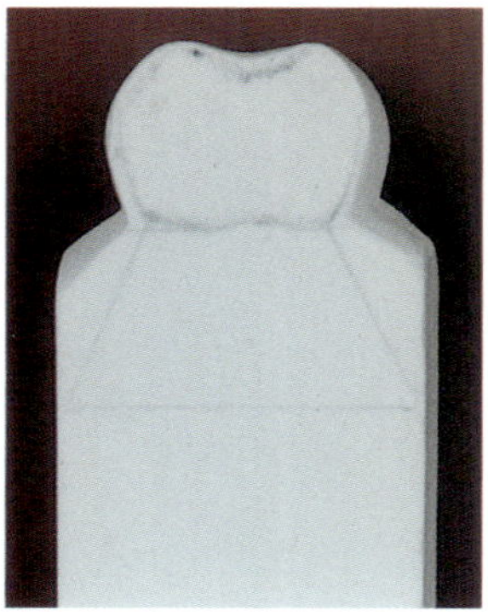

▌그림 11-19
설면의 치경연을 중심으로 V자로 삭제하여 치경연을 형성한다.

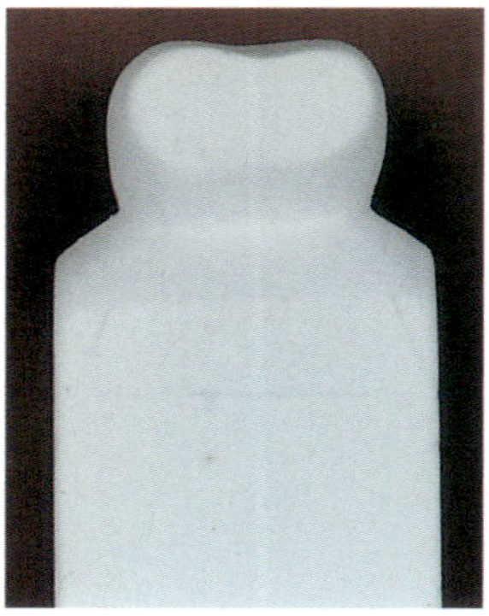

▌그림 11-20
삭제한 후 설면의 형태

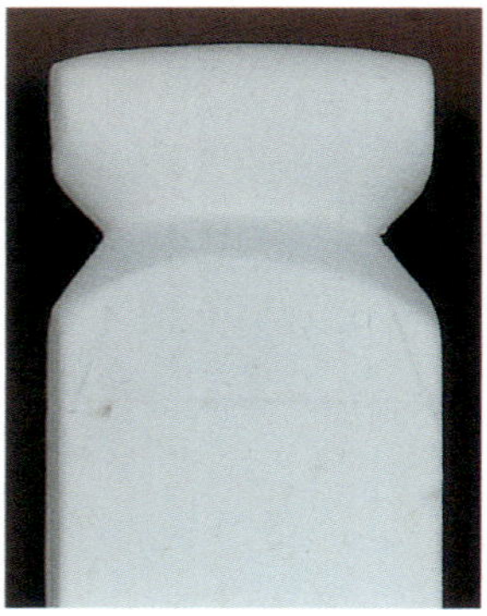

▌그림 11-21
삭제한 후 원심면의 형태 그리고 설면의 치경연 깊이

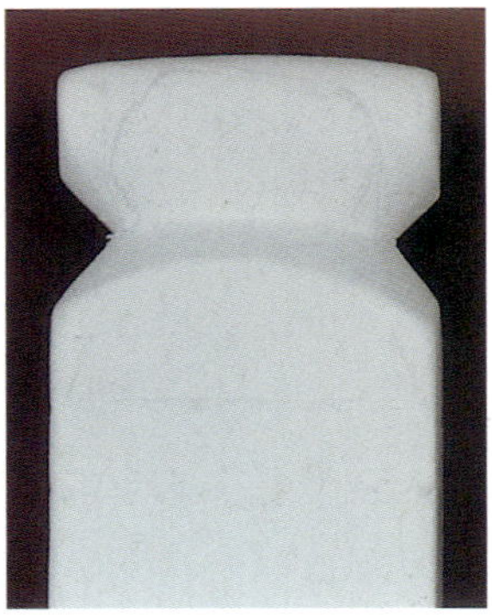

▮그림 11-22
교합면에서 협설의 폭을 연장하여 협측연과 설측연을 다시 그린다.
(협설교두정을 연결)

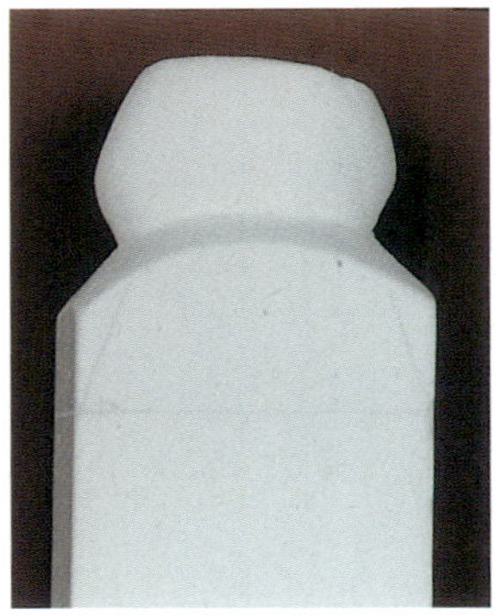

▮그림 11-23
삭제한 후 근심면의 형태

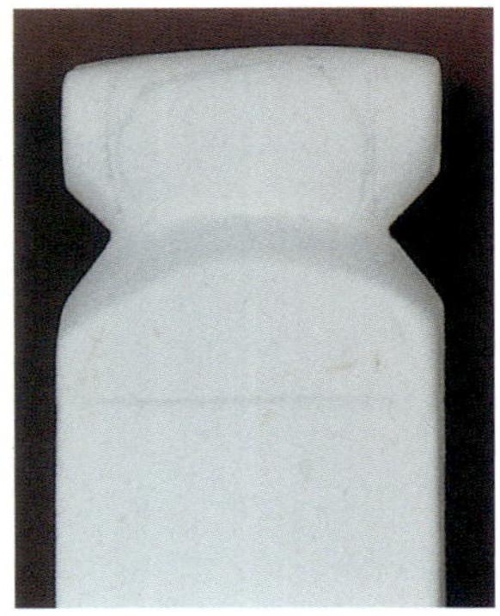

▮그림 11-24
교합면에서 협설의 폭을 연장하여 협측연과 설측연을 다시 그린다.
(협설교두정을 연결)

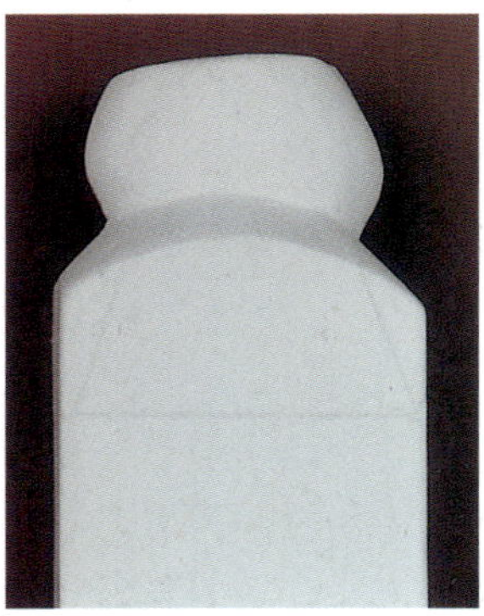

▮그림 11-25
삭제한 후 원심면의 형태

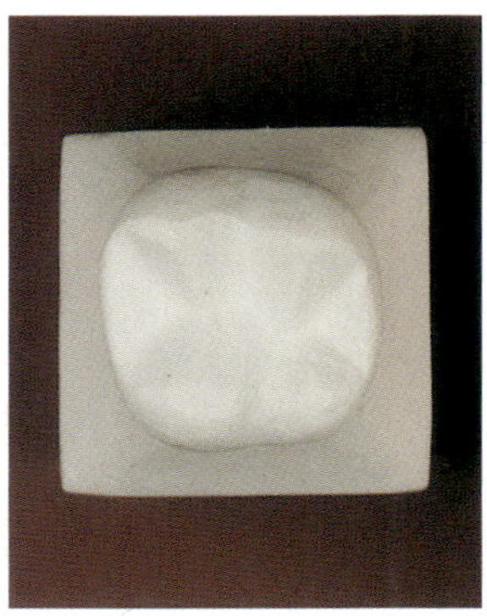

▮그림 11-26
치관의 길이, 근원심 폭, 협설의 폭을 확인하고 교합면에 융선과 발육구를 중심으로 전체적인 윤곽을 형성한다.

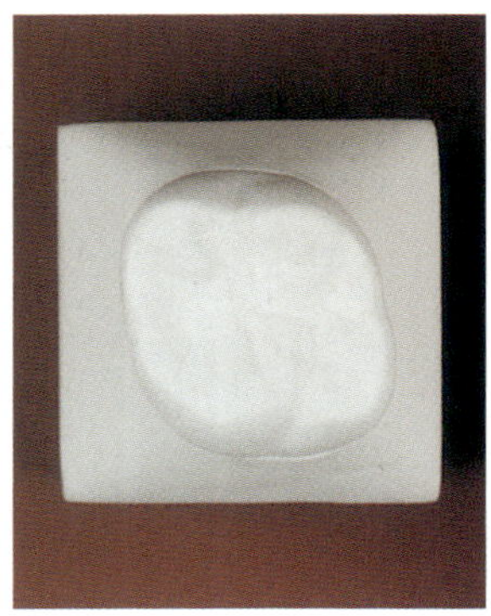

▮그림 11-27
각 치면의 남겨둔 부분을 삭제하여 둥글게 한 다음 각 치면을 다듬어 완성한다.

4) 완성

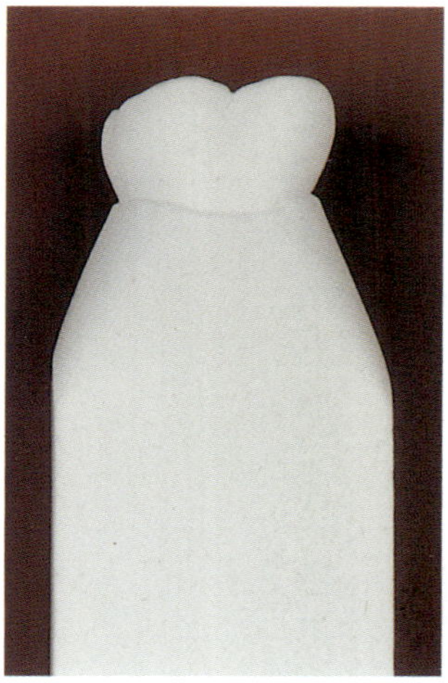

협면

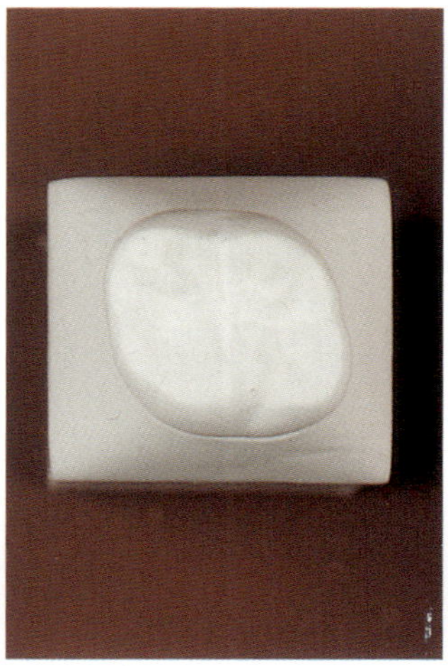

교합면

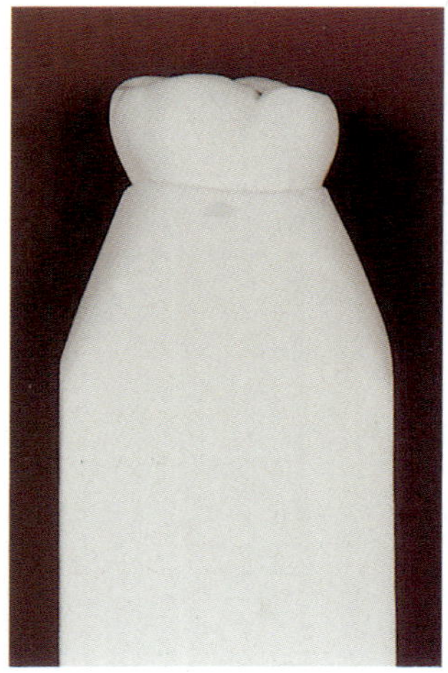

설면

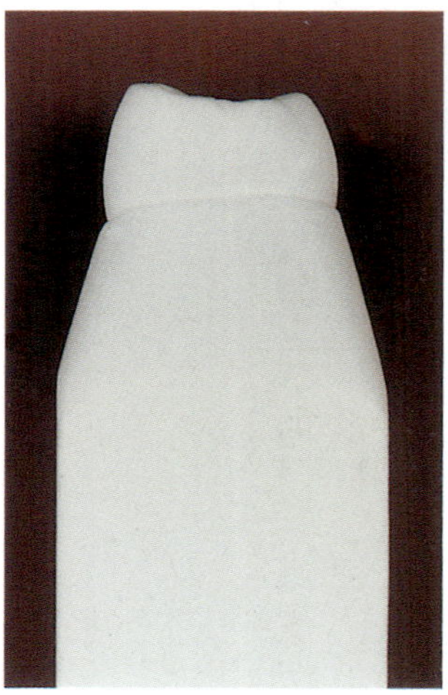

근심면

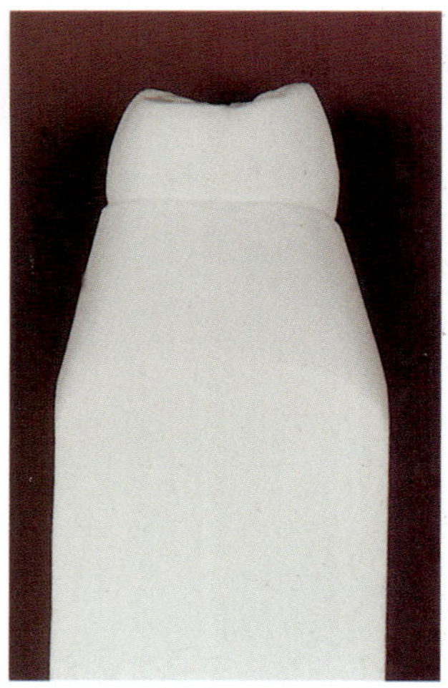

원심면

그림 11-28 **상악 좌측 제1대구치**

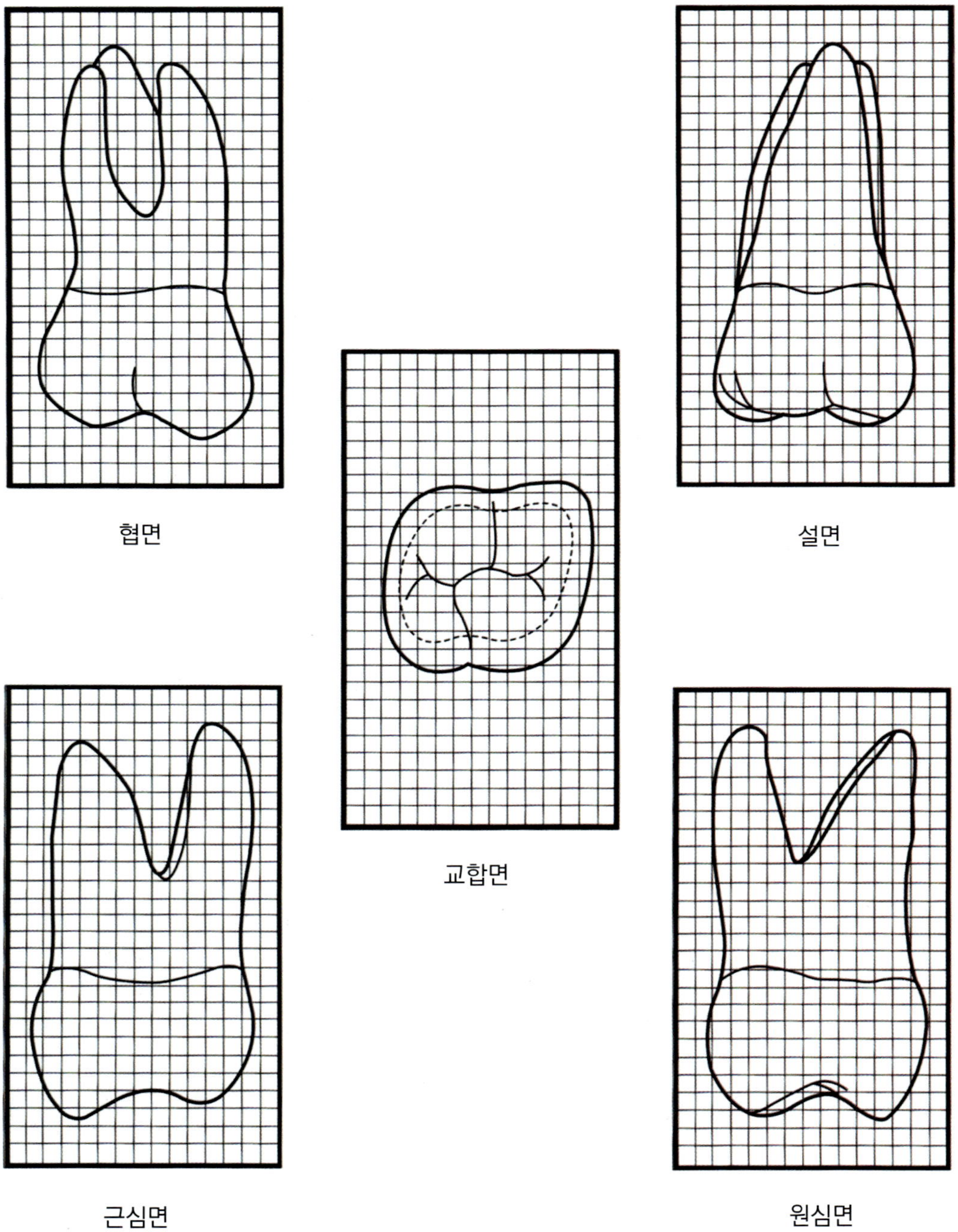

그림 11-29 상악 우측 제1대구치

2. 상악 제2대구치(Maxillary second molar)

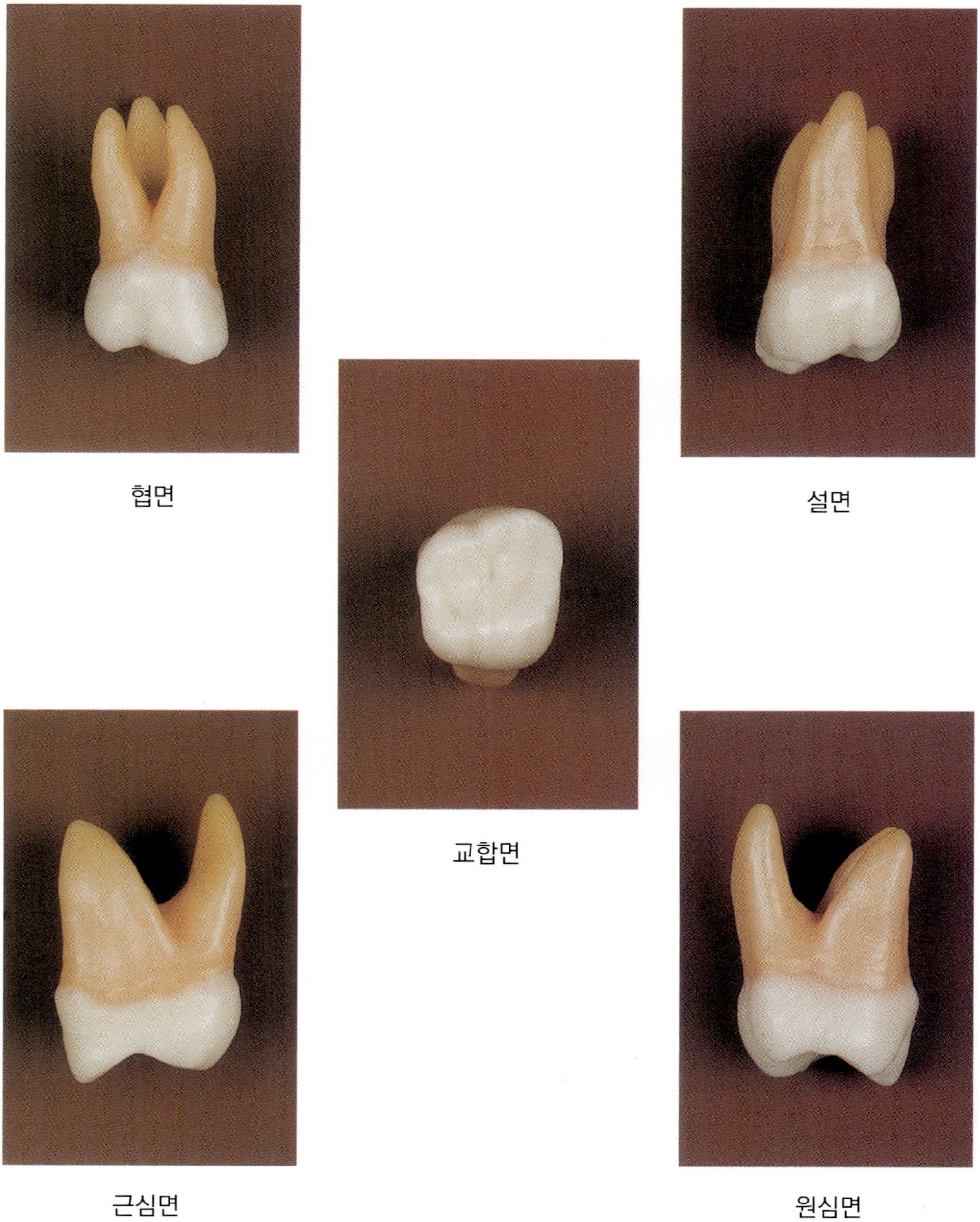

그림 12-1 **상악 우측 제2대구치**

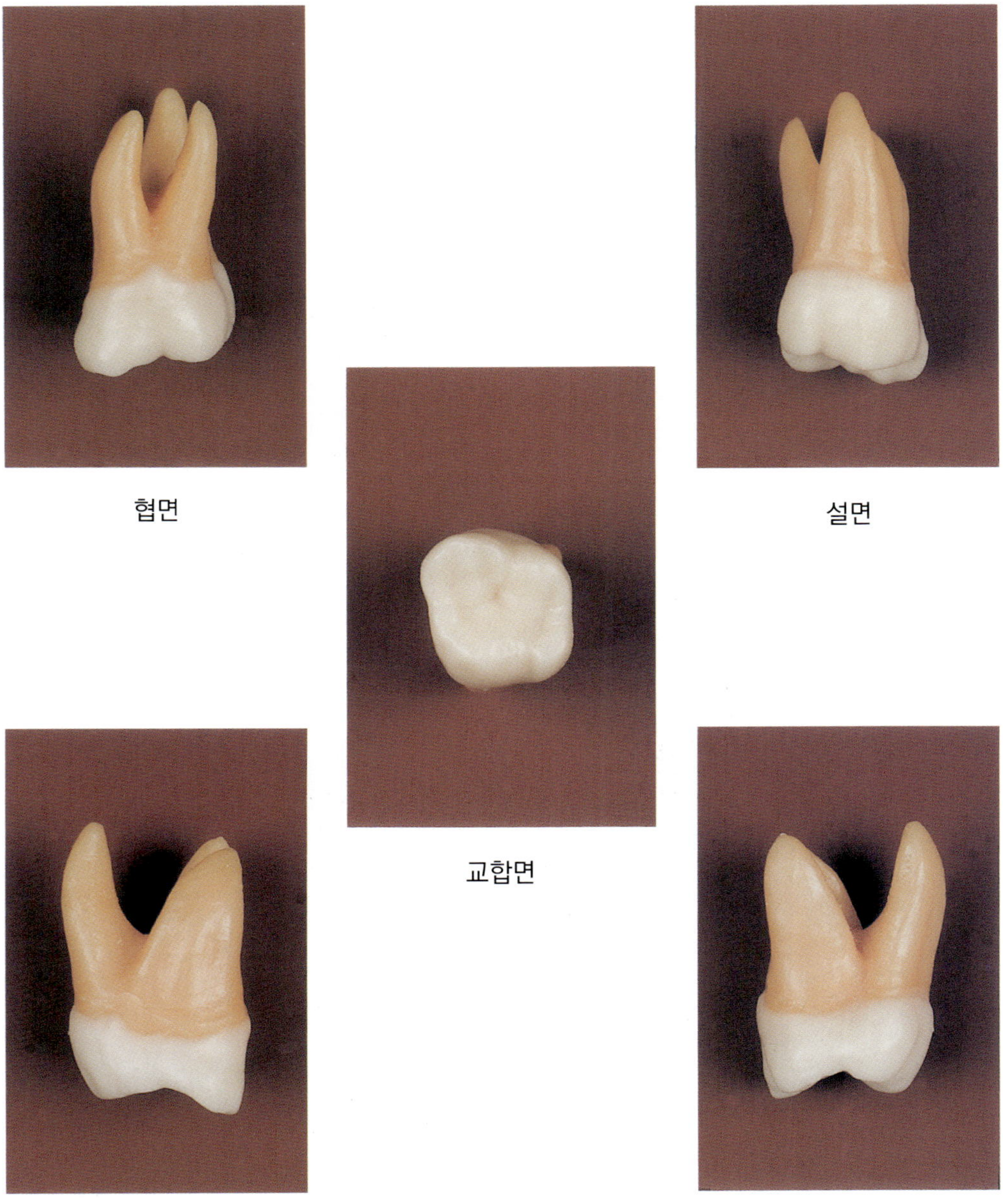

협면

설면

교합면

근심면

원심면

▌그림 12-2 **상악 좌측 제2대구치**

1) 이론의 요약

(1) 협면(Buccal surface)

외형이 상악 제1대구치와 거의 비슷하고 크기가 약간 작으나 전체적인 풍융도는 크다. 제1대구치보다 근원심경도 좁고 치관의 길이도 약간 짧다. 치관의 길이는 원심으로 갈수록 짧아져 치경측에 가까워 교합연이 원심 치경측으로 경사져 있다.

(2) 설면(Lingual surface)

협면보다 설면의 치관 길이가 짧아서 교두간강 사이로 보면 원심협측교두가 보인다. 설면의 약간 원심에 위치하는 설측구에 의해 근심설측교두가 크고 원심설측교두가 작다.

(3) 접촉면(Contact surface)

상악 제1대구치의 근심면과 비교해 보면 면 전체는 약간 작으나 협설경은 거의 같고 치관의 길이는 약간 짧다. 원심면은 근심면 보다도 작으며 원심협측교두와 원심설측교두가 작고 길이도 짧아서 원심면에서는 교합면의 많은 부분이 보인다.

근심면의 접촉점 위치는 교합 1/3부위와 중앙 1/3부위의 경계부위에서 협설측 중앙에 있다. 그리고 원심면은 근심면과 비슷하다.

(4) 교합면(Occlusal surface)

제2대구치의 교합면을 보면 협설경은 같지만 근원심경은 좁다. 우각에서는 근심협측과 원심설측은 더 예각이고 원심협측과 근심설측은 더 큰 둔각을 나타낸다.

근심협측교두와 근심설측교두는 발육상태가 양호하지만 원심협측교두와 원심설측교두는 발육이 미약하여 작다. 교합면의 융선이나 구의 발육은 약하나 부구나 소와는 제1대구치보다 더 많이 나타난다.

2) 도해

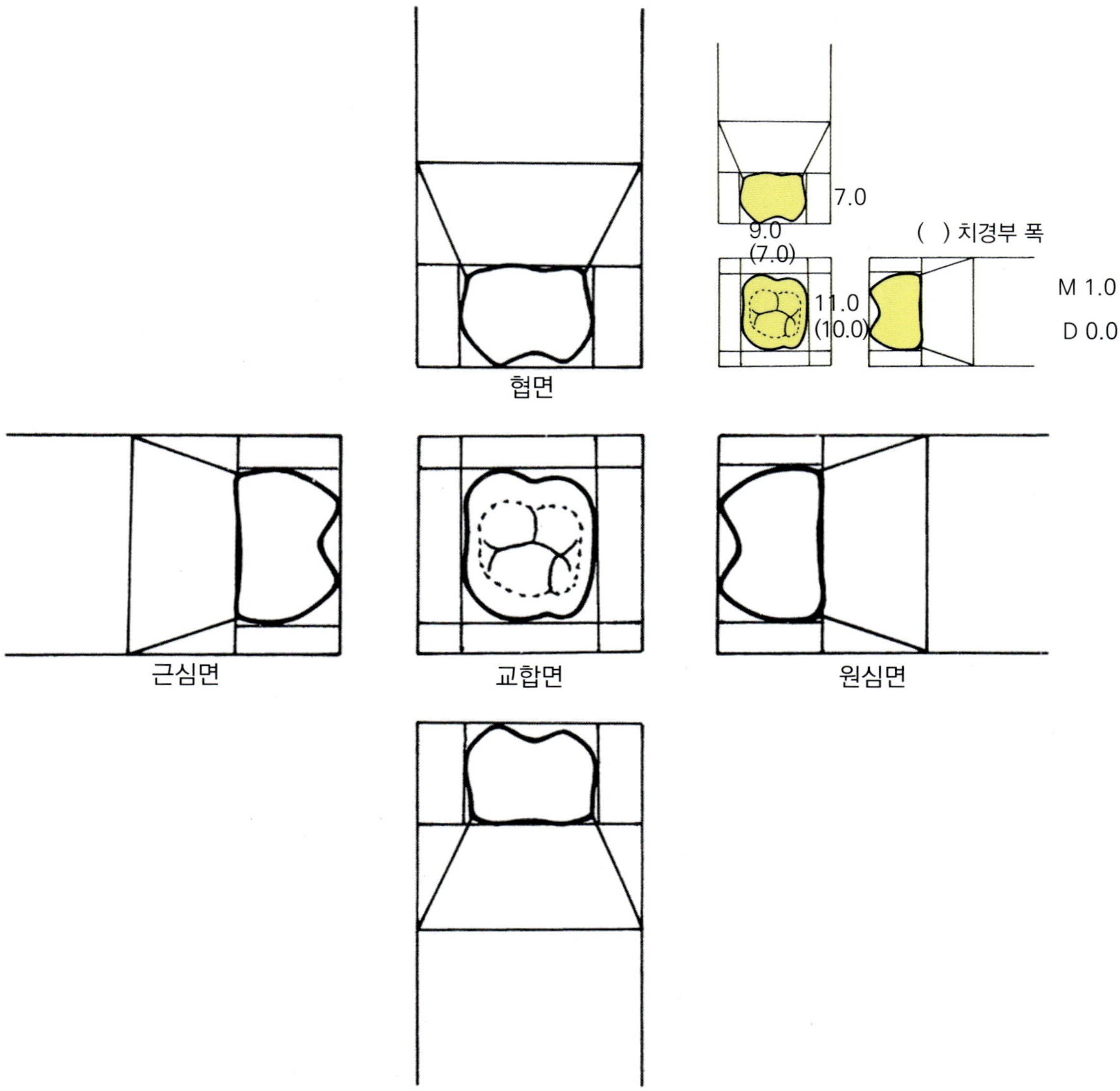

그림 12-3 상악 좌측 제2대구치

3) 조각 과정

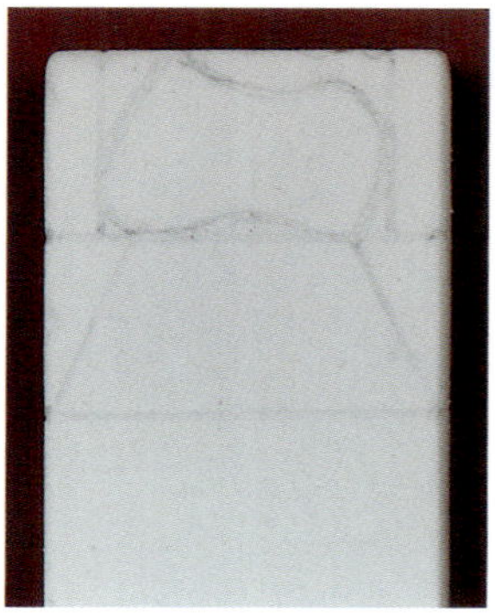

그림 12-4
근심면에 그려져 있는 외형

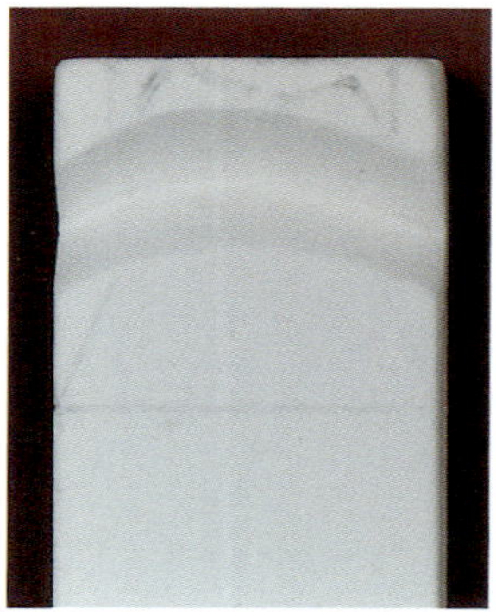

그림 12-5
근심면의 치경연을 중심으로 V자로 삭제하여 치경연을 형성한다.

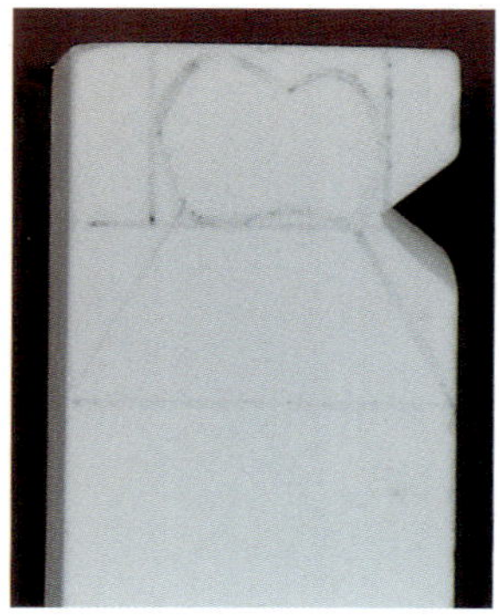

그림 12-6
삭제한 후 협면의 형태 그리고 근심면의 치경연 깊이

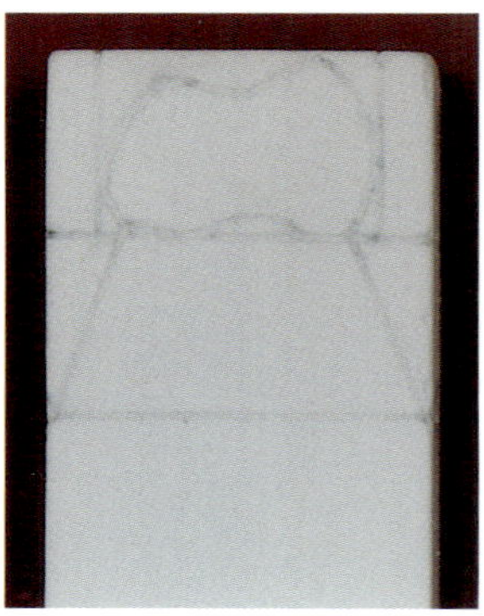

그림 12-7
원심면에 그려져 있는 외형

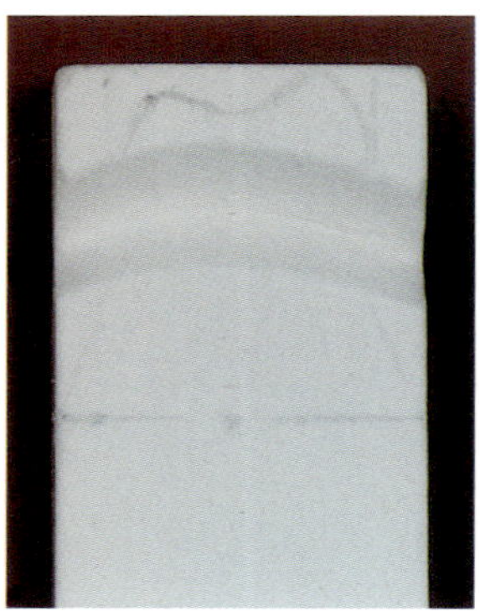

그림 12-8
원심면의 치경연을 중심으로 V자로 삭제하여 치경연을 형성한다.

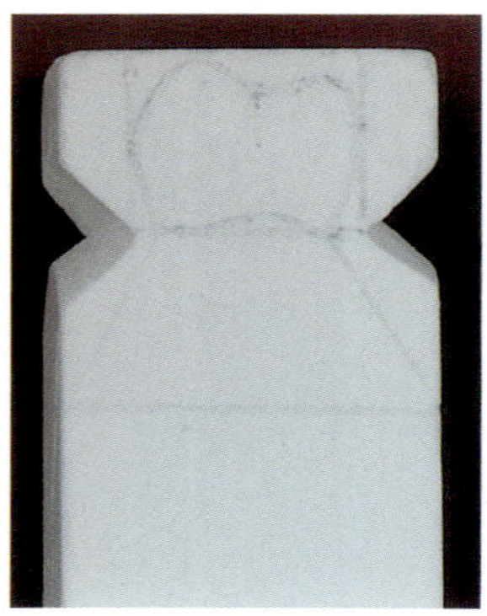

그림 12-9
삭제한 후 설면의 형태 그리고 원심면의 치경연 깊이

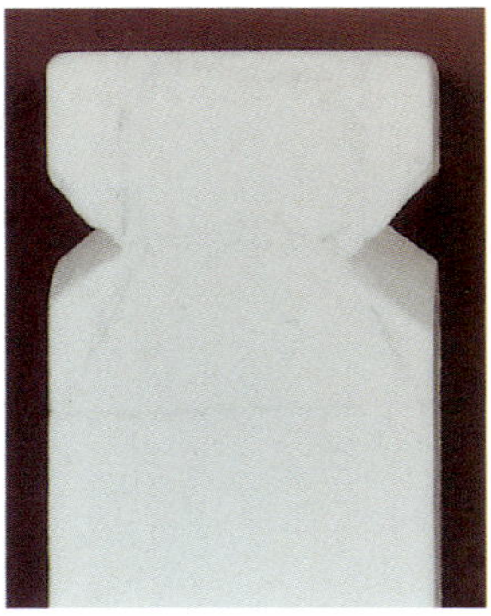

▮그림 12-10
협면의 외형을 중심으로 삭제 한다.

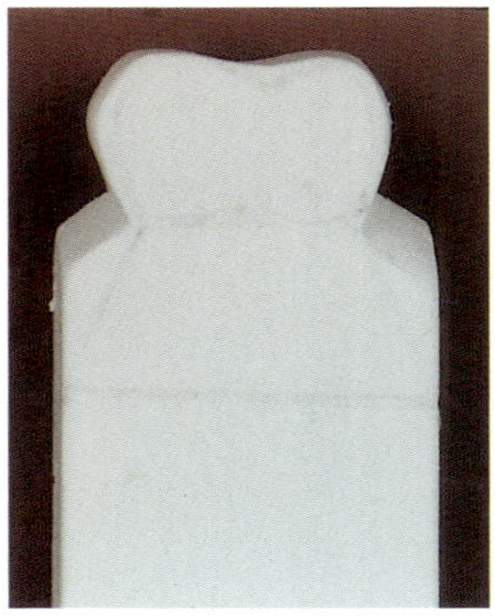

▮그림 12-11
삭제한 후 협면의 형태

▮그림 12-12
삭제한 후 근심면의 형태

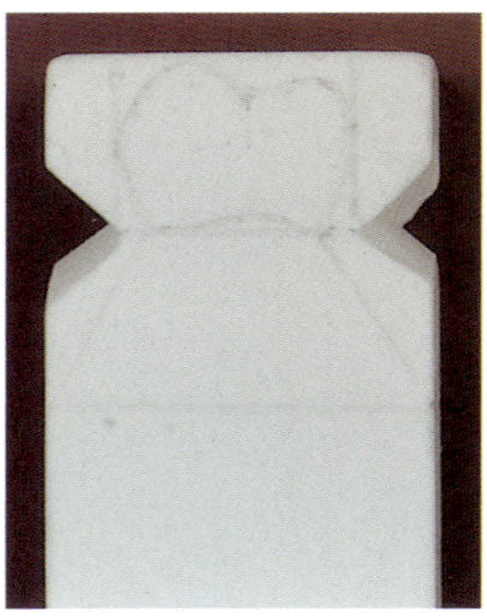

▮그림 12-13
설면의 외형을 중심으로 삭제 한다.

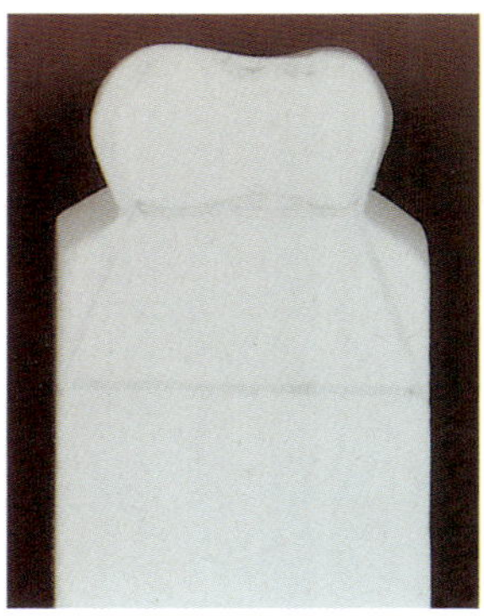

▮그림 12-14
삭제한 후 설면의 형태

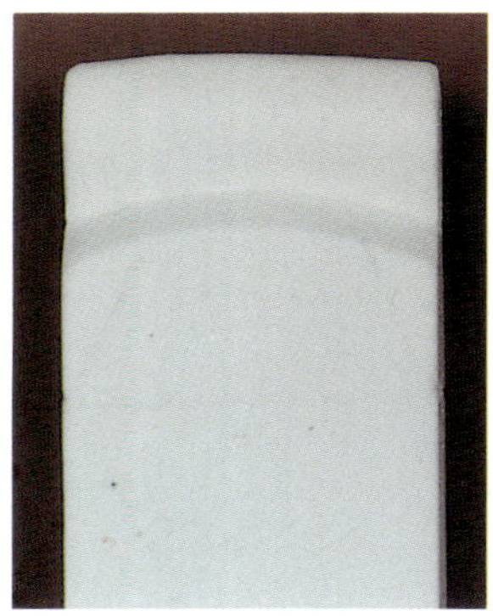

▮그림 12-15
삭제한 후 원심면의 형태

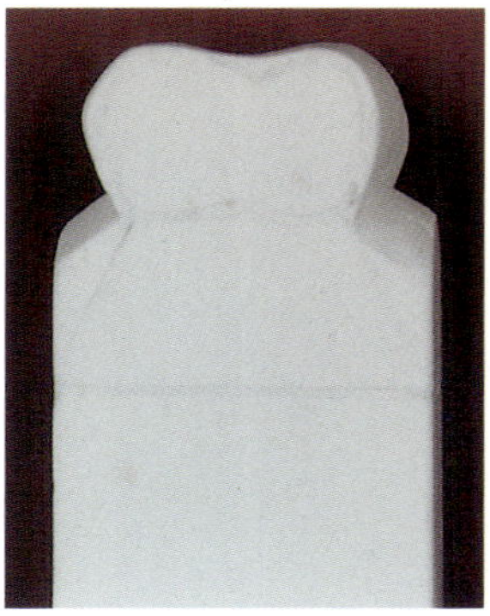

▌그림 12-16
협면의 치경연을 중심으로 V자로 삭제하여 치경연을 형성한다.

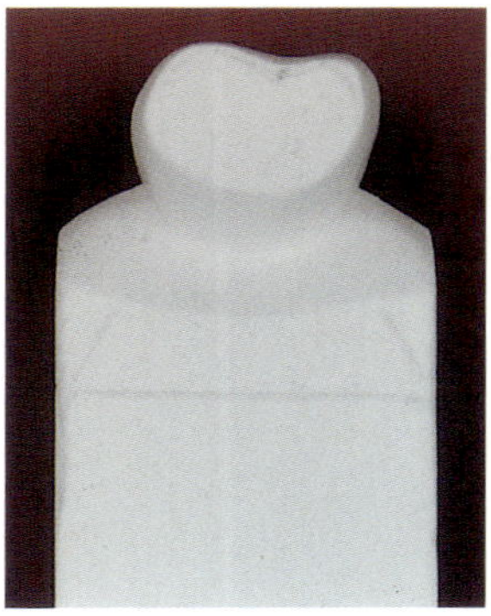

▌그림 12-17
삭제한 후 협면의 형태

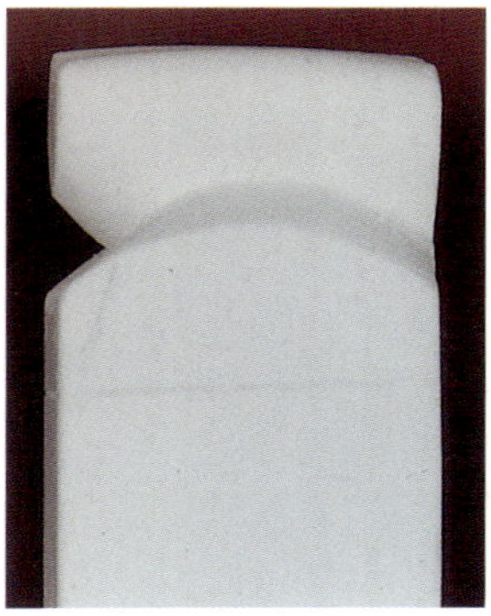

▌그림 12-18
삭제한 후 근심면의 형태 그리고 협면의 치경연 깊이

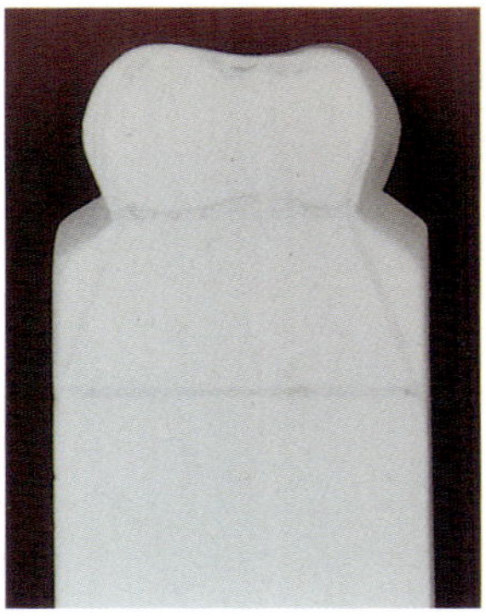

▌그림 12-19
설면의 치경연을 중심으로 V자로 삭제하여 치경연을 형성한다.

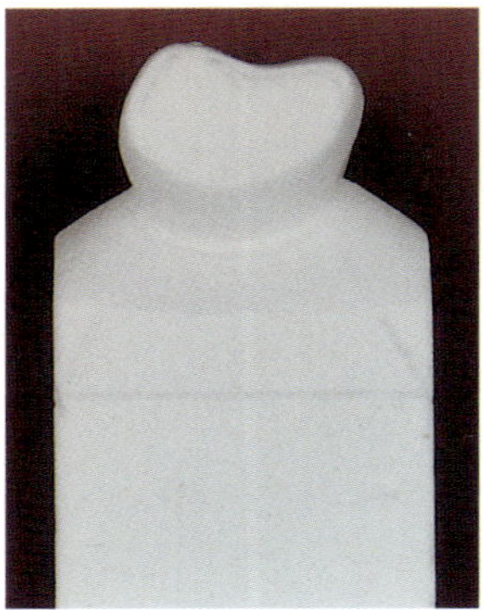

▌그림 12-20
삭제한 후 설면의 형태

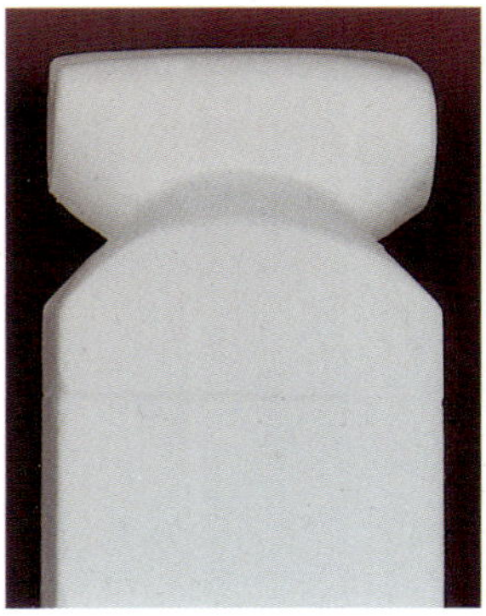

▌그림 12-21
삭제한 후 원심면의 형태 그리고 설면의 치경연 깊이

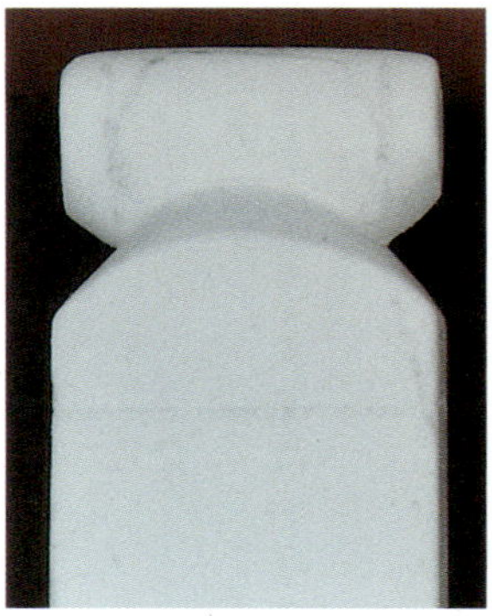

그림 12-22
교합면에서 협설의 폭을 연장하여 협측연과 설측연을 다시 그린다.
(협설교두정을 연결)

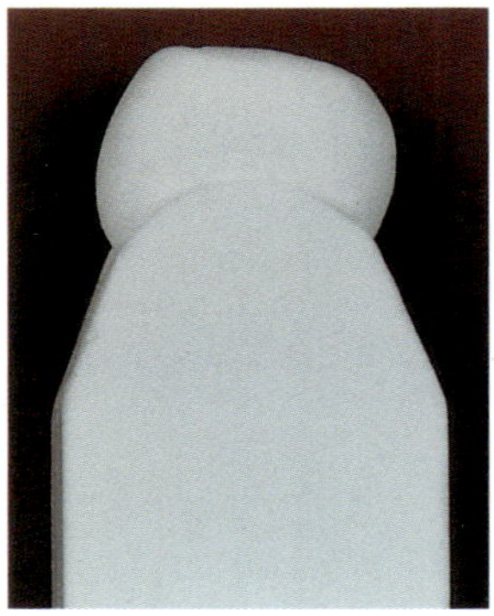

그림 12-23
삭제한 후 근심면의 형태

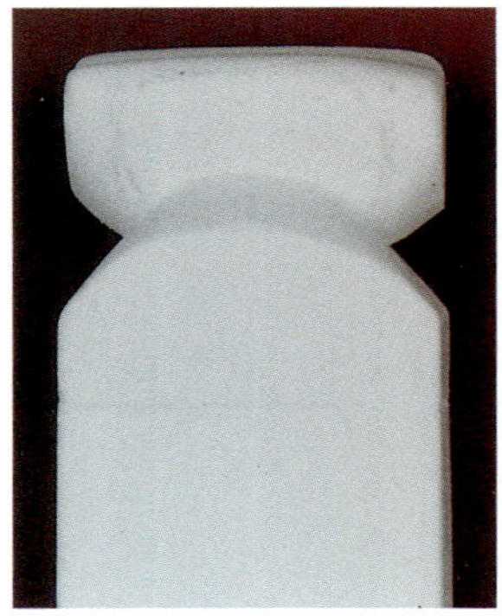

그림 12-24
교합면에서 협설의 폭을 연장하여 협측연과 설측연을 다시 그린다.
(협설교두정을 연결)

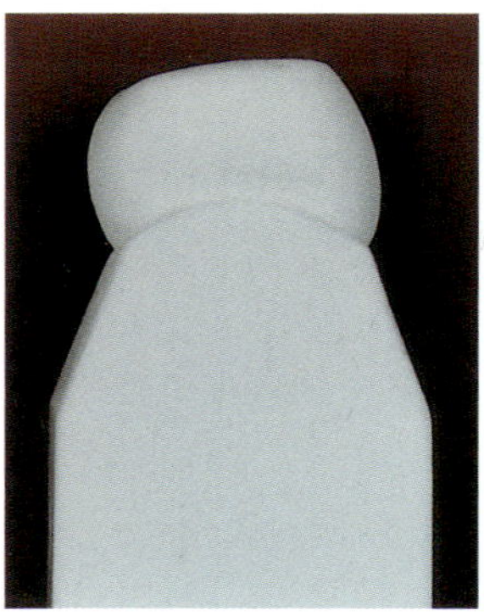

그림 12-25
삭제한 후 원심면의 형태

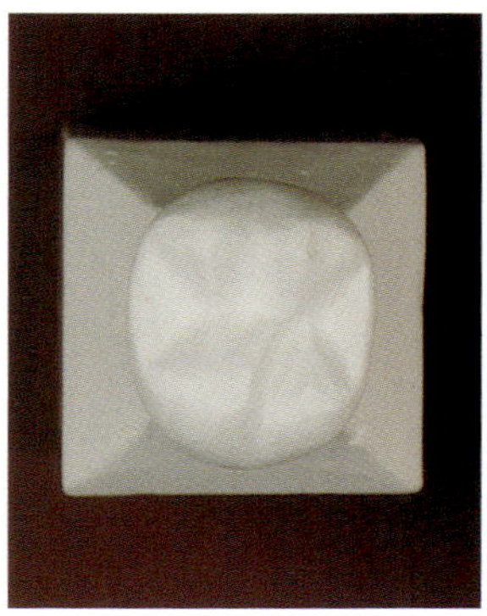

그림 12-26
치관의 길이, 근원심 폭, 협설의 폭을 확인하고 교합면에 융선과 발육구를 중심으로 전체적인 윤곽을 형성한다.

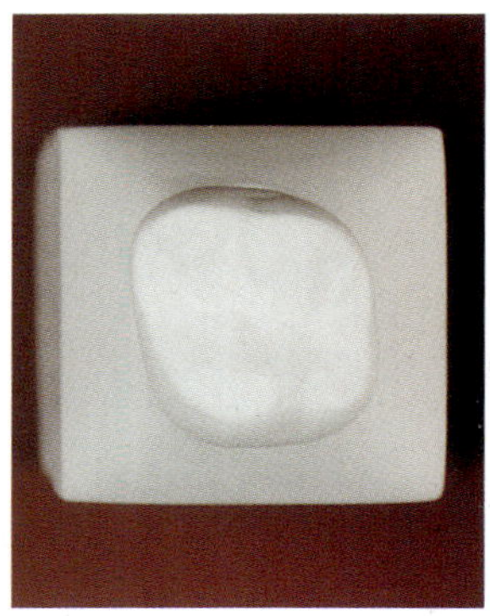

그림 12-27
각 치면의 남겨둔 부분을 삭제하여 둥글게 한 다음 각 치면을 다듬어 완성한다.

4) 완성

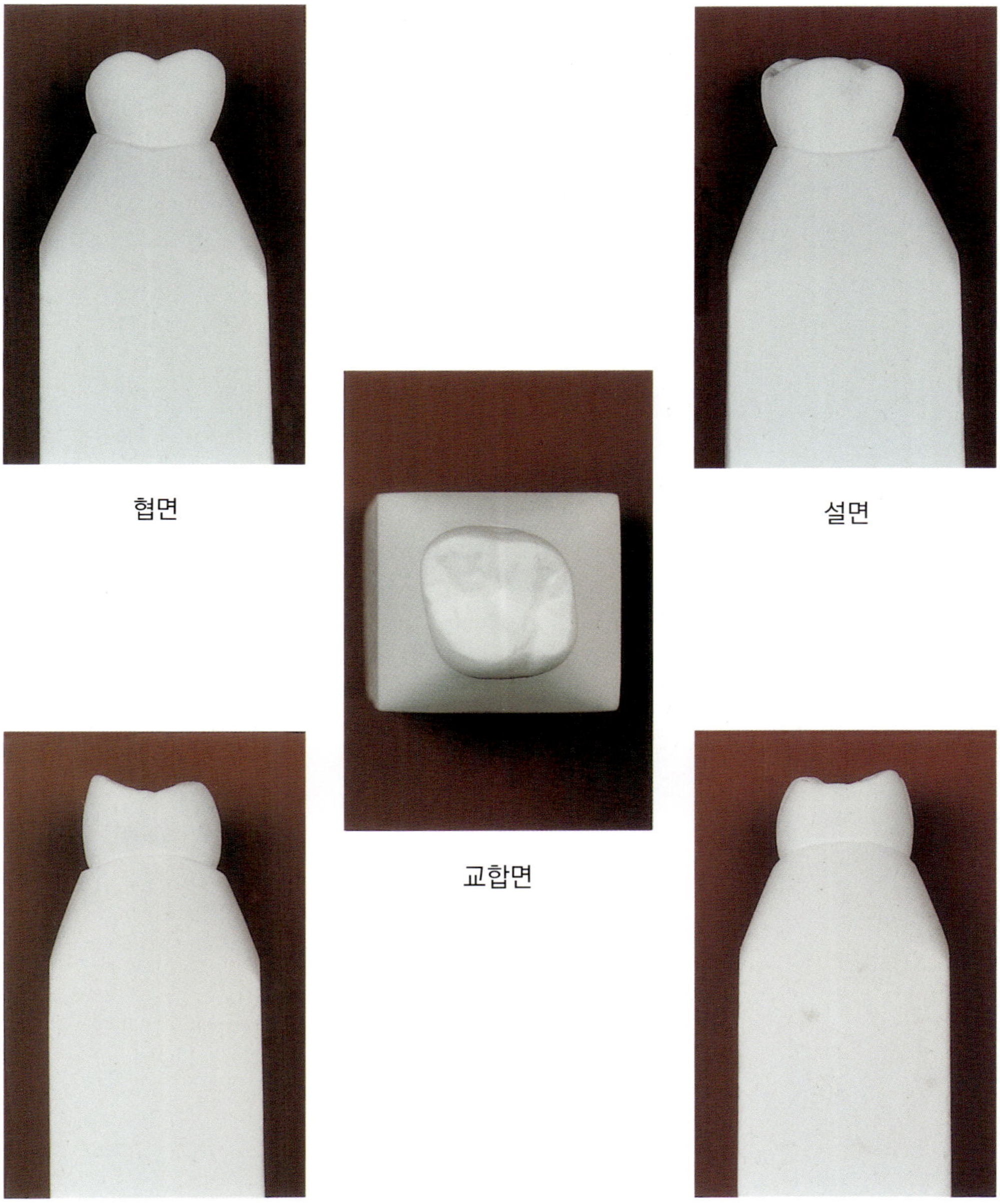

그림 12-28 **상악 좌측 제2대구치**

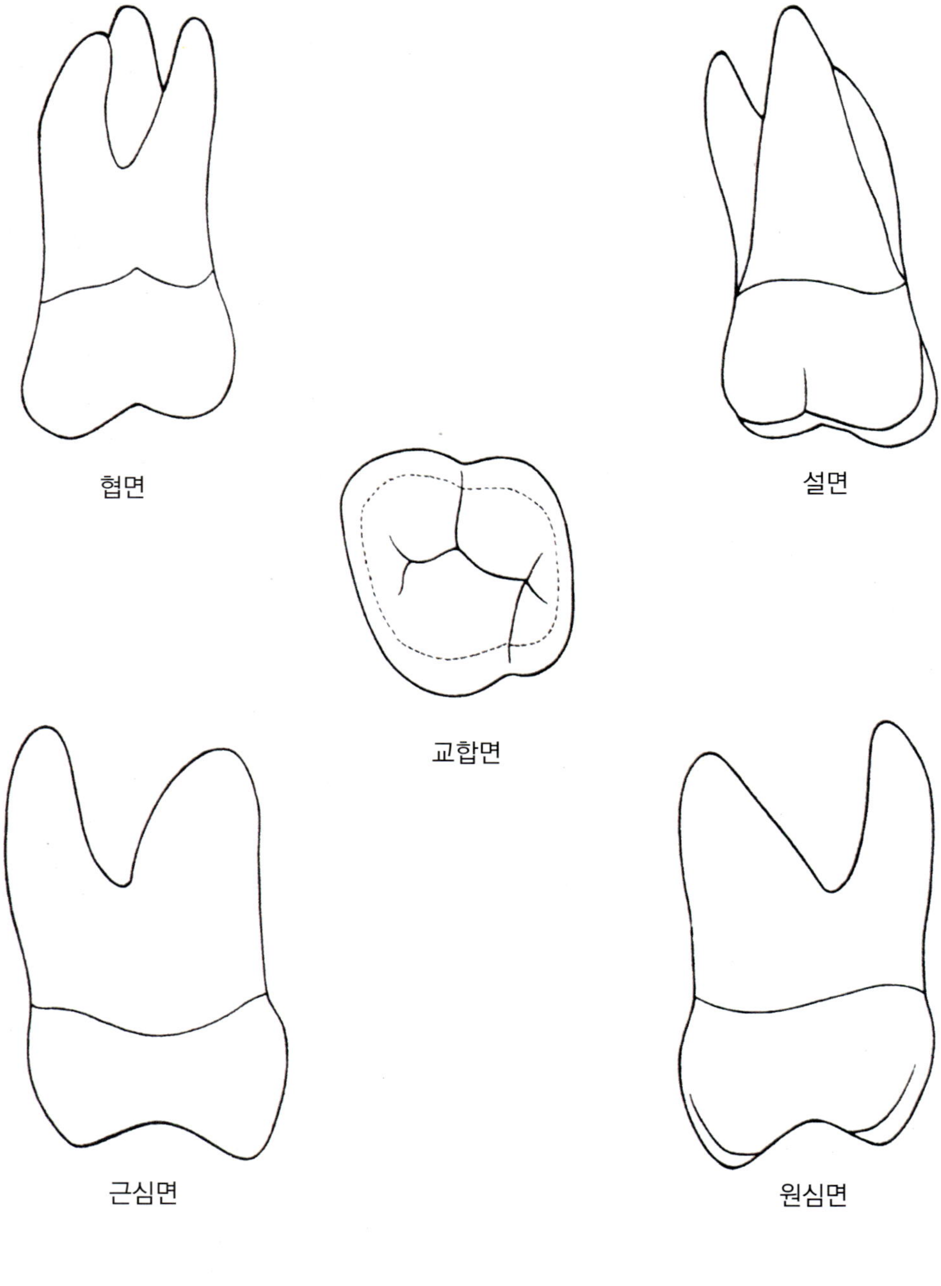

그림 12-29 **상악 좌측 제2대구치**

3. 하악 제1대구치(Mandibular first molar)

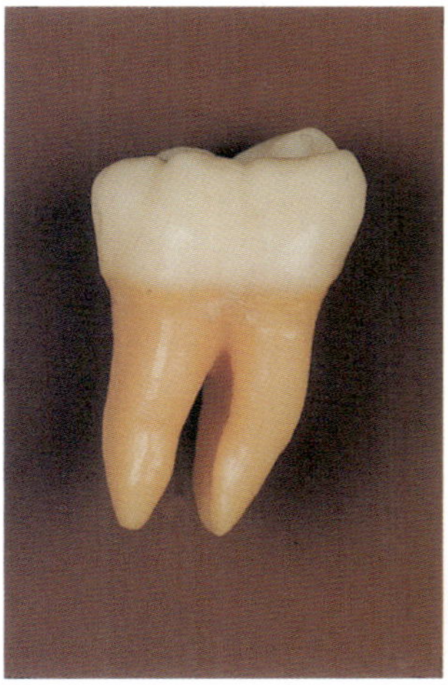

협면

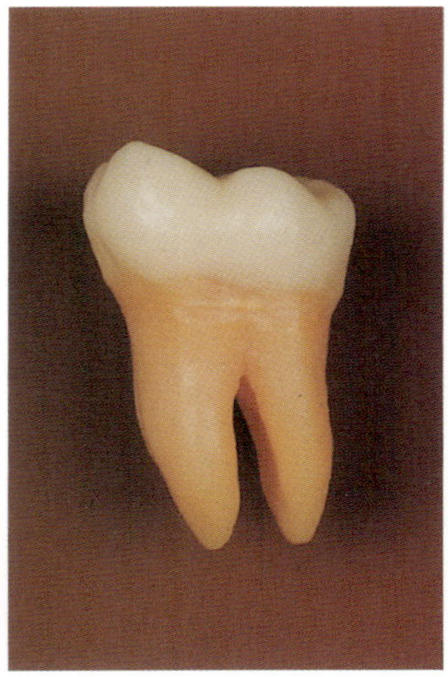

설면

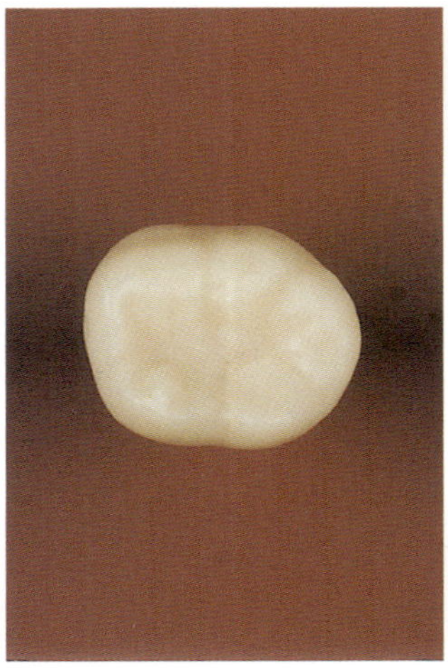

교합면

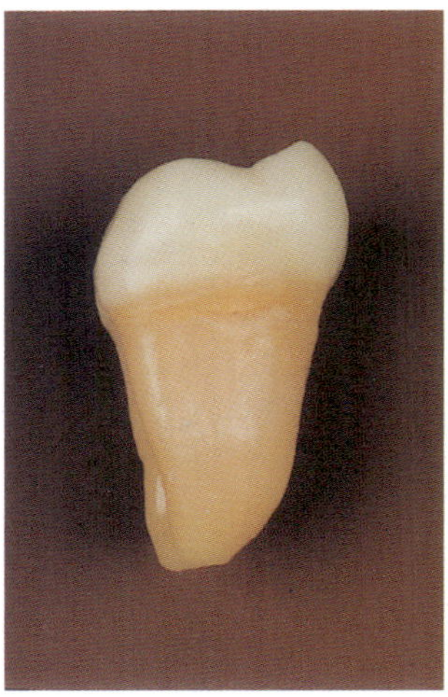

근심면

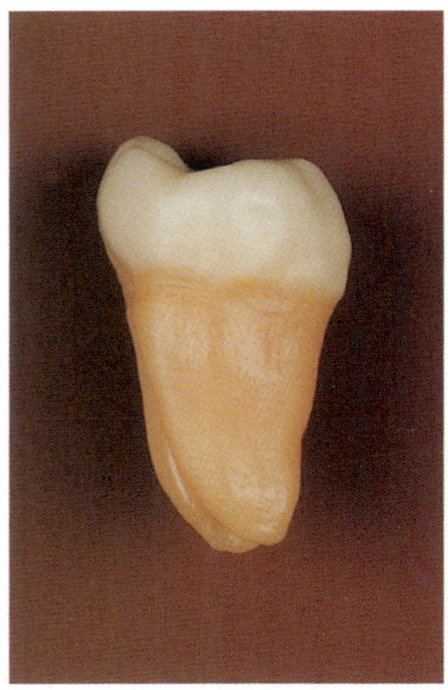

원심면

그림 13-1 **하악 우측 제1대구치**

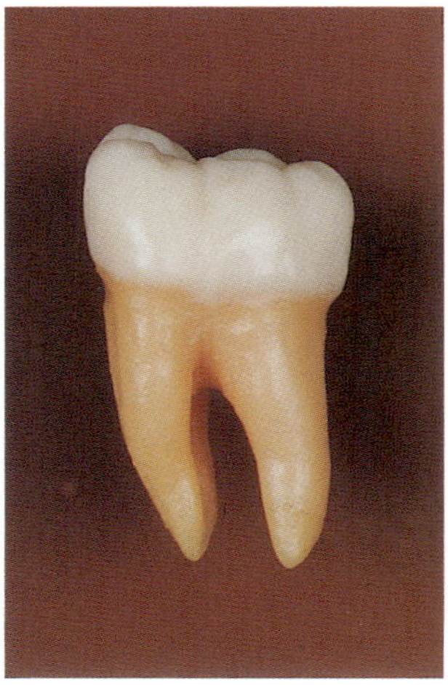

협면

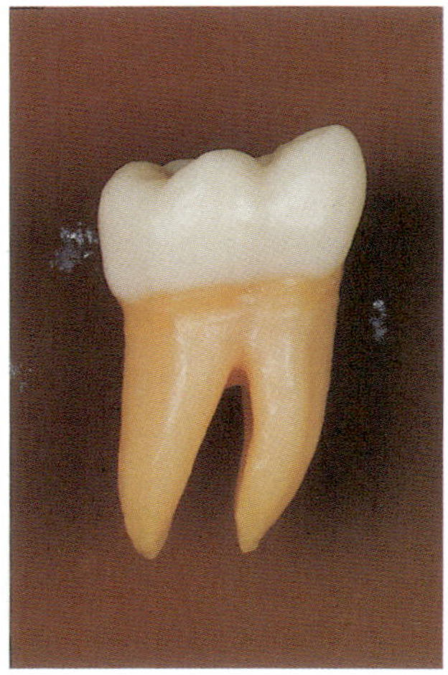

설면

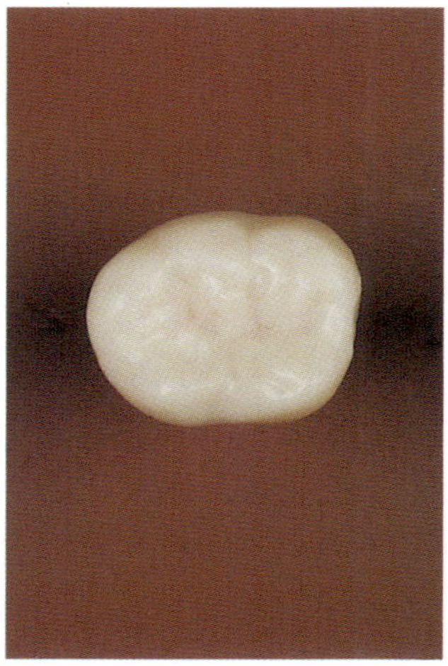

교합면

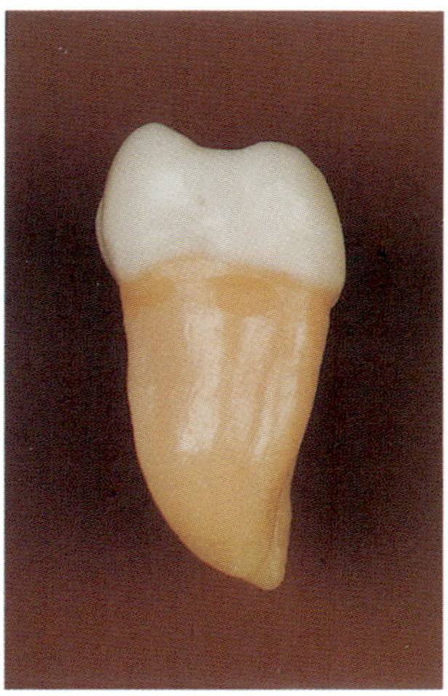

근심면

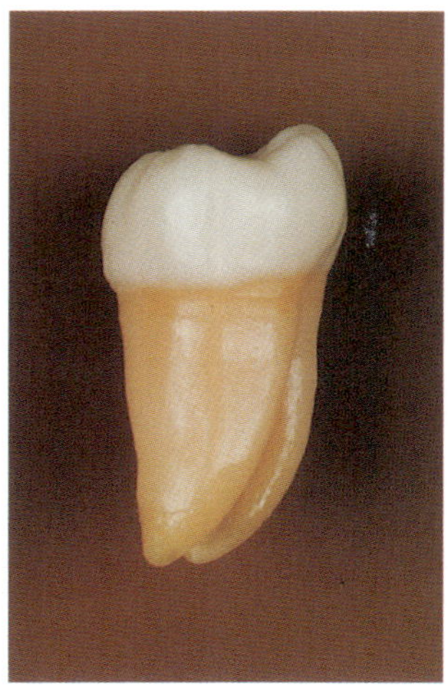

원심면

그림 13-2 하악 좌측 제1대구치

1) 이론의 요약

(1) 협면(Buccal surface)

외형은 4연으로 구성되며 근원심경이 넓어서 교합연이 길다. 치관의 길이가 전치나 소구치에 비해 짧고 특히 하악 제1대구치의 교두 길이는 설측보다 협측이 짧아서 설측 교두가 협측교두 사이로 보인다. 2개의 발육구, 근심협면구와 원심협면구에 의해 근심 협측교두, 원심협측교두와 원심교두로 나누어진다.

(2) 설면(Lingual surface)

협면과 같이 협설경보다 근원심경이 크며 면 전체는 편평하고 협측에서 설측으로 약간 좁아져 협면보다 설면이 작아서 인접면을 조금 볼 수 있다.

근원심의 거의 중앙에 위치한 설면구를 중심으로 근심설측교두와 원심설측교두로 나누며 설측교두는 예리하고 높아서 설면에서는 협측교두가 보이지 않는다.

(3) 접촉면(Contact surface)

근심면은 4연으로 구성되며 협측연은 치경 1/3부위에 협면치경융선이 존재하므로 가장 풍융하고 교두정까지는 설측으로 경사가 심해 협측교두정은 협설폭 중심 가까이에 위치한다. 설측연은 치경에서 거의 곧은 직선으로 가다가 중앙 1/3부분이 가장 풍융하다.

접촉점은 교합 1/3부위와 중앙 1/3부위의 경계에서 약간 협측에 위치한다.

원심면은 근심면과 같으나 치관의 길이가 근심면보다 짧고 협설경이 원심으로 오면서 줄어들기 때문에 면 전체는 작아서 근심면보다 원심면에서 치아가 더 많이 보인다. 접촉점은 원심교두융선 바로 아래 중앙 1/3부위에 위치한다.

(4) 교합면(Occlusal surface)

근원심경이 협설경보다 더 크고 근심면에서 원심면으로 가면서 협설경이 작아지므로 근원심경은 협측보다 설측으로 좁아진 모양이다.

교합면에 존재하는 4개의 발육구는 중심구와 협측의 근심협측구와 원심협측구로 인해 근심협측교두, 원심협측교두, 원심교두로 나뉘고 설측의 설측구에 의해 근심설측교두와 원심설측교두로 나뉘어진다.

우각의 형태는 근심의 협측과 설측은 예각이고 원심의 협측과 설측은 둔각을 나타낸다. 하악 제1대구치의 교두는 상악 대구치와 반대로 협측교두가 짧고 둔하며 교두정은 설측으로 심하게 경사져 있는데 이는 하악 대구치의 협측교두가 저작에 관여하는 기능교두이기 때문이다. 이에 비해 설측교두는 길고 예리하다.

2) 도해

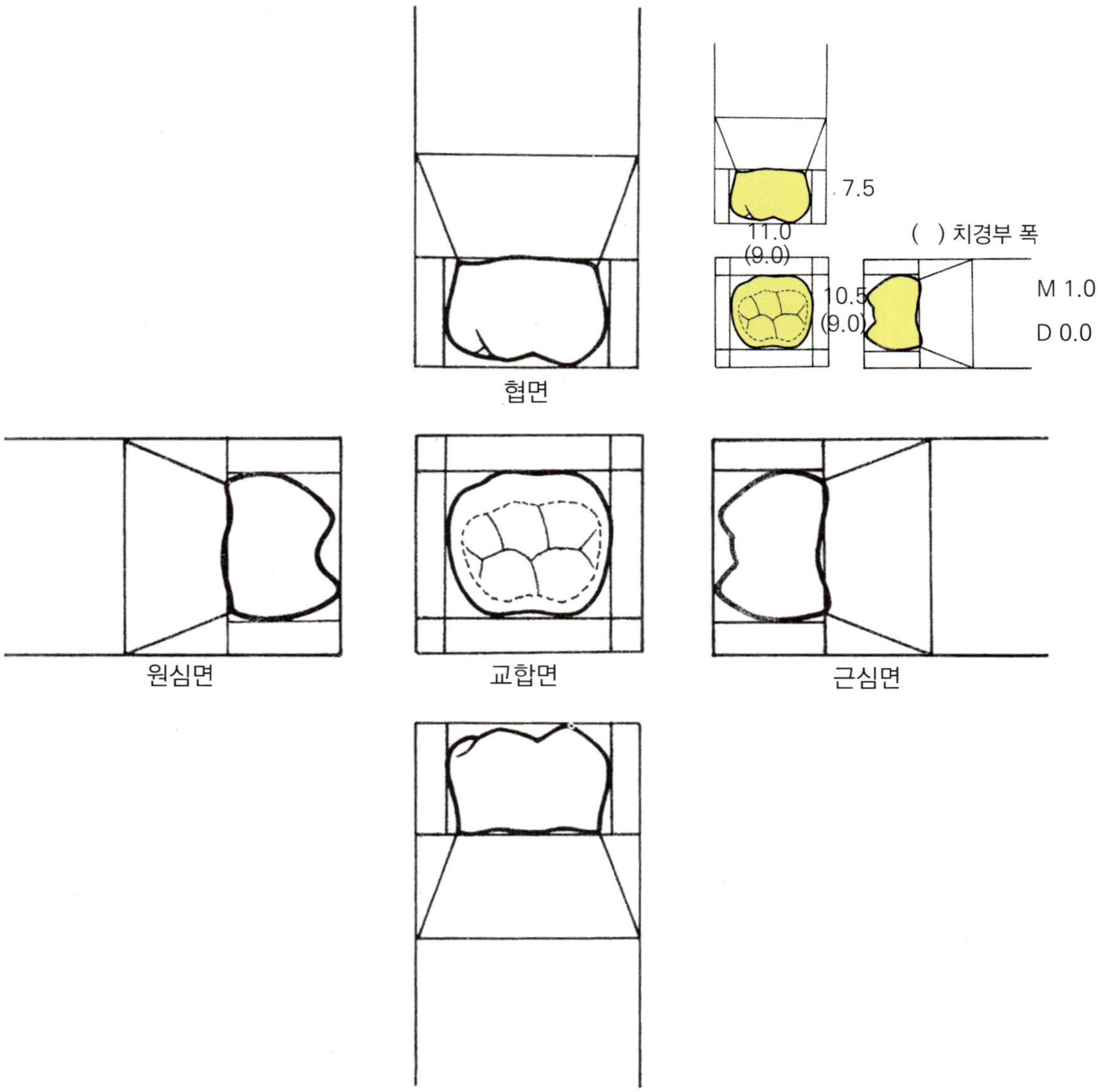

그림 13-3 하악 좌측 제1대구치

3) 조각 과정

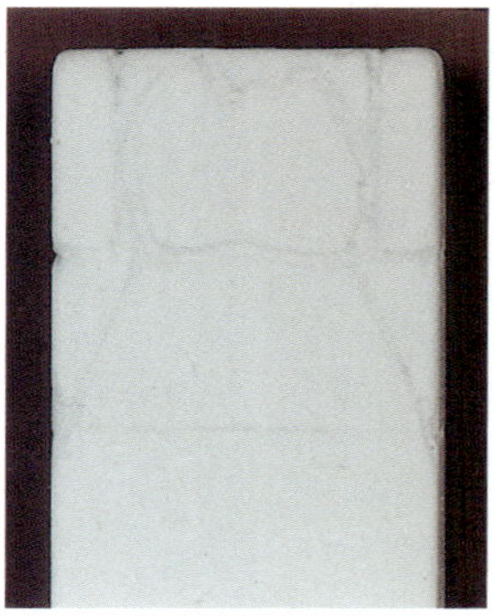

그림 13-4
근심면에 그려져 있는 외형

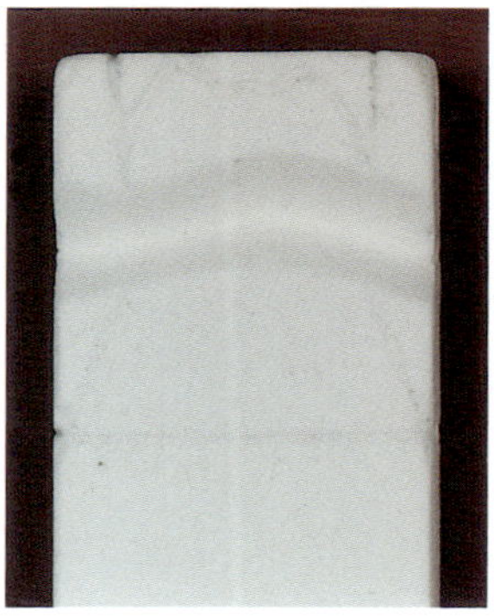

그림 13-5
근심면의 치경연을 중심으로 V자로 삭제하여 치경연을 형성한다.

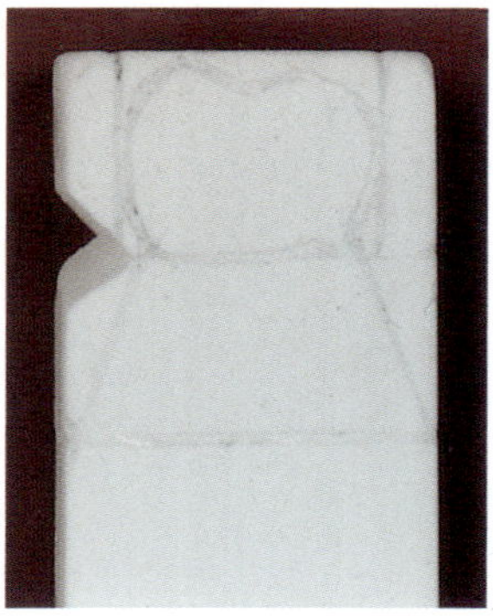

그림 13-6
삭제한 후 협면의 형태 그리고 근심면의 치경연 깊이

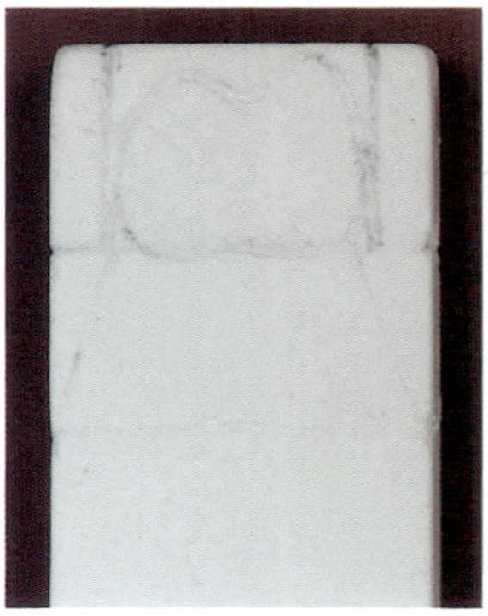

그림 13-7
원심면에 그려져 있는 외형

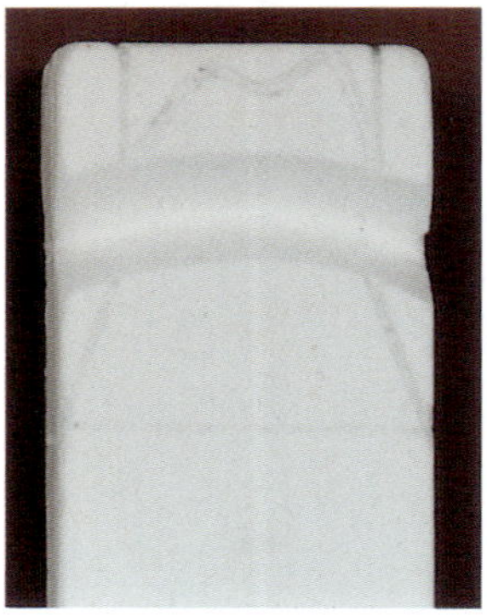

그림 13-8
원심면의 치경연을 중심으로 V자로 삭제하여 치경연을 형성한다.

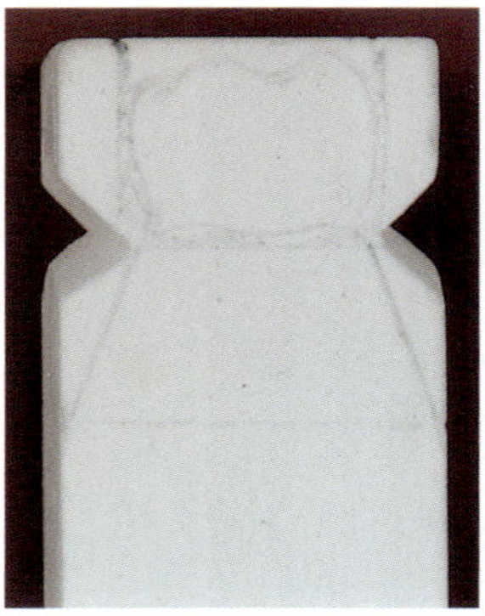

그림 13-9
삭제한 후 설면의 형태 그리고 원심면의 치경연 깊이

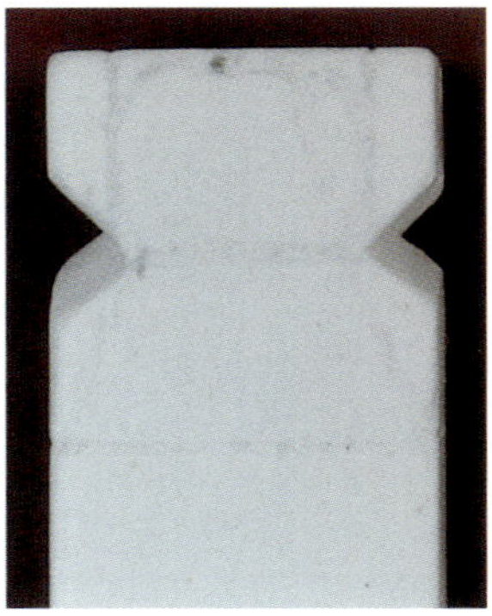

❙ 그림 13-10
협면의 외형을 중심으로 삭제 한다.

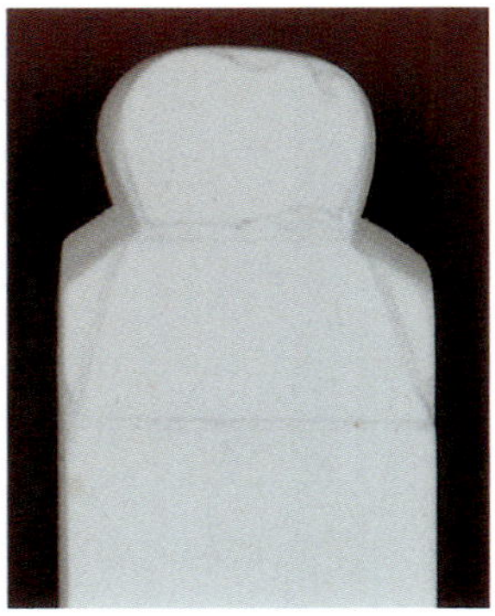

❙ 그림 13-11
삭제한 후 협면의 형태

❙ 그림 13-12
삭제한 후 근심면의 형태

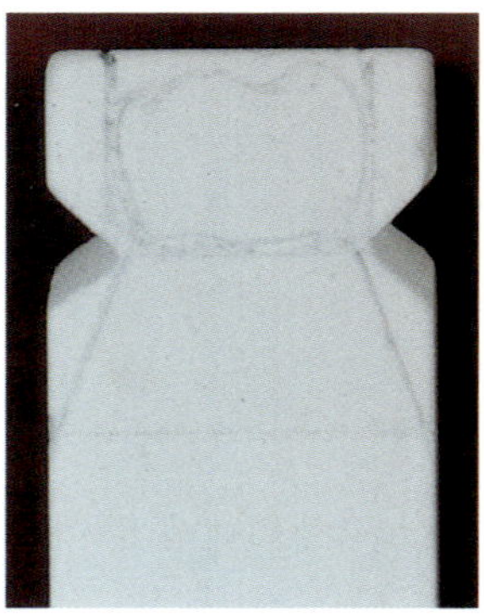

❙ 그림 13-13
설면의 외형을 중심으로 삭제 한다.

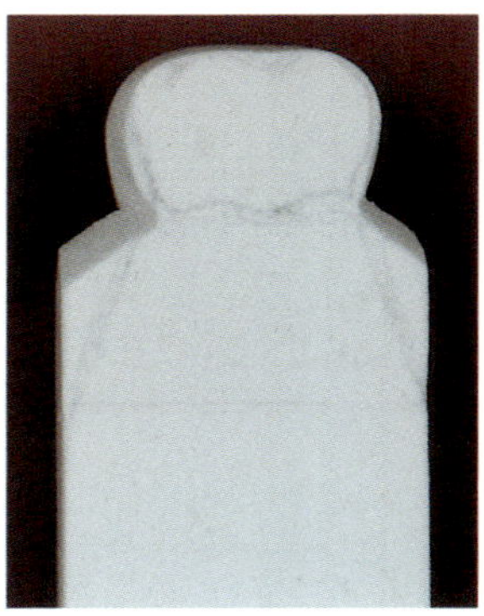

❙ 그림 13-14
삭제한 후 설면의 형태

❙ 그림 13-15
삭제한 후 원심면의 형태

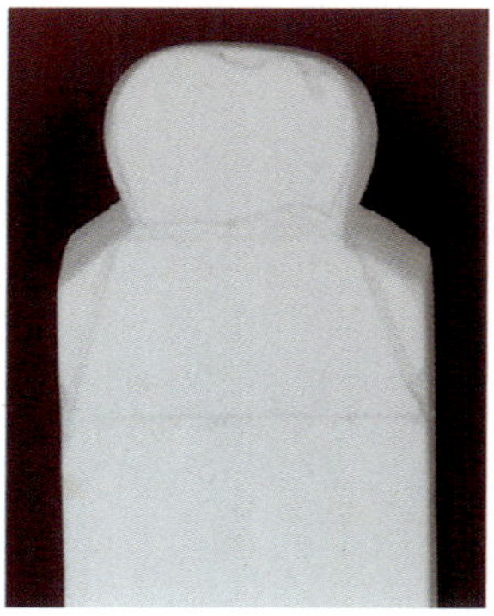

그림 13-16
협면의 치경연을 중심으로 V자로 삭제하여 치경연을 형성한다.

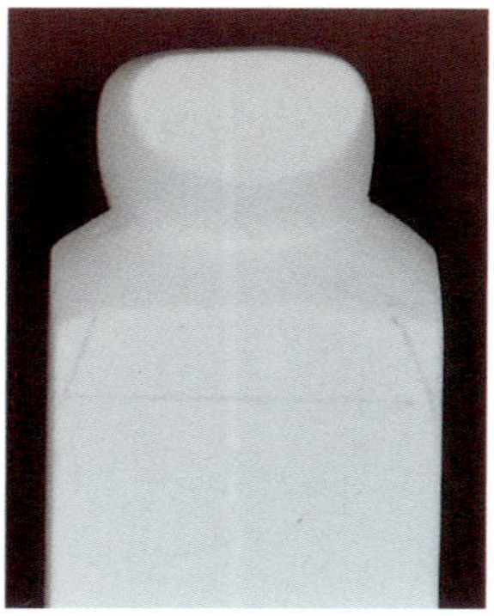

그림 13-17
삭제한 후 협면의 형태

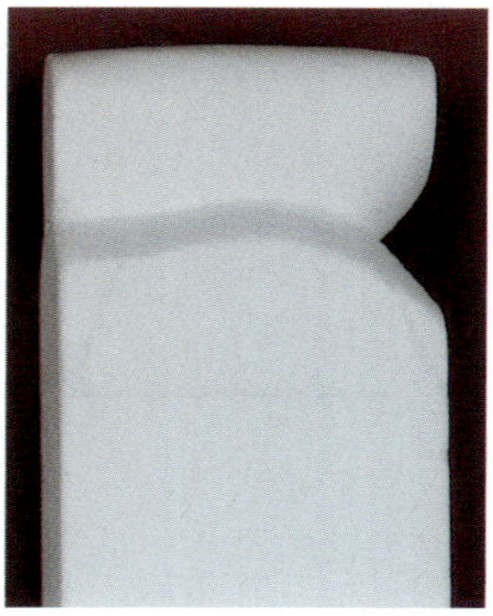

그림 13-18
삭제한 후 근심면의 형태 그리고 협면의 치경연 깊이

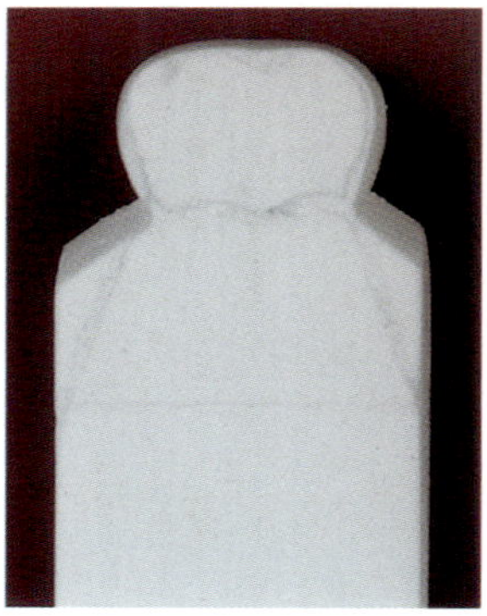

그림 13-19
설면의 치경연을 중심으로 V자로 삭제하여 치경연을 형성한다.

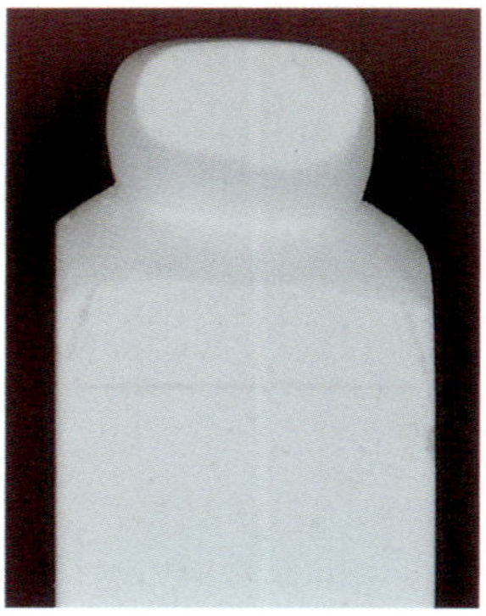

그림 13-20
삭제한 후 설면의 형태

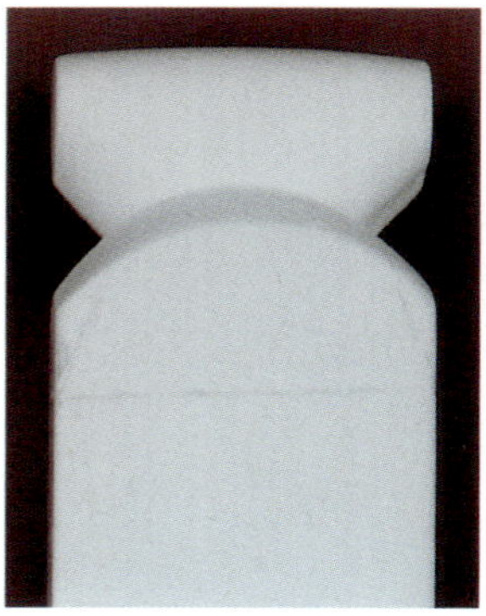

그림 13-21
삭제한 후 원심면의 형태 그리고 설면의 치경연 깊이

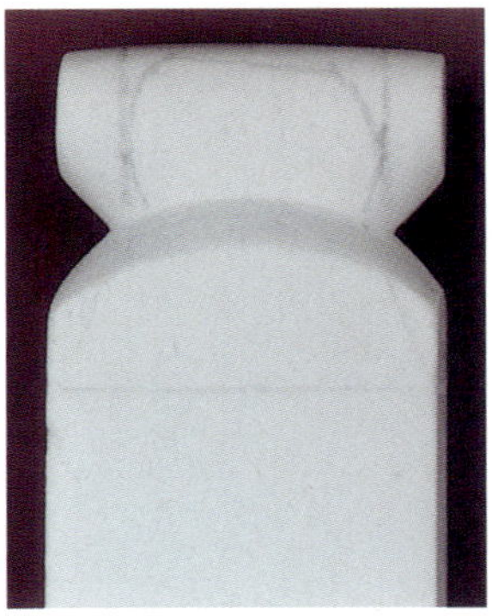

▌그림 13-22

교합면에서 협설의 폭을 연장하여 협측연과 설측연을 다시 그린다.
(협설교두정을 연결)

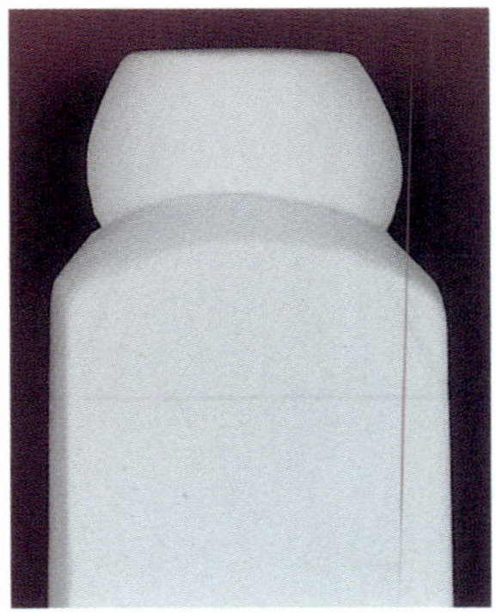

▌그림 13-23

삭제한 후 근심면의 형태

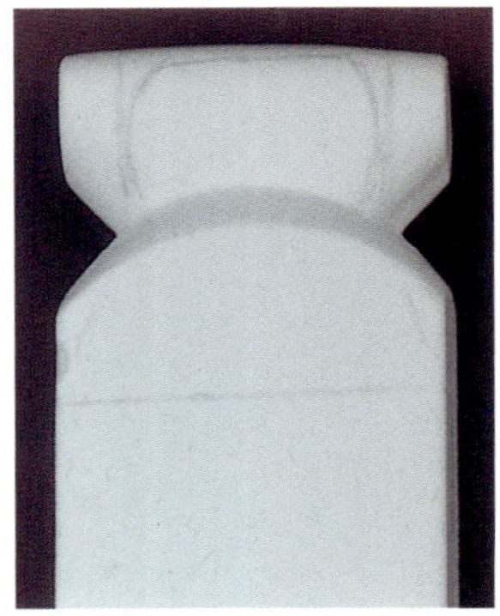

▌그림 13-24

교합면에서 협설의 폭을 연장하여 협측연과 설측연을 다시 그린다.
(협설교두정을 연결)

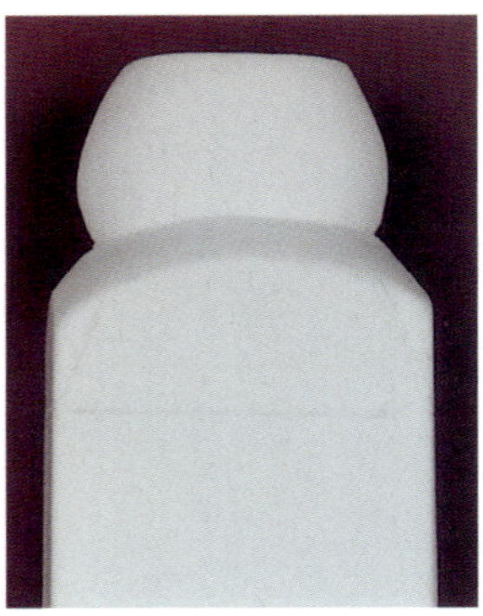

▌그림 13-25

삭제한 후 원심면의 형태

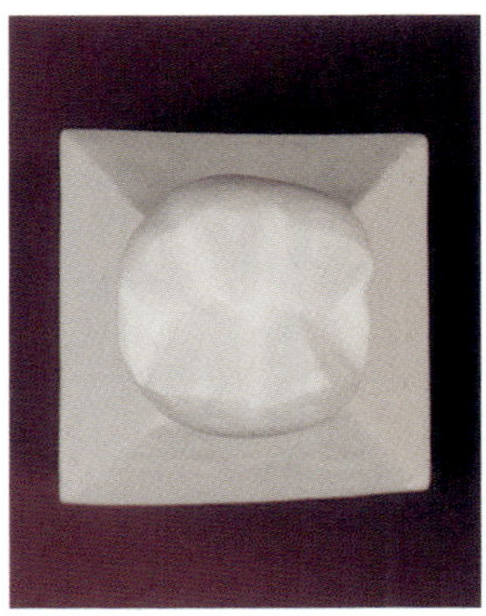

▌그림 13-26

치관의 길이, 근원심 폭, 협설의 폭을 확인하고 교합면에 융선과 발육구를 중심으로 전체적인 윤곽을 형성한다.

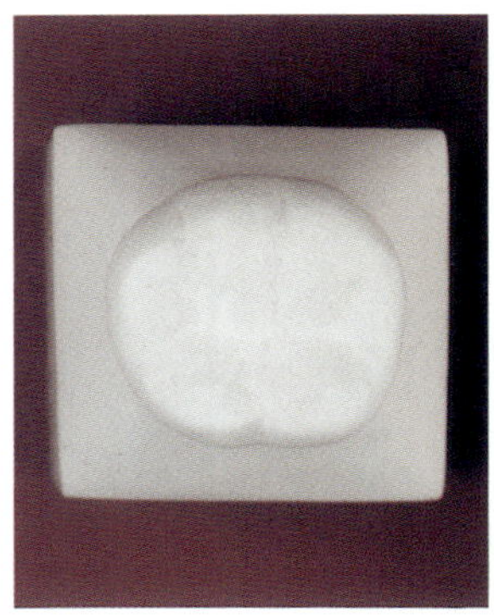

▌그림 13-27

각 치면의 남겨둔 부분을 삭제하여 둥글게 한 다음 각 치면을 다듬어 완성한다.

4) 완성

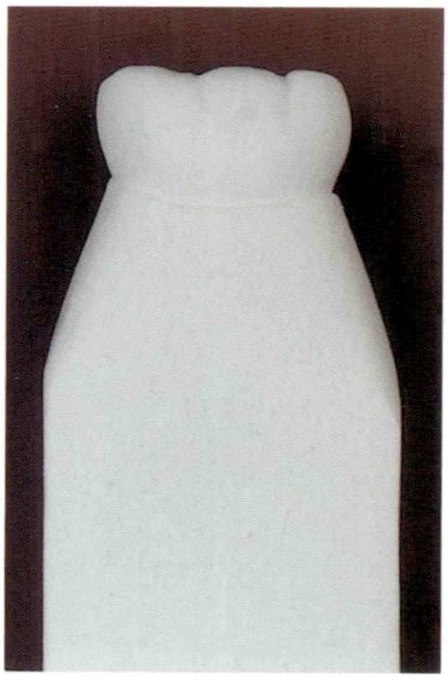

협면

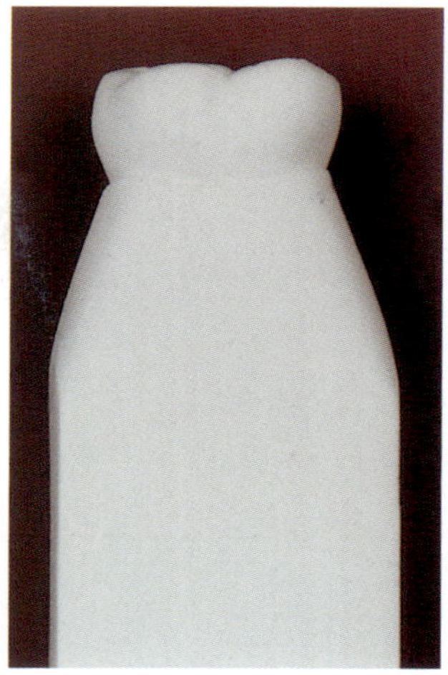

설면

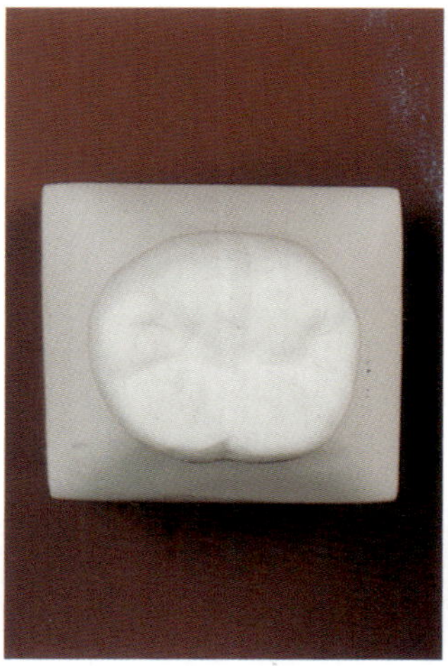

교합면

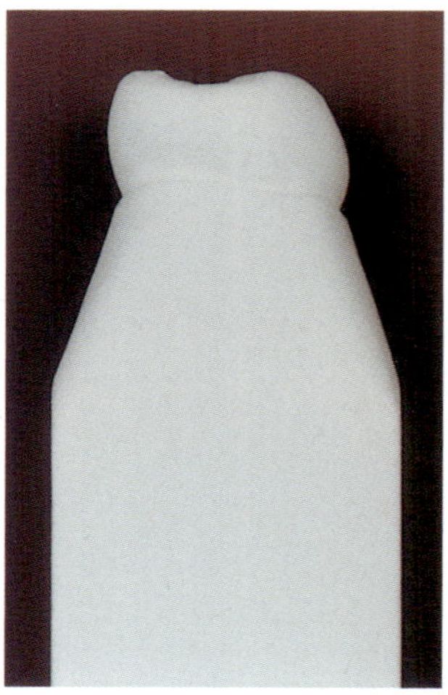

근심면

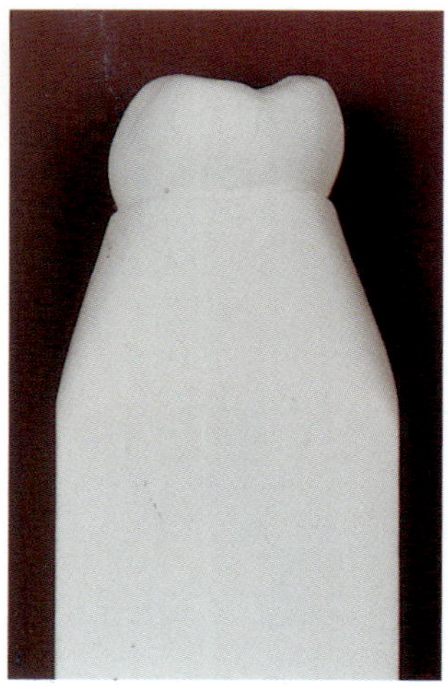

원심면

그림 13-28 하악 좌측 제1대구치

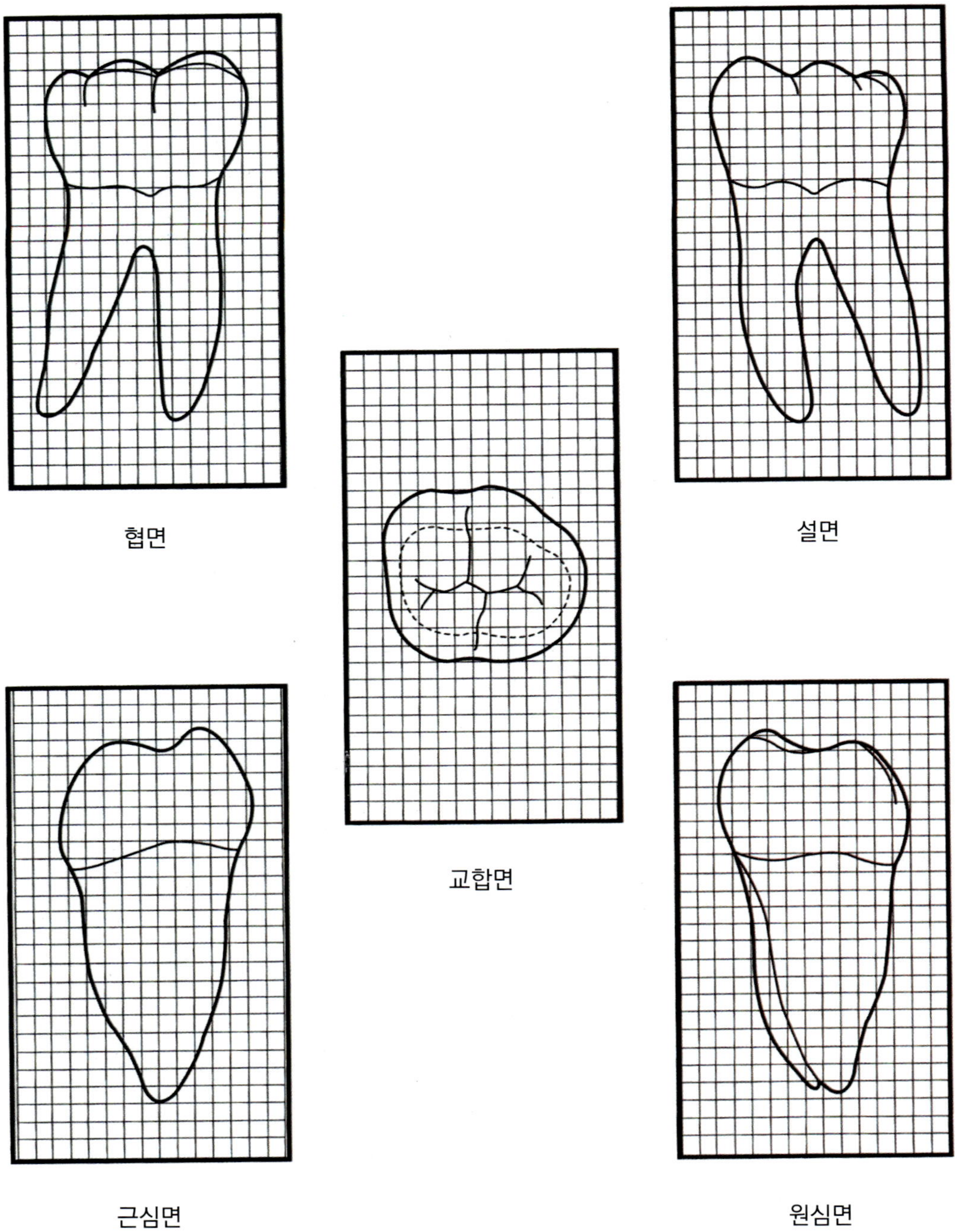

그림 13-29 하악 우측 제1대구치

4. 하악 제2대구치(Mandibular second molar)

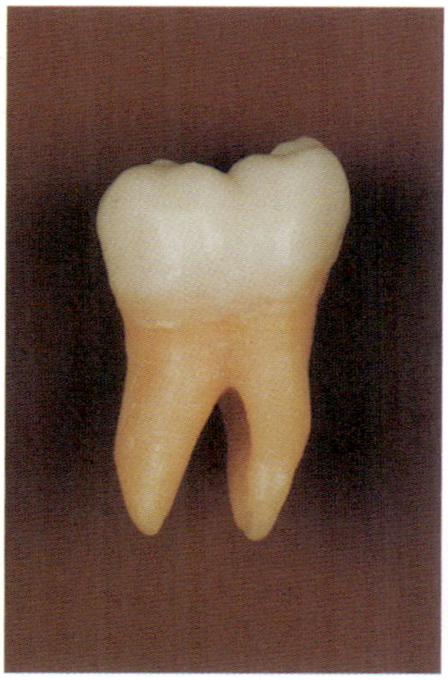

협면

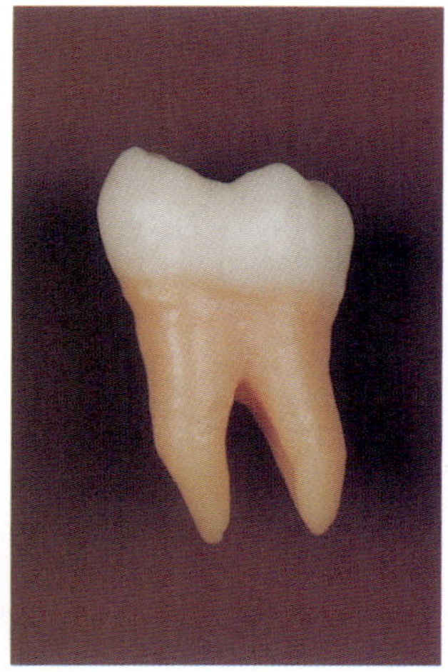

설면

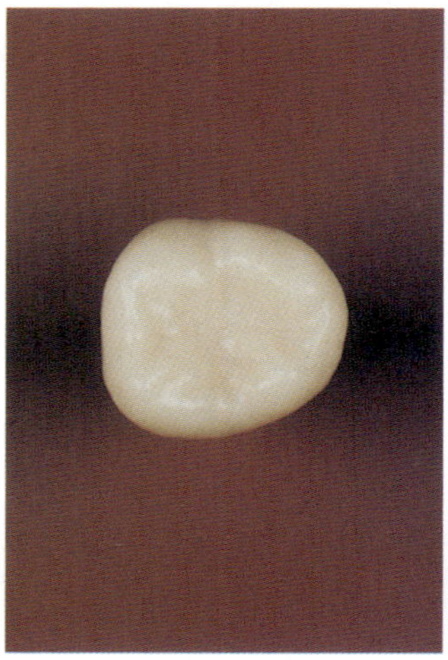

교합면

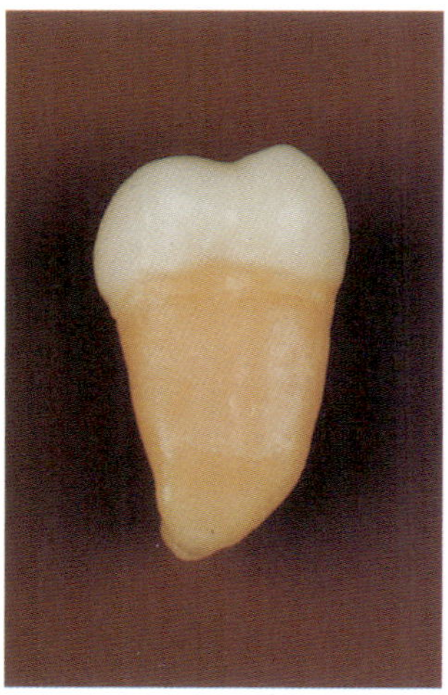

근심면

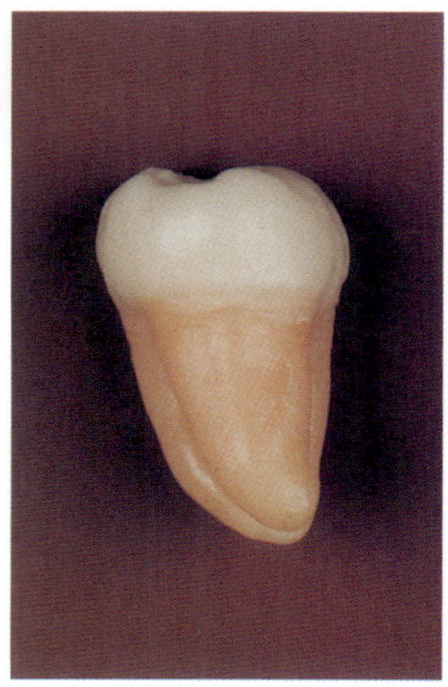

원심면

그림 14-1 **하악 우측 제2대구치**

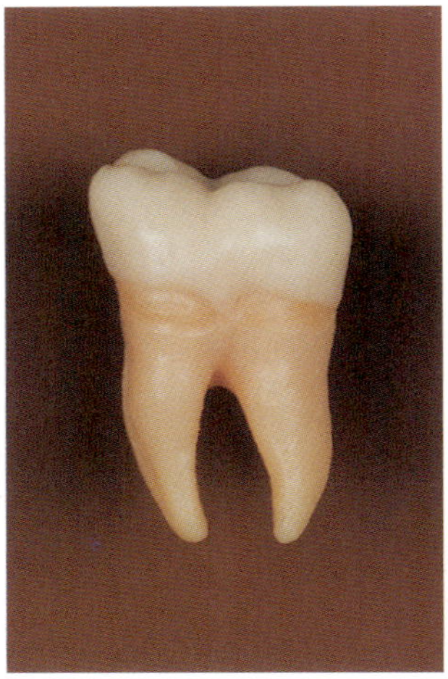

협면

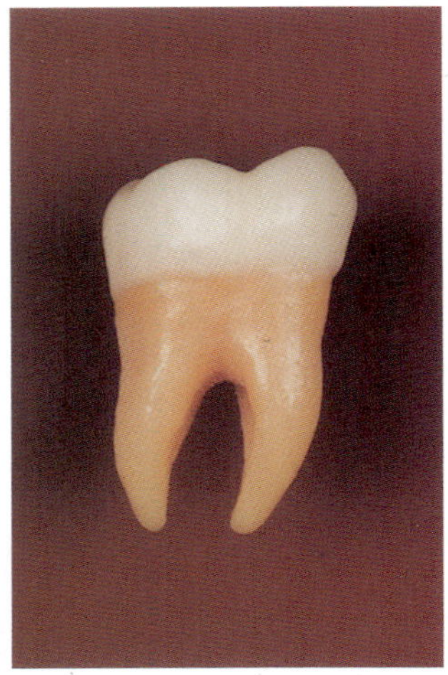

설면

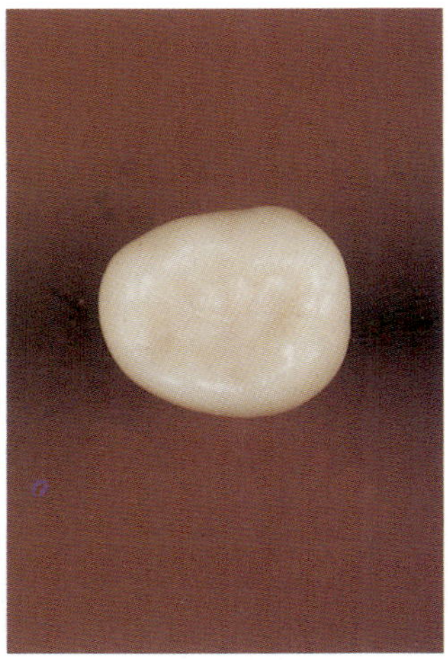

교합면

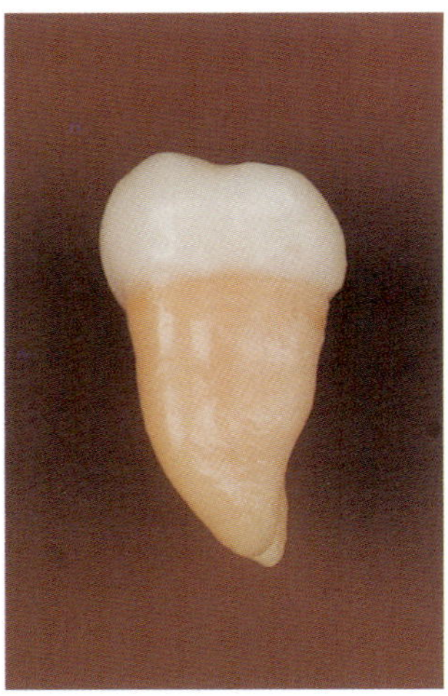

근심면

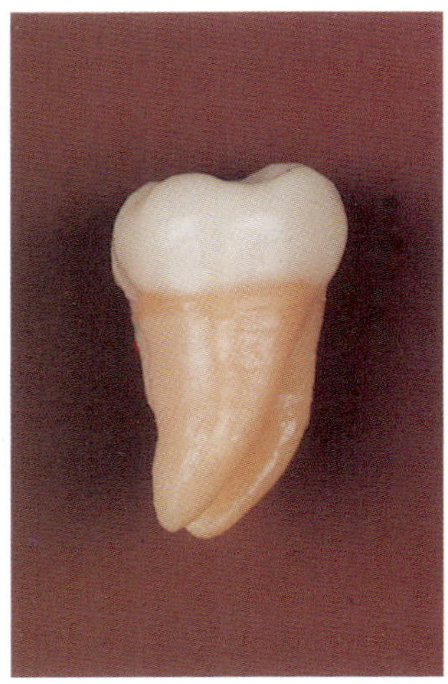

원심면

그림 14-2 하악 좌측 제2대구치

1) 이론의 요약

(1) 협면(Buccal surface)

치관의 길이에서 근원심경이 제1대구치보다 작다. 협면에서 원심교두가 없는 경우에는 2개의 교두만 존재하므로 발육구인 협면구는 1개만 나타나고 이 협면구는 근원심 길이의 거의 중앙에 위치하므로 근심협측교두와 원심협측교두를 비슷한 크기로 나누고 그 교두정은 근심협측교두가 예리하며 조금 더 높다. 원심협면구가 나타나지 않았을 경우에는 그 부위에 약간의 함몰된 흔적이 보인다.

(2) 설면(Lingual surface)

치관의 길이가 제1대구치보다 조금 짧고 협측에서 설측으로 크게 줄어들지 않아 협측과 설측의 근원심경이 별로 차이가 없어서 설면에서는 근심면과 원심면이 잘 보이지 않는다.

설측의 2개 교두는 약간 원심에 위치한 설면구에 의해 근심설측교두와 원심설측교두로 나뉘어지며 협측교두보다 설측교두가 더 높고 예리하다.

(3) 접촉면(Contact surface)

근심면의 크기가 조금 작은 것을 제외하고는 하악 제1대구치와 거의 같다. 접촉점은 교합 1/3부위와 중앙 1/3부위의 경계에서 약간 협측에 위치한다.

원심면은 원심교두가 없기 때문에 원심협측구도 나타나지 않으며 접촉점은 원심면의 중앙 1/3부위의 협설 중앙에 위치한다.

(4) 교합면(Occlusal surface)

원심교두가 존재하지 않아서 교합면은 제1대구치보다 둥근 사각형의 형태를 나타낸다. 교합면의 발육구는 + 자형을 하고 있어 4교두를 비슷한 크기로 나누며 일반적으로 근심교두가 원심교두보다 약간 크지만 원심교두가 나타나지 않아 4교두중에서는 원심협측교두가 조금 더 크다.

근심과 원심의 협설측삼각융선이 연결되어 2개의 횡주융선을 형성한다.

2) 도해

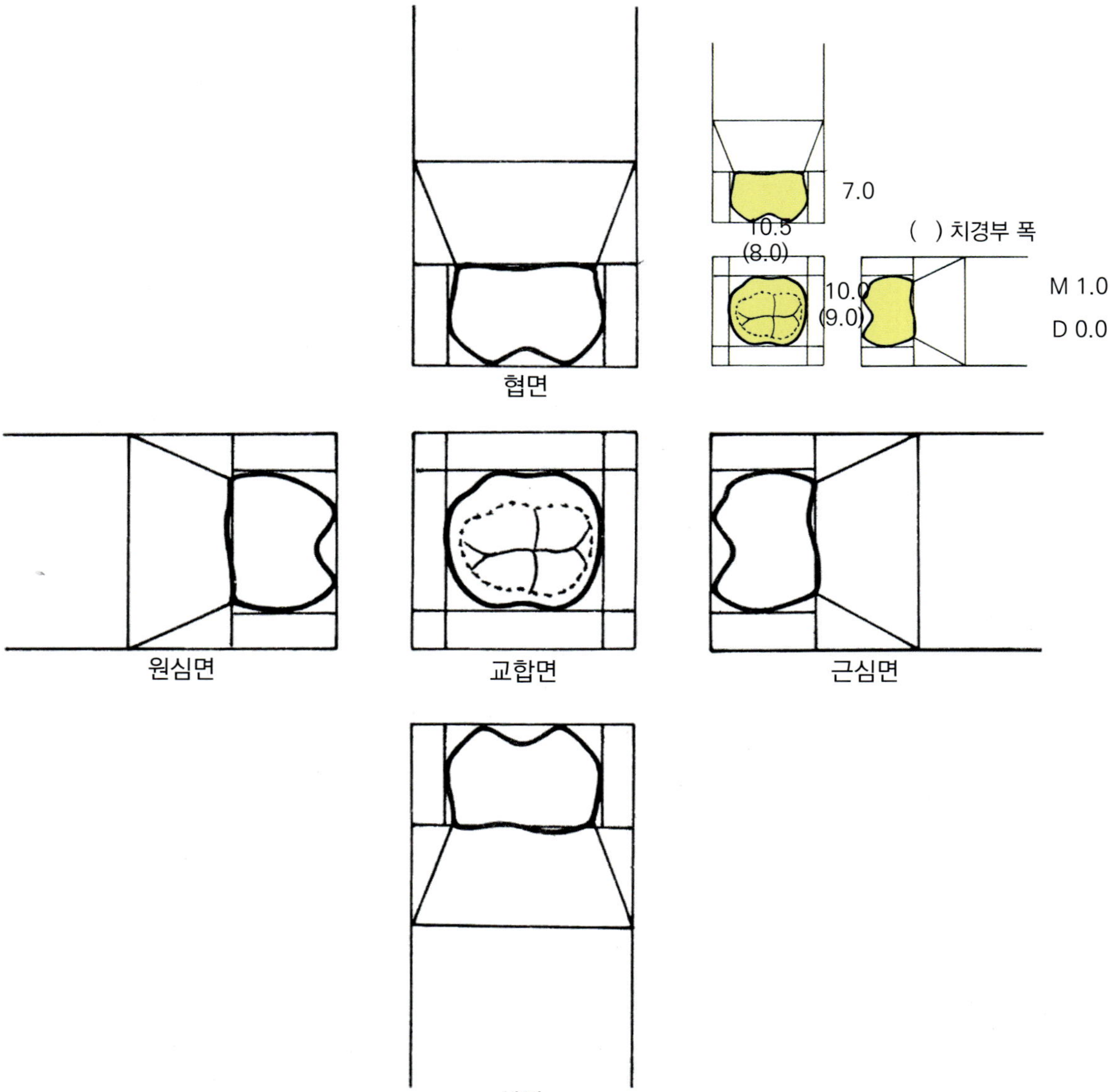

그림 14-3 **하악 좌측 제2대구치**

3) 조각 과정

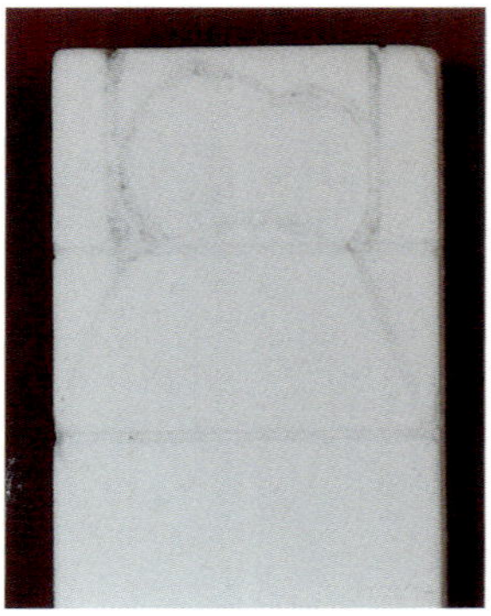

그림 14-4
근심면에 그려져 있는 외형

그림 14-5
근심면의 치경연을 중심으로 V자로 삭제하여 치경연을 형성한다.

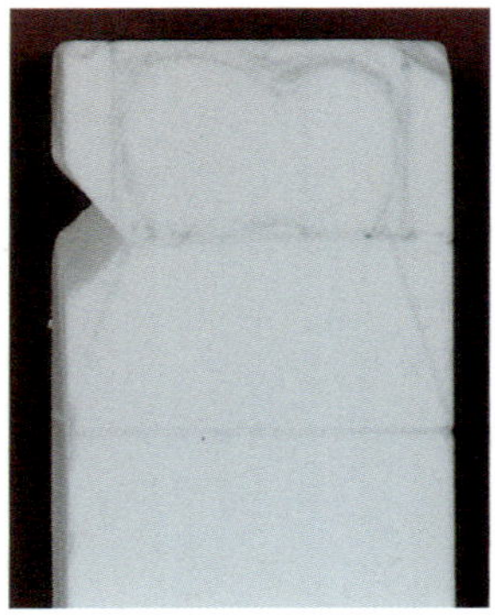

그림 14-6
삭제한 후 협면의 형태 그리고 근심면의 치경연 깊이

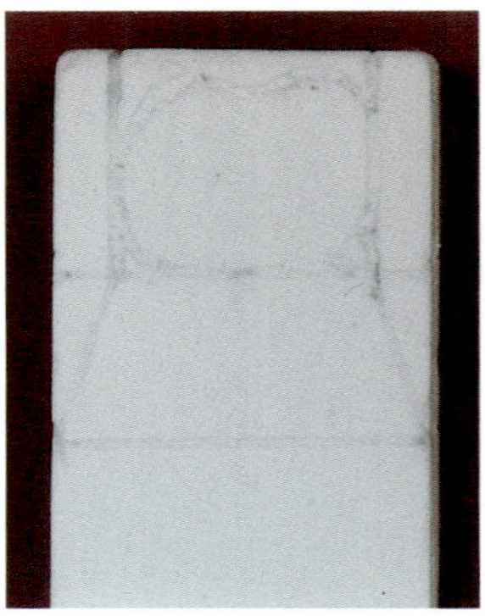

그림 14-7
원심면에 그려져 있는 외형

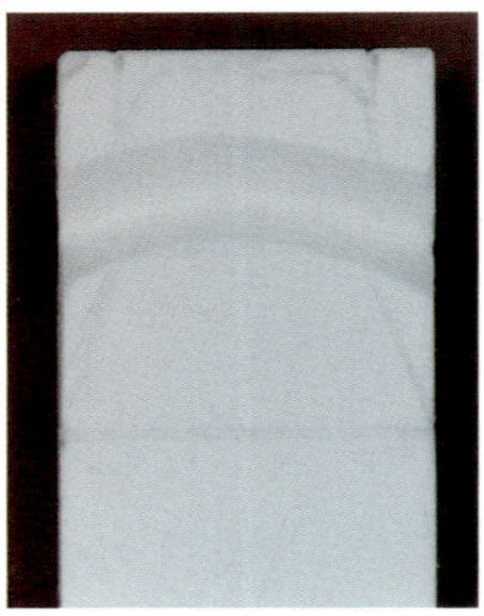

그림 14-8
원심면의 치경연을 중심으로 V자로 삭제하여 치경연을 형성한다.

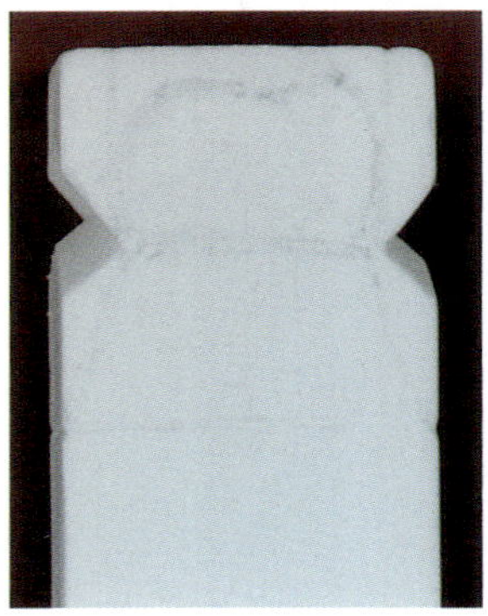

그림 14-9
삭제한 후 설면의 형태 그리고 원심면의 치경연 깊이

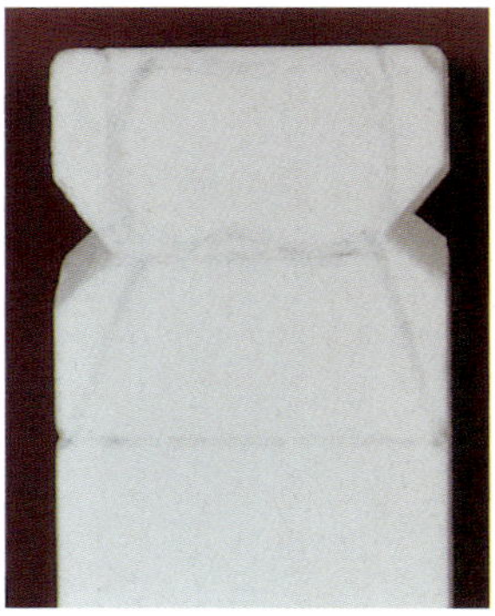

▌그림 14-10
협면의 외형을 중심으로 삭제한다.

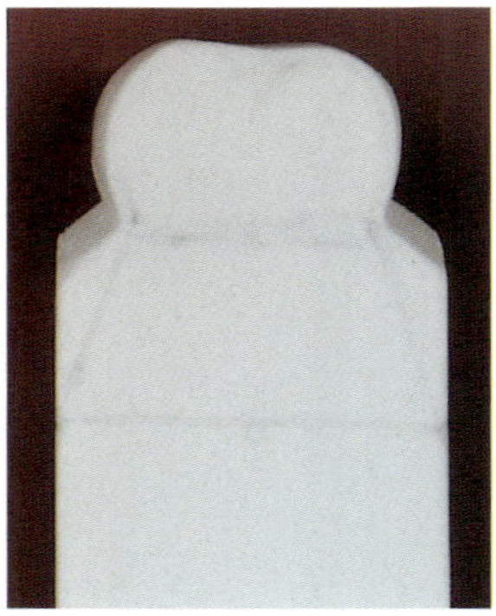

▌그림 14-11
삭제한 후 협면의 형태

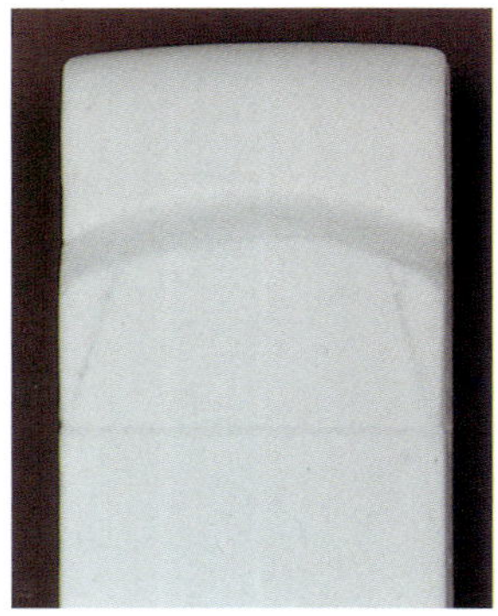

▌그림 14-12
삭제한 후 근심면의 형태

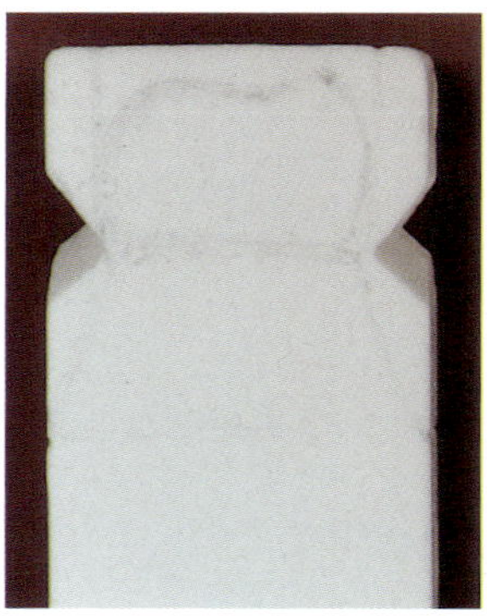

▌그림 14-13
설면의 외형을 중심으로 삭제한다.

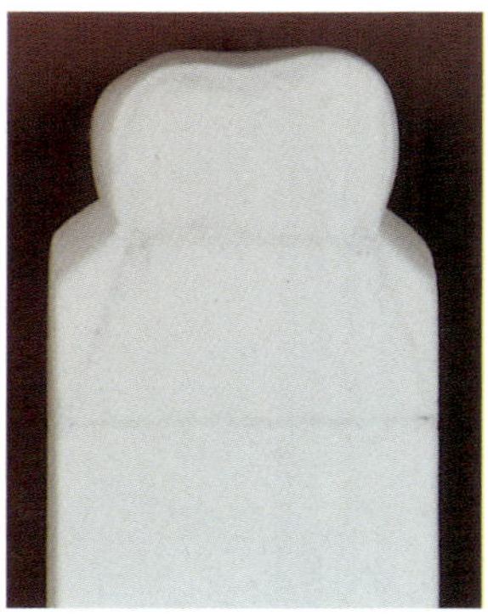

▌그림 14-14
삭제한 후 설면의 형태

▌그림 14-15
삭제한 후 원심면의 형태

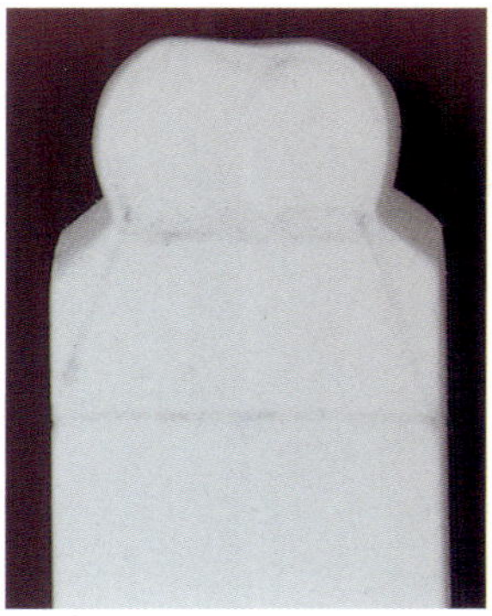

그림 14-16
협면의 치경연을 중심으로 V자로 삭제하여 치경연을 형성한다.

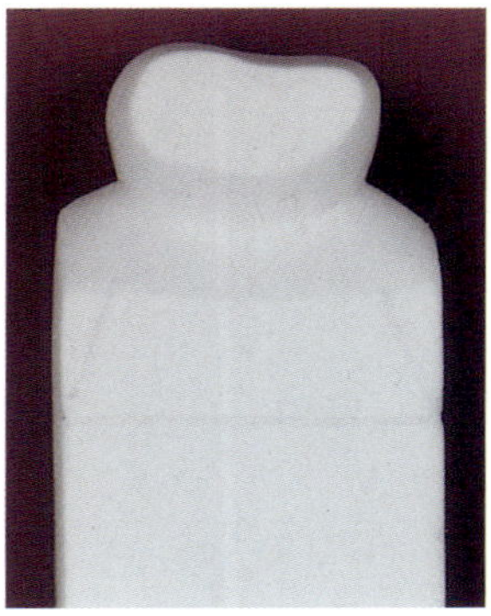

그림 14-17
삭제한 후 협면의 형태

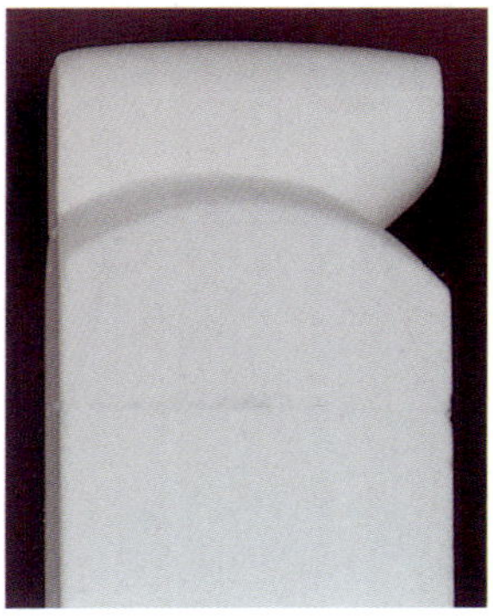

그림 14-18
삭제한 후 근심면의 형태 그리고 협면의 치경연 깊이

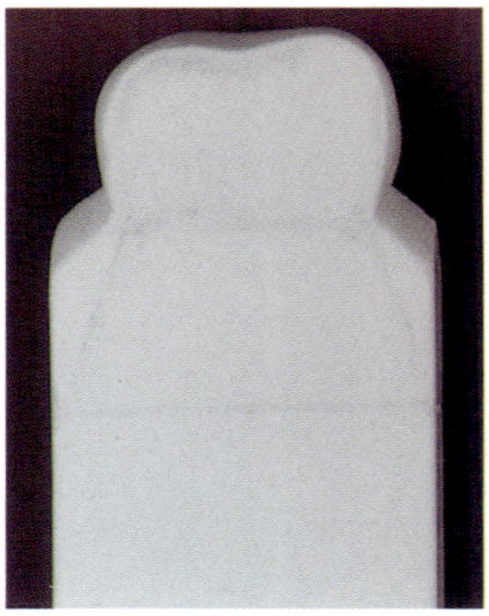

그림 14-19
설면의 치경연을 중심으로 V자로 삭제하여 치경연을 형성한다.

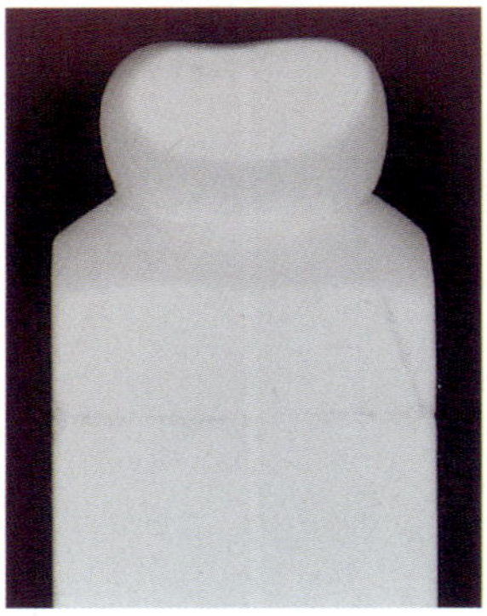

그림 14-20
삭제한 후 설면의 형태

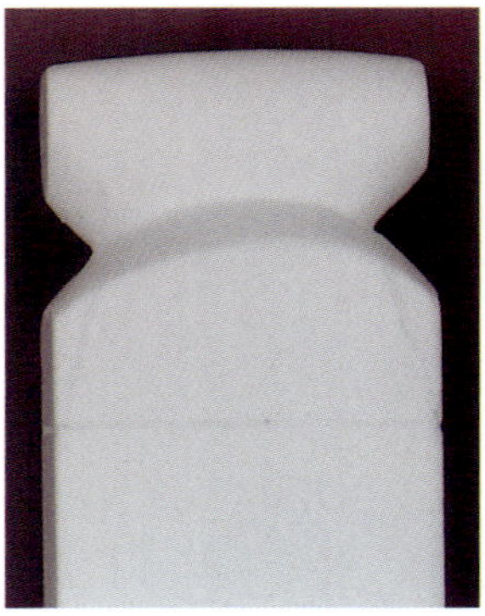

그림 14-21
삭제한 후 원심면의 형태 그리고 설면의 치경연 깊이

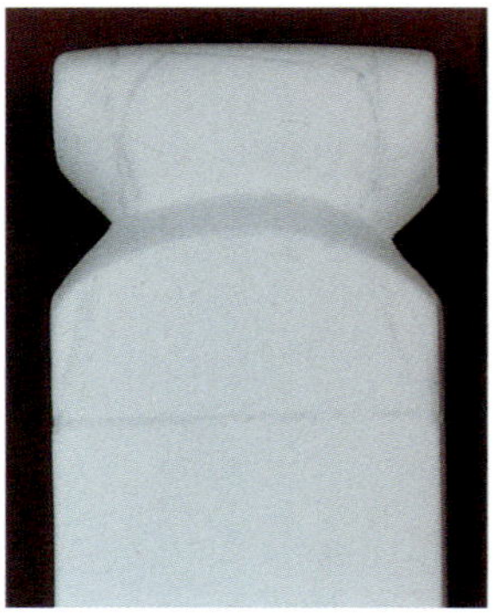

그림 14-22
교합면에서 협설의 폭을 연장하여 협측연과 설측연을 다시 그린다.
(협설교두정을 연결)

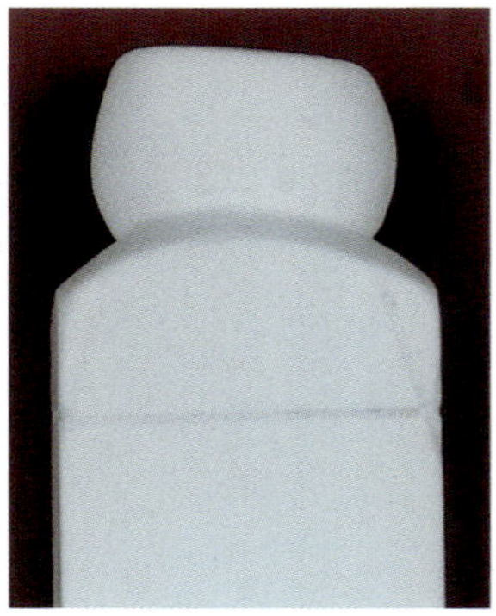

그림 14-23
삭제한 후 근심면의 형태

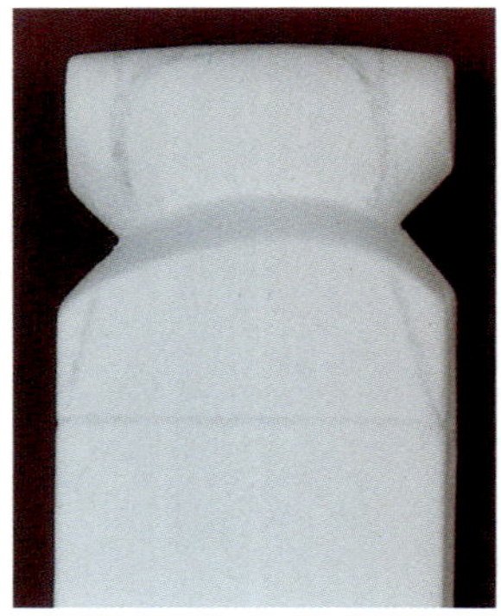

그림 14-24
교합면에서 협설의 폭을 연장하여 협측연과 설측연을 다시 그린다.
(협설교두정을 연결)

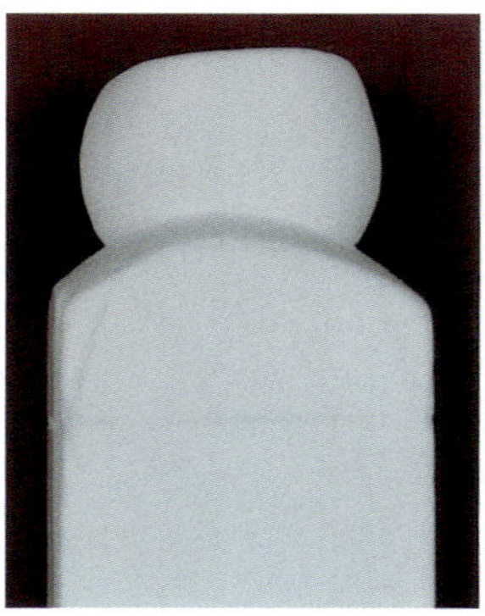

그림 14-25
삭제한 후 원심면의 형태

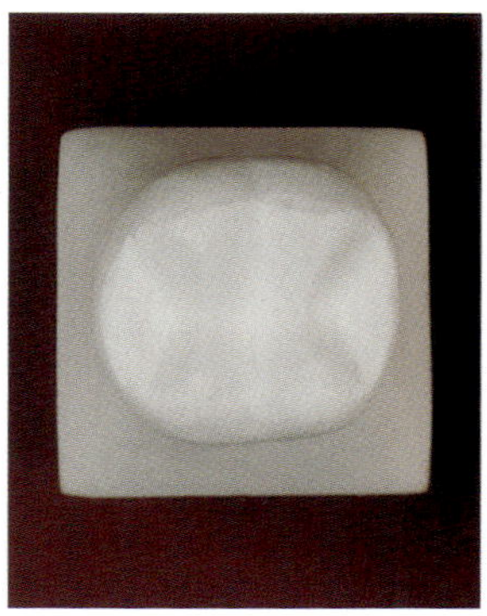

그림 14-26
치관의 길이, 근원심 폭, 협설의 폭을 확인하고 교합면에 융선과 발육구를 중심으로 전체적인 윤곽을 형성한다.

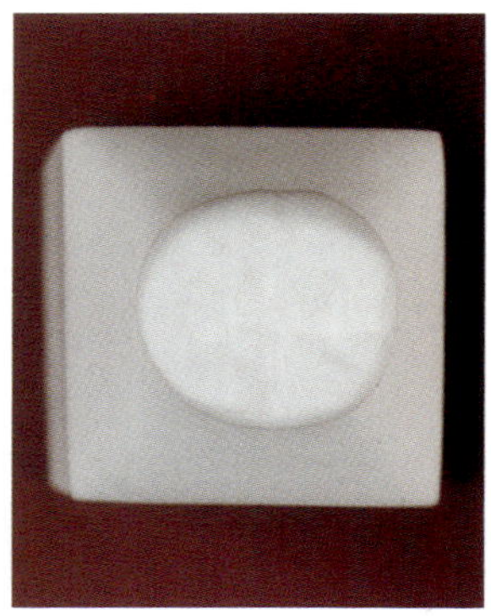

그림 14-27
각 치면의 남겨둔 부분을 삭제하여 둥글게 한 다음 각 치면을 다듬어 완성한다.

4) 완성

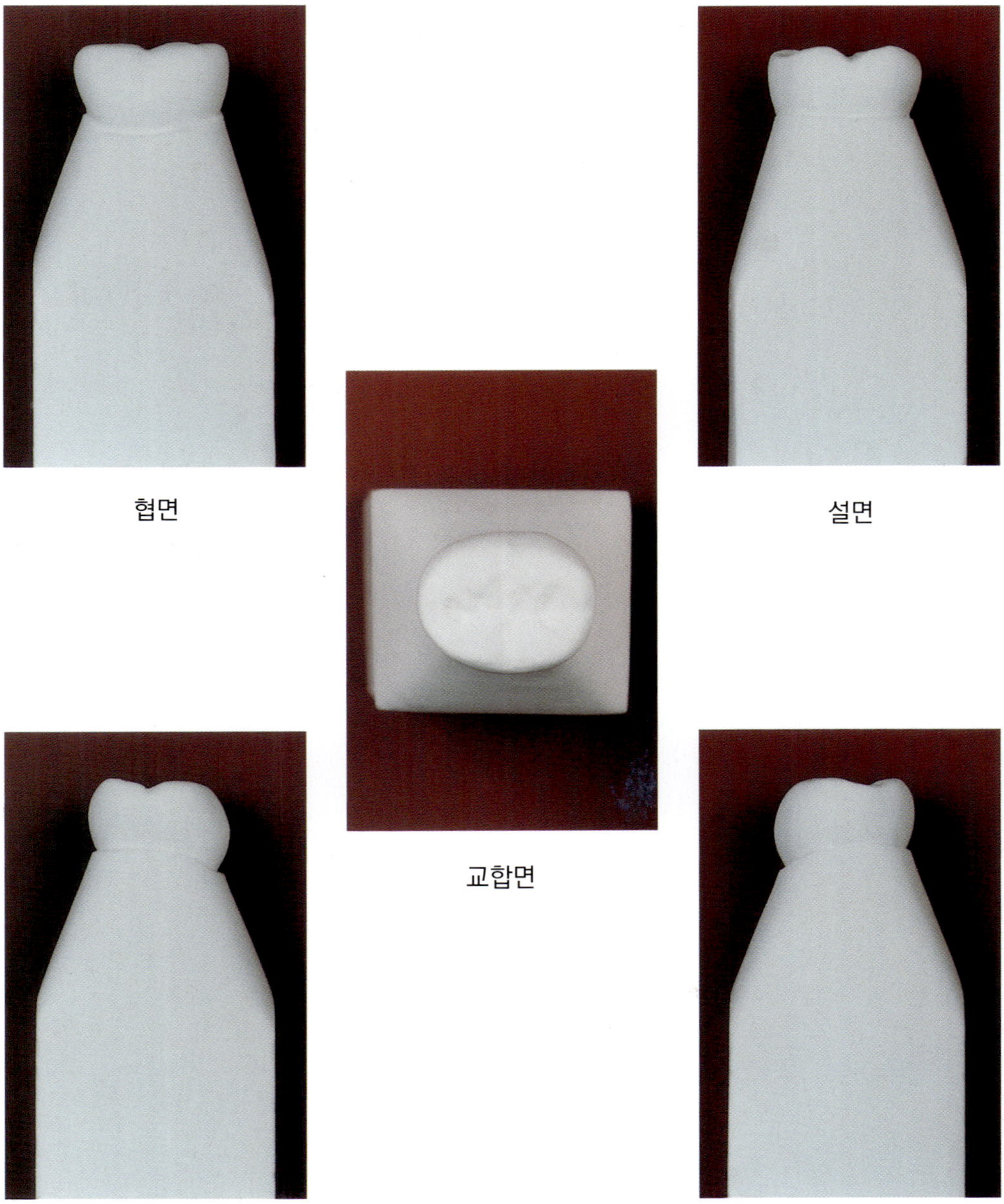

협면

교합면

설면

근심면

원심면

그림 14-28 **하악 좌측 제2대구치**

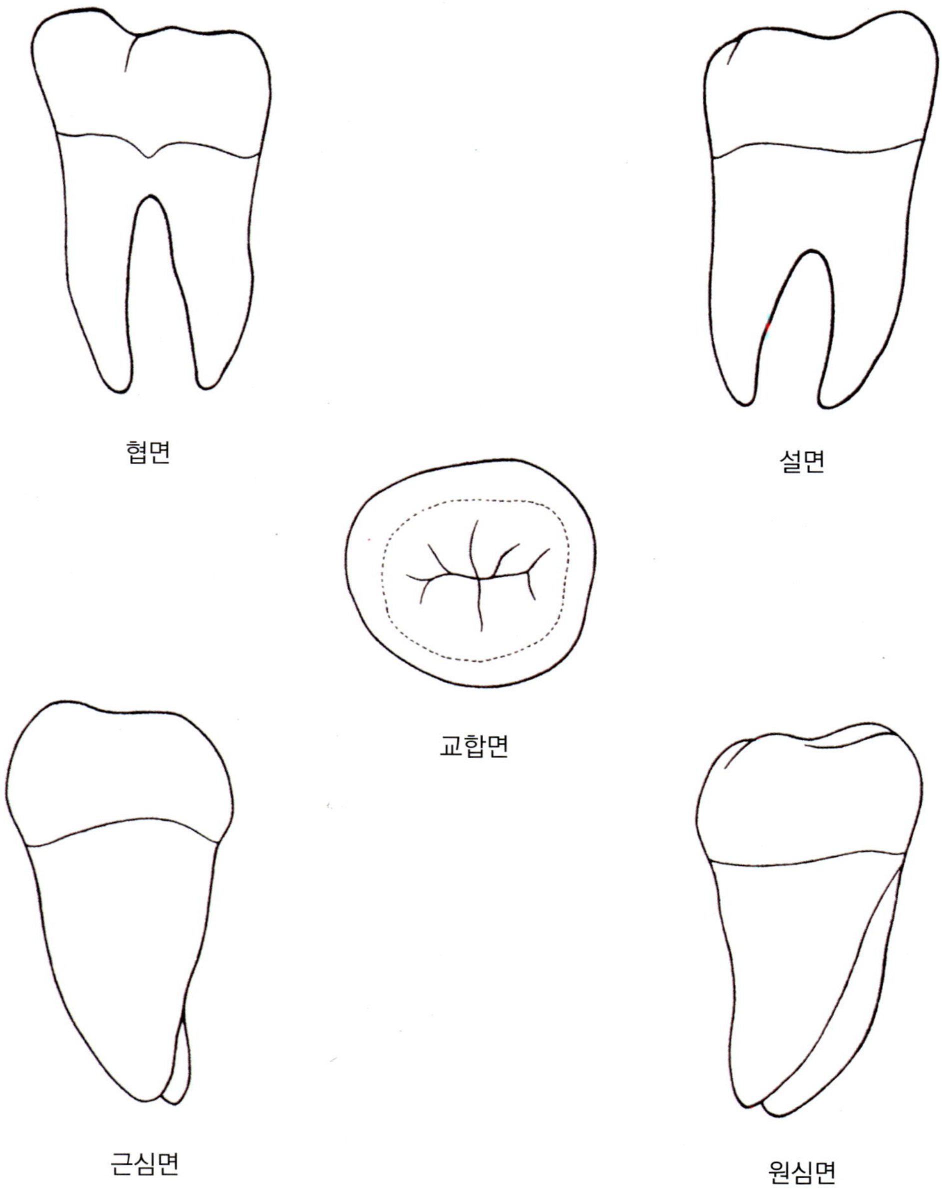

그림 14-29 **하악 좌측 제2대구치**

치아조각

2001년 12월 20일 초판발행
2009년 8월 10일 초판2쇄발행
2017년 3월 10일 2판발행
2021년 3월 10일 2판2쇄발행

지은이 : 배봉진, 송경희, 김원기
펴낸이 : 이상태
펴낸곳 : 청구문화사
주소 : (03706) 서울특별시 서대문구 성산로11길 15
전화 : 02)332-0541 FAX : 02)337-9577
등록 : 1990년 11월 2일 제9-247호

가격 20,000원

ISBN 978-89-5616-725-1 93510